P. Keppeler, M. Krämer,
L. Scholz, J. Vater

BASICS Anästhesie, Intensivmedizin und Schmerztherapie

Patrick Keppeler

Markus Krämer

Lars Scholz

Jens Vater

Die erste Auflage wurde fachlich unterstützt von Prof. Dr. Alwin Krämer

BASICS

Anästhesie, Intensivmedizin und Schmerztherapie

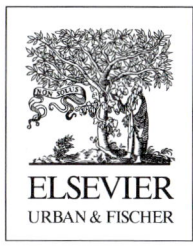

ELSEVIER
URBAN & FISCHER

URBAN & FISCHER München

Zuschriften und Kritik bitte an:
Elsevier GmbH, Urban & Fischer Verlag, Hackerbrücke 6, 80335 München

Wichtiger Hinweis für den Benutzer
Die Erkenntnisse in der Medizin unterliegen laufendem Wandel durch Forschung und klinische Erfahrungen. Die Autoren dieses Werkes haben große Sorgfalt darauf verwendet, dass die in diesem Werk gemachten therapeutischen Angaben (insbesondere hinsichtlich Indikation, Dosierung und unerwünschter Wirkungen) dem derzeitigen Wissensstand entsprechen. Das entbindet den Nutzer dieses Werkes aber nicht von der Verpflichtung, anhand weiterer schriftlicher Informationsquellen zu überprüfen, ob die dort gemachten Angaben von denen in diesem Buch abweichen, und seine Verordnungen und Entscheidungen in eigener Verantwortung zu treffen.

Bibliografische Information der Deutschen Nationalbibliothek
Die Deutsche Nationalbibliothek verzeichnet diese Publikation in der Deutschen Nationalbibliografie; detaillierte bibliografische Daten sind im Internet unter http://dnb.d-nb.de abrufbar.

Planung: Inga Dopatka, Dr. Konstanze Knies
Lektorat: Alexander Gattnarzik
Redaktion und Register: Dr. Nikola Schmidt, Berlin
Herstellung: Andrea Mogwitz, Elisabeth Märtz
Satz: Kösel, Krugzell
Druck und Bindung: Printer Trento, Italien
Umschlaggestaltung: SpieszDesign, Neu-Ulm
Titelfotografie: © DigitalVision/GettyImages, München
Gedruckt auf 115 g/qm Eurobulk 1,1 f. Vol.

Printed in Italy
ISBN 978-3-437-42347-5

Aktuelle Informationen finden Sie im Internet unter **www.elsevier.de** und **www.elsevier.com**

Vorwort

„Hat ein Bürger dieser Erde beschlossen,
dass er etwas werde,
so wird er, was zwar selten ist,
zuweilen auch Anästhesist."

(F. X. E. Mühlenegger, Die Ballade vom Anästhesisten)

Liebe Leserin, lieber Leser,
nach nur drei Jahren erscheint nun das BASICS Anästhesie, Intensivmedizin und Schmerztherapie in einer vollständig überarbeiteten und erweiterten zweiten Auflage. Als uns der Elsevier-Verlag im vergangenen Jahr mitgeteilt hat, dass die erste Auflage nahezu vollständig verkauft ist, hat uns dies gefreut und positiv überrascht.

Für die zweite Auflage haben wir uns bemüht, möglichst allen Wünschen und Anregungen unserer Leser gerecht zu werden und diese umzusetzen. So wurden beispielsweise neue Kapitel zu den wichtigsten Themen aus dem Bereich der Schmerztherapie und zur Beatmung auf der Intensivstation integriert. Die Kapitel wurden gründlich durchgesehen, an aktuelle Leitlinien angepasst und möglichst auch klinisch gestaltet.

Wir hoffen, mit der zweiten Auflage allen interessierten Studenten, ärztlichen Kollegen und auch Pflegekräften in der Fachweiterbildung Anästhesie- und Intensivpflege einen kurzen Einblick in das Fachgebiet der Anästhesie, Intensivmedizin und Schmerztherapie zu geben. Dieses Buch deckt bei Weitem nicht alles ab, was man als Anästhesist wissen muss, und ersetzt auch kein Lehrbuch. Es soll vielmehr eine leichte Lektüre ohne viel Ballast sein, die jedem den Einstieg in das unserer Meinung nach vielfältigste und spannendste aller klinischen Fachgebiete erleichtert.

Unser besonderer Dank gilt unseren Frauen, Freundinnen und Familien, die uns während der Erstellung des Buches an so manchem Abend nicht zu Gesicht bekommen haben und uns dennoch tatkräftig unterstützten. Vielen Dank auch an die Mitarbeiterinnen und Mitarbeiter vom Verlag Elsevier Urban & Fischer für die hervorragende Zusammenarbeit und die Kompromissbereitschaft, insbesondere beim Redaktionsschluss. Allen voran danken wir Dr. Nikola Schmidt für die redaktionelle Bearbeitung der Texte und Melanie Dobler für die Bildredaktion.

Ein herzliches Dankeschön geht an unsere stillen Berater für spezielle Fachfragen. Dr. med. Ekkehard Trunk vom Klinikum Ansbach für den Bereich Schmerztherapie, Dr. med. Petra Zahn vom Ostalbklinikum Aalen für die Bereitstellung ihrer SOPs aus dem Bereich Intensivmedizin, und Dr. phil. Heike Petermann M. A. vom Institut für Ethik, Geschichte und Theorie der Medizin des Universitätsklinikums Münster für die Überarbeitung des Kapitels Geschichte der Anästhesie. Zu guter Letzt eine Bitte in eigener Sache: Wir freuen uns über weitere Anregungen. Wenn Euch dieses Buch gefällt, sagt es bitte weiter, wenn nicht, behaltet es für Euch. Nein, wir sind natürlich froh um jede Form der Kritik.

Aalen, im Herbst 2010
Für das Autorenteam,
Jens Vater

Inhalt

A., Aa.	Arteria, Arteriae
ACCP	American College of Chest Physicians
ACh	Acetylcholin
ACLS	Advanced cardiac life support
ACT	Activated clotting time
ADH	antidiuretisches Hormon
AEP	akustisch evozierte Potenziale
AF	Atemfrequenz
AKE	Arbeitsgemeinschaft für klinische Ernährung
AKI	Acute kidney injury
AKIN-Schema	Acute-kidney-injury-network-Schema
ALI	Acute lung injury
AMV	Atemminutenvolumen
ANP	atriales natriuretisches Peptid
ANV	akutes Nierenversagen
AP	Angina pectoris
APACHE	Acute physiology and chronic health evaluation
aPTT	aktivierte partielle Thromboplastinzeit
ARDS	Acute respiratory distress syndrome
AS	Aminosäure(n)
ASA	American Society of Anesthesiology
ASB	Assisted spontaneous breathing
ASS	Acetylsalicylsäure
AT	Antithrombin
ATP	Adenosintriphosphat
AV	atrioventrikulär, arteriovenös
AWR	Aufwachraum
AZV	Atemzugvolumen
BE	Base excess
BGA	Blutgasanalyse
BGK	Blut-Gas-Koeffizient
BIPAP	Biphasic positive airway pressure
BIS	bispektraler Index
BLS	Basic life support
BMI	Body-Mass-Index
BMS	Bare-metal-stent
BPS	Behavioural Pain-scale
BtMG	Betäubungsmittelgesetz
BURP	Backwards upwards rightwards pressure
BWK	Brustwirbelkörper
BZ	Blutzucker
bzw.	beziehungsweise
ca.	zirka
cAMP	zyklisches Adenosinmonophosphat
CBF	zerebraler Blutfluss
CCR	kardiozerebrale Reanimation
CCT	kraniale Computertomografie
cGMP	zyklisches Guanosinmonophosphat
CIP	Critical illness polyneuropathie
CMV	Cytomegalievirus
CO	Kohlenmonoxid
CO_2	Kohlendioxid
COPD	chronisch-obstruktive Lungenerkrankung
COX	Cyclooxygenase
CPAP	Continuous positive airway pressure
CPP	zerebraler Perfusionsdruck

CPPV	Continuous positive pressure ventilation
CPR	kardiopulmonale Reanimation = Herz-Lungen-Wiederbelebung
CRP	C-reaktives Protein
CRPS	Complex regional pain syndrome
CSE	kombinierte Spinal-Epidural-Anästhesie
CT	Computertomogramm, -grafie
CTG	Kardiotokogramm, -grafie
CVVH	kontinuierliche venovenöse Hämofiltration
D	Dalton
DATHS	dicker aufsteigender Teil der Henle-Schleife
DES	Drug-eluting-stent
d. h.	das heißt
DGAI	Deutsche Gesellschaft für Anästhesiologie und Intensivmedizin e. V.
DGEM	Deutsche Gesellschaft für Ernährungsmedizin
DHPR	Dihydropyridinrezeptor
DIC	disseminierte intravasale Gerinnung
Dig., Digg.	Digitus, Digiti
DK	Dauerkatheter
DLT	Doppellumentubus
DSO	Deutsche Stiftung Organtransplantation
ECLA	Extracorporeal lung assist
ECMO	Extracorporeal membrane oxygenation
ECT	Ecarinzeit
ED	effektive Dosis
EDA	Epiduralanästhesie
EEG	Elektroenzophalogramm, -grafie
EF	Auswurffraktion des Herzens
EK	Erythrozytenkonzentrat
EKG	Elektrokardiogramm, -grafie
EKZ	extrakorporale Zirkulation
ELV	Einlungenventilation
EMG	Elektromyogramm
EMLA	Eutectic mixture of local anesthetic
ERC	European Resuscitation Council
ERV	exspiratorisches Reservevolumen
ESBL	Extended spectrum beta-lactamase
ESPEN	European Society for Clinical Nutrition and Metabolism
etc.	et cetera
$etCO_2$	endtidales (am Ende der Ausatmung) gemessenes CO_2
EVLW	extravaskuläres Lungenwasser
EZR	Extrazellularraum
FFP	Fresh frozen plasma
FiO_2	inspiratorische Sauerstoffkonzentration
FRC	funktionelle Residualkapazität
G	Gauge
GABA	γ-Aminobuttersäure
GCS	Glasgow Coma Scale
GFP	gefrorenes Frischplasma
GFR	glomeruläre Filtrationsrate
ggf.	gegebenenfalls

Abkürzungsverzeichnis

GHB	γ-Hydroxybuttersäure	M., Mm.	Musculus, Musculi
gtt	Tropfen (von guttae)	MAC	minimale alveoläre Konzentration
		MAO	Monoaminoxidase
Hb	Hämoglobin	MAP	mittlerer arterieller Druck
HCO_3^-	Bikarbonat	MAT	maschinelle Autotransfusion
HD	Hämodialyse	max.	maximal
HELLP	**H**emolytic anemia, **e**levated **l**iver enzymes, **l**ow **p**latelets	MCT	mittelkettige Triglyzeride
		MCV	mittleres Erythrozytenvolumen
HES	Hydroxyethylstärke	MG	Molekulargewicht
HF	Herzfrequenz	MH	maligne Hyperthermie
HFOV	High-frequency oscillatory ventilation	MODS	Multiorgan-Dysfunktionssyndrom
HIPAA	heparininduzierter Plättchenaktivierungsassay	MOV	Multiorganversagen
HIT	heparininduzierte Thrombozytopenie	MPS	mononukleäres Phagozytosesystem
HIV	humanes Immundefizienzvirus	MRE	Methicillin-resistente Enterokokken
HLA	humanes Leukozytenantigen(-System)	MRSA	Methicillin-resistenter Staphylococcus aureus
HLM	Herz-Lungen-Maschine	MRT	Magnetresonanztomogramm, -grafie
HPV	hypoxische pulmonale Vasokonstriktion		
HRST	Herzrhythmusstörungen	N., Nn.	Nervus, Nervi
HWK	Halswirbelkörper	n. Chr.	nach Christus
HWS	Halswirbelsäule	NDMR	nichtdepolarisierende Muskelrelaxanzien
HWZ	Halbwertszeit	NIBP	nichtinvasive Blutdruckmessung
HZV	Herzzeitvolumen	NIV	nichtinvasive Beatmung
		NMDA	N-Methyl-D-Aspartat
IBP	invasive Blutdruckmessung	NMH	niedermolekulares Heparin
ICP	intrakranieller Druck	NNR	Nebennierenrinde
ID	Innendurchmesser	NO	Stickstoffmonoxid
i. d. R.	in der Regel	NRS	numerische Ratingskala
I:E-Verhältnis	Verhältnis Inspiration zu Exspiration	NSAID	nichtsteroidale Antiphlogistika
Ig	Immunglobulin	NSAR	nichtsteroidale Antirheumatika
IK	Inspirationskapazität	NW	Nebenwirkung(en)
IL	Interleukin	NYHA	New York Heart Association
ILCOR	International Liaison Committee on Resuscitation	o. Ä.	oder Ähnliches
inkl.	inklusive	OELM	Optimal external laryngeal manipulation
INR	International normalized ratio	o. g.	oben genannt
IPPV	Intermittent positive pressure ventilation	OP	Operation
IRV	inspiratorisches Reservevolumen		
ISF	International Sepsis Forum	p	Druck
ITBV	intrathorakales Blutvolumen	PAK	Pulmonalarterienkatheter
ITN	Intubation(snarkose)	paO_2	alveolärer/arterieller Sauerstoffpartialdruck
ITP	idiopathische thrombozytopenische Purpura	PAOP	pulmonal arterieller Okklusionsdruck (früher PCWP, s. u.)
i. v.	intravenös		
IVAN	Innen – Vene – Arterie – Nerv	PAP	pulmonalarterieller Druck
IVKT	In-vitro-Kontrakturtest	pAVK	periphere arterielle Verschlusskrankheit
IVRA	intravenöse Regionalanästhesie	PBP	penicillinbindendes Protein
IZR	Intrazellularraum	PCA	patientenkontrollierte Analgesie
		PCEA	patientenkontrollierte epidurale Analgesie
kg	Kilogramm	PCIA	patientenkontrollierte intravenöse Analgesie
KG	Körpergewicht	PCT	Procalcitonin
KHK	koronare Herzkrankheit	PCV	Pressure controlled ventilation
KI	Kontraindikation, Kurzinfusion	PCWP	Pulmonary capillary wedge pressure
		PDA	Periduralanästhesie
LA	Lokalanästhetikum, Lokalanästhetika	PDK	Periduralkatheter
LCT	langkettige Triglyzeride	PEA	pulslose elektrische Aktivität
LD	letale Dosis	PEEP	positiver endexspiratorischer Druck
LMA	Larynxmaske	PEG	perkutane endoskopische Gastrostomie
LOR	Loss of resistance	PEJ	perkutane endoskopische Jejunostomie
LTS	Larynxtubus	PFA	Platelet function analyser
LWK	Lendenwirbelkörper	PFO	persistierendes Foramen ovale

PGE_2	Prostaglandin E_2
PiCCO®	Pulse contour continuous cardiac output
p. o.	per os
POCD	postoperative kognitive Dysfunktion
PONV	Postoperative nausea and vomiting (postoperative Übelkeit/Erbrechen)
PORC	postoperative Restcurarisierung
PPSB	**P**rothrombin, **P**rokonvertin, **S**tuart-Prower-Faktor, antihämophiles Globulin **B**
PRIS	Propofol-Infusionssyndrom
PTT	partielle Thromboplastinzeit
PZN	Post-Zoster-Neuralgie
R., Rr.	Ramus, Rami
RAAS	Renin-Angiotensin-Aldosteron-System
RASS	Richmond Agitation-sedation-scale
RG	Rasselgeräusch(e)
RIFLE	**R**isk, **I**njury, **F**ailure, **L**oss of function, **E**nd stage renal disease
RM	Rückenmark
ROTEG	Rotationselastogramm
ROTEM	Rotationselastometrie/Rotationsthromb-elastometer
RQ	respiratorischer Quotient
RR	Blutdruck nach Riva-Rocci
RSI	Rapid sequence induction = Crash-Intubation = Ileuseinleitung
RSS	Ramsay Sedation-scale
RV	Residualvolumen
RYR	Ryanoidinrezeptor
s. a.	siehe auch
SaO_2	Sauerstoffsättigung
SAS	Sedation-agitation-scale
SBH	Säure-Basen-Haushalt
SCCM	Society of Critical Care Medicine
$ScvO_2$	zentralvenöse Sauerstoffsättigung
SD-Plasma	Solvent detergent plasma
SDD	selektive Darmdekontamination
SEP	somatosensorisch evozierte Potenziale
SHT	Schädel-Hirn-Trauma
SIMV	Synchronized intermittent mandatory ventilation
SIRS	Systemic inflammatory response syndrome
s. l.	sublingual
SLEDD	Slow low-efficiency daily dialysis
s. o.	siehe oben
SOD	selektive orale Dekontamination
sog.	sogenannte
SPA	Spinalanästhesie
SpO_2	Sauerstoffsättigung
SSC	Surviving sepsis campaign
SSRI	selektive Serotonin-Wiederaufnahme-hemmer
SSW	Schwangerschaftswoche
STA	Staphylococcus aureus
s. u.	siehe unten

Supp.	Suppositorium
SV	Schlagvolumen
SVV	Schlagvolumenvarianz
SVR	systemischer vaskulärer Widerstand
TAFI	thrombinaktivierbarer Fibrinolyseinhibitor
Tbc	Tuberkulose
TEE	transösophageale Echokardiografie
TEM	Thrombelastometrie
TENS	transdermale elektrische Neurostimulation
TF	Tissue factor
THD	Tageshöchstdosis
TIVA	total-intravenöse Anästhesie
TK	Thrombozytenkonzentrat
TLK	totale Lungenkapazität
TNF	Tumor-Nekrose-Faktor
TNI	terminale Niereninsuffizienz
TOF	Train-of-four
TTE	transthorakale Echokardiografie
TTS	transdermales therapeutisches System
TUR	transurethrale Resektion
TXA	Thromboxan A
TZ	Thombinzeit
u. a.	unter anderem
UFH	unfraktioniertes Heparin
UKG	Echokardiografie
u. U.	unter Umständen
V., Vv.	Vena, Venae
V. a.	Verdacht auf
v. a.	vor allem
VAP	ventilatorassoziierte Pneumonie
VAS	visuelle Analogskala
VATS	videoassistierte Thorakoskopie
v. Chr.	vor Christus
VF	Kammerflimmern
VIB	vertikal-infraklavikuläre Blockade
VILI	ventilator-induced lung injury
VK	Vitalkapazität
VLE	venöse Lungenembolie
V/Q	Ventilations-Perfusions-Verhältnis
VRE	Vancomycin-resistente Enterokokken
VSD	Ventrikelseptumdefekt
V_T	Tidalvolumen
VT	ventrikuläre Tachykardie
vWF	von-Willebrand-Faktor
WHO	World Health Organization
z. B.	zum Beispiel
ZAS	zentrales anticholinerges Syndrom
Z. n.	Zustand nach
ZNS	zentrales Nervensystem
z. T.	zum Teil
ZVD	zentraler Venendruck
ZVK	zentraler Venenkatheter

A Allgemeiner Teil

Geschichte der Anästhesie

H. Petermann

Die moderne Anästhesie ist seit mehr als 150 Jahren bekannt. Ihre Wurzeln hat sie in der Tradition der Schmerzbekämpfung, die bis in die vorchristliche Zeitrechnung zurückreicht. Die Entdeckung der Anästhesie beendete in der Medizin ein heute kaum noch vorstellbares Grauen, das mit jedem operativen Eingriff verbunden war. Ihre Einführung sowie die der Asepsis und der Röntgendiagnostik ermöglichten erst die Entwicklung der modernen Chirurgie, wie Abdominal- und Thoraxchirurgie.

Antike

2250 v. Chr. Auf einer babylonischen Tonscherbe ist ein Mittel gegen Zahnschmerzen angegeben. Diese setzt sich aus einer Mischung von Bilsenkrautsamen und Gummimasse zusammen.

1200 v. Chr. Dem griechischen Heilgott Aeskulap wird ein schmerzstillender Trank namens „Nepenthe" zugeschrieben.

5. Jahrhundert v. Chr. In der Bibel steht ein Hinweis auf schmerzstillende Medikamente: „Da versetzte Gott, der Herr, den Menschen in einen tiefen Schlaf, nahm eine seiner Rippen heraus und füllte die Stelle mit Fleisch" (1. Mose/Genesis 2,21).

79 n. Chr. Der römische Gelehrte Plinius der Ältere beschreibt den Wein aus Mandragora (Alraune) als schlafinduzierend und schmerzstillend. Daneben wirkt er gegen Schlangenbisse und sollte vor dem „Schneiden und Brennen, dem Stechen und Punktieren" angewandt werden.

1. Jh. n. Chr. In der Arzneimittellehre des Pedanios Dioskurides aus Anazarbos wird Mandragora in einem Sud aufgekocht. Dieser wird zur Schmerzstillung und bei Schlaflosigkeit angewandt.

Mittelalter

9. Jahrhundert Im Bamberger **Antidotarium** finden sich erste Angaben zu einem Schlafschwamm.

12. Jahrhundert In zahlreichen Antidotarien (Arzneimittelbüchern) sind Schlafschwämme beschrieben. Diese beeinflussten die wundärztliche Literatur.

14. Jahrhundert Der Chirurg und Leibarzt dreier Päpste Guy de Chauliac macht genauere Angaben zu einem Schlafschwamm. Dieser bestand aus Schlafmohn, Bilsenkraut, unreifen Brombeeren, Efeu, Lattich, Schierling, Alraune, Tollkirsche und Ampfer als saftlieferndem Kraut. Mit einem Saft dieser

Substanzen wird der Schwamm getränkt und danach zur Aufbewahrung getrocknet. Vor der Anwendung wird er in heißes Wasser getaucht. Als Wirkstoffe enthalten die Schlafschwämme v. a. Skopolamin, Atropin und Opium. Diese werden entweder ad nares, über die Schleimhäute, oder oral aufgenommen. Gleichfalls ist ein Mittel mit Essig zur Aufhebung der Wirkung beschrieben.

Frühe Neuzeit

1540 Der Arzt und Naturforscher Paracelsus beschreibt in seiner **Operum Medico-Chimicorum sive Paradoxorum** die Wirkung des „süssen Vitriols" auf Hühner. Demnach hat es sowohl schmerzstillende wie auch fiebersenkende Wirkung.

1543 Der Mediziner und Begründer der neuzeitlichen Anatomie Andres Vesalius entdeckt bei Studien die künstliche Beatmung eines Versuchstiers.

1547 Valerius Cordus, Mediziner und Botaniker, beschreibt in seine **Annotationes in P. Dioscoridis Anarzeibei** die Zubereitung des Öls von Vitriol, dem Äther.

1564 Der Chirurg Ambroise Paré führt Lokalanästhesie durch Nervenkompression durch.

1625 Der physiologische Blutkreislauf wird durch den Mediziner und Anatom William Harvey beschrieben.

1657 Der Astronom und Architekt Christopher Wren verabreicht Hunden eine Opiumlösung intravenös.

1665 Der Naturforscher Johann Sigismund Elsholtz versucht eine intravenöse Anästhesie mit Opiatlösung.

1726 Der Naturforscher Stephen Hales misst den menschlichen Blutdruck.

1730 Das „süsse Vitriol" erhält durch den Chemiker W. G. Frobenius den Namen „Äther".

1771 Der Sauerstoff als Bestandteil der Luft wird von dem Chemiker und Apotheker Carl Wilhelm Scheele entdeckt.

1772 Joseph Priestley, Theologe und Chemiker, stellt die Eigenschaften des Stickoxyduls (Lachgas) vor.

19. Jahrhundert

1800 Der Chemiker Humphry Davy veröffentlicht seine umfangreichen Ergebnisse zu Eigenschaften von Gasen. Dabei weist er auf

die „schmerzbetäubende" Wirkung von Stickoxydul (Lachgas) hin.

1802 Über „die Transfusion des Blutes und die Einspritzung der Arzneyen in die Adern" publiziert Paul Scheel erste umfangreiche Studien.

1804 Der Apotheker Friedrich. W. A. Sertürner extrahiert Morphin aus Opium.

1816 Die Auskultation, das Abhören des menschlichen Körpers, mittels Hörrohr wird von dem Mediziner Rene T. H. Laennec entdeckt.

1818 Die sedativen Wirkungen des Schwefeläthers werden von Michael Faraday, Chemiker und Physiker, beschrieben.

1824 Die erste Bluttransfusion von Mensch zu Mensch wird durchgeführt.

1831 Chloroform wird durch die beiden Chemiker Justus von Liebig und Eugene Souberain entdeckt.

1842 William C. Long führt eine Operation in Narkose durch, publiziert seine Versuche jedoch erst 1849.

1844 Bei Zahnextraktionen wendet der Zahnarzt Horace Wells das Lachgas zur Betäubung an.

1846 16. Oktober, der „Äther-Tag": Der Dentist William T. G. Morton demonstriert die Technik der Äthernarkose am Massachusetts General Hospital bei einer von dem Chirurgen John Collins Warren durchgeführten Operation.

1847 Bereits im Januar werden auch in Erlangen, Leipzig und München die ersten Narkosen mit Schwefeläther praktiziert.

1847 4. November: Der Mediziner James Young Simpson appliziert Chloroform zur Narkose.

1850 Die Messung der Körpertemperatur wird möglich.

1858 Henry R. Silvester stellt eine manuelle Methode zur Beatmung und Wiederbelebung vor.

1867 Das Problem der Keimfreiheit, der Anti- und Asepsis, wird mit dem Phenolzerstäuber des Chirurgen Joseph Lister gelöst.

1869 Eine erste Intubation führt Friedrich von Trendelenburg, ein Chirurg, mittels Luftröhrenschnitt durch.

1872 Die intravenöse Narkose am Menschen mittels Injektion von Chloralhydrat gelingt.

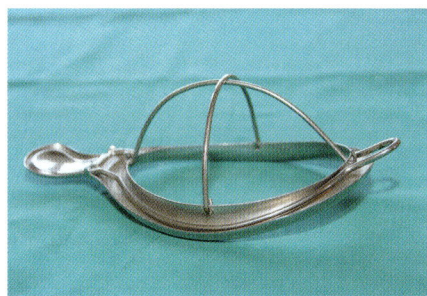

■ Abb. 1: Schimmelbuschmaske. [1]

1877 Der Chirurg Friedrich von Esmarch entwickelt eine Maske zur Narkose mit Schwefeläther und Chloroform. 1887 folgen seine Kollegen Gustave Juillard und 1890 Curt Schimmelbusch (■ Abb. 1).

1885 Der Mediziner James L. Corning wendet eine Periduralanästhesie an.

1888 Der Arzt Maximilian Oberst stellt das Verfahren der Leitungsanästhesie vor.

1891 Der Chirurg Ernst Gurlt veröffentlicht seine ersten Statistiken zur Anwendung von Narkosen. Dies war ein erster Beitrag zur Qualitätssicherung in der Anästhesie.

1892 Mit der Infiltrationsanästhesie nach dem Chirurgen Ludwig Schleich konnte sowohl bei kleineren Eingriffen wie auch bei Laparatomien Schmerzfreiheit erzielt werden, ohne das Risiko einer Vollnarkose einzugehen.

1895 Durch das sog. **Linde-Verfahren** ist das Abfüllen von Gasen in Flaschen erstmals möglich.

1896 Der Internist Scipione Riva-Rocci stellt das erste Blutdruckmessgerät vor.

1899 Der Chirurg August Bier beschreibt das erste Mal die Spinalanästhesie.

20. Jahrhundert

1900 Die Gabe von analgetischen, anxiolytischen, hypnotischen und salivationshemmenden Mitteln zur Prämedikation wird eingeführt.

1900 Der Pathologe Karl Landsteiner entdeckt die Blutgruppen.

1902 Der Handapparat 145N wird von dem Industriellen Heinrich Dräger als erster Narkoseapparat vorgestellt.

1903 Der Arzt Willem Einthoven entwickelt ein EKG-Gerät.

1905 Novocain wird eingeführt und der Chirurg Heinrich Braun publiziert das erste Lehrbuch zur Lokalanästhesie.

1907 Eine zeitgesteuerte Wechseldruckbeatmung wird im **Dräger-Pulmotor** realisiert.

1910 Der Roth-Dräger-Mischnarkoseapparat wird vorgestellt.

1911 Der Chirurg Franz Kuhn publiziert über perorale Intubation und bleibt zunächst unbeachtet.

1914 Die **Sepsis** wird durch den Internisten Hugo Schottmüller definiert.

1924 Die erste intravenöse Barbituratnarkose wird mit **Somnifen** durchgeführt.

1928 Eine intermittierende Negativdruckbeatmung zur Therapie von Gasvergiftungen wird mit einem Tankrespirator, der **Eisernen Lunge,** möglich.

1929 Der Bakteriologe Alexander Fleming entdeckt das Penicillin.

1932 Der Pharmakologe Helmut Weese entwickelt **Evipan** (Hexoarbital).

1935 **Thiopental** wird vorgestellt. Die i. v. Narkose wurde damit zum anästhesiologischen Gemeingut.

1940 Die kontinuierliche Spinalanästhesie wird durch Weiterentwicklungen möglich.

1940 Die Rhesus-Faktoren werden bestimmt.

1945 Moderne Narkose mittels „Balanced anaesthesia" mit den vier geforderten Qualitäten der Narkose (Hypnose, Analgesie, vegetative Dämpfung, Relaxation) wird realisiert.

1949 Aufgrund der Polioepidemie in Europa werden die ersten Langzeitbeatmungsplätze mit der Eisernen Lunge etabliert.

1952 Der Engström-**Respirator** realisiert eine Steuerung des Atemvolumens und der Atemfrequenz (Positivdruck-Beatmung).

1953 Nach jahrelanger Diskussion wird der **Facharzt für Anästhesie** in Deutschland eingeführt.

1956 Das neu eingeführte Inhalationsanästhetikum **Halothan** verbreitet sich rasch.

1960 Der **Vapor** ermöglicht die präzise Dosierung der Inhalationsanästhetika.

1964 **Ketamin** wird als Anästhetikum für die Human- und Tiermedizin entwickelt. Bedeutung erlangt es im Vietnamkrieg als Special K.

1967 Japanische Autoren stellen die fiberoptische Bronchoskopie vor.

1970 **Enflurane** kommt als erstes Anästhetikum aus der Gruppe der Flurane auf den Markt.

1973 Mit **Etomidat** wird ein nahezu ideales intravenöses Hypnotikum vorgestellt.

1977 Mit **Propofol** wird das Problem der total intravenösen Anästhesie (TIVA) gelöst.

1979 Aus der Gruppe der Benzodiazepine kommt **Midazolam** auf den Markt. In der Anästhesie wird es wegen seiner Wirkung der reduzierten Merkfähigkeit und der Angstverminderung zur Prämedikation eingesetzt.

1983 Die von Archie Brain entwickelte **Kehlkopfmaske** beginnt ihren Siegeszug.

1984 Isofluran löst Enfluran als Anästhetikum ab. 1994 folgt Desfluran aus der Gruppe der Flurane.

1987 Die intravenöse Anästhesie im geschlossenen Kreislauf (Closed loop total intravenous anasthesia) wird möglich.

1988 Die Entwicklung der patientenadaptierten Beatmung beginnt und wird fortlaufend weiterentwickelt.

1994 Der Bispectral-Index® als eine Methode zur Überwachung der Bewusstlosigkeit wird vorgestellt.

1996 Erst sieben Jahre nach der Zulassung in den USA kann Propofol auch in Deutschland und Europa eingeführt werden.

1997 Das Edelgas Xenon wird als Anästhetikum mit besonderen Anforderungen an die Applikation anerkannt.

2005 Sevofluran erhält seine Zulassung in Deutschland.

2005 Durch automatisches Weaning (Entwöhnung vom Respirator) können die Beatmungstage reduziert werden.

Danksagung

Für die Überlassung dieser Zusammenstellung danken wir sehr herzlich Dr. phil. Heike Petermann M. A. vom Institut für Ethik, Geschichte und Theorie der Medizin der Universitätsklinikum Münster und Schriftführerin des Wissenschaftlichen Arbeitskreises Geschichte der Anästhesie in der DGAI.

P. Keppeler

Atmung und Beatmung

Die Kenntnis der grundlegenden physiologischen Prinzipien der Atmung sowie der Veränderungen unter maschineller Beatmung ist das A und O der Arbeit des Anästhesisten.

Physiologische Grundlagen

Die treibende Kraft für die Ventilation sind Druckunterschiede zwischen Alveolen und Umwelt.

In Atemruhelage Druck in den Alveolen = Umgebungsdruck. Hauptatemantrieb geben die Kontraktion des Zwerchfells und der Mm. intercostales externi, durch die es zur Volumenzunahme im Thoraxraum kommt. Die Lunge ist durch einen dünnen Flüssigkeitsspalt **(Pleurraum)** verschiebbar mit der expandierenden Thoraxwand verbunden. Die Volumenzunahme überträgt sich durch die Kapillarkräfte der Pleuraflüssigkeit auf das Lungengewebe, es entsteht ein **Unterdruck in den Atemwegen.**

In Inspiration Intrapulmonaler Druck < Umgebungsdruck. Entlang des Druckgefälles wird Luft aus der Umgebung in die Lunge gesogen, bis es ausgeglichen und die Inspiration damit beendet ist.

In Exspiration Intrapulmonaler Druck > Umgebungsdruck. Der Druck im Pleuraspalt ist während In- und Exspiration stets negativ (-4 bis -6 mbar), während der Druck in der Lunge das Vorzeichen zwischen In- und Exspiration ändert. Dadurch wird ein Kollaps der Lunge verhindert. Als Antrieb für die Exspiration dient die Elastizität des Thorax, d. h., die Verkleinerung des Brustraums findet **passiv** statt.

Gasaustausch

Der Gasaustausch (Austausch von Sauerstoff und Kohlendioxid) über die alveolokapilläre Membran hängt im Wesentlichen von drei Determinanten ab:

▶ Ventilation (V) (Belüftung)
▶ Perfusion (Q) (Durchblutung)
▶ Diffusion (Durchtritt der Gase durch die Membran).

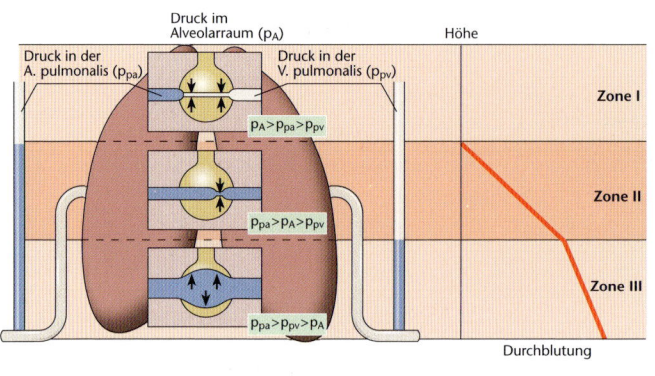

Druck im Alveolarraum (p_A)

Druck in der A. pulmonalis (p_{pa})

Druck in der V. pulmonalis (p_{pv})

Höhe

Zone I — $p_A > p_{pa} > p_{pv}$

Zone II — $p_{pa} > p_A > p_{pv}$

Zone III — $p_{pa} > p_{pv} > p_A$

Durchblutung

■ Abb. 1: Zonenmodell nach West. [2]

Die Beziehung zwischen den Druckverhältnissen in den Kapillaren und den Alveolen wird mit dem **Zonenmodell nach West** erklärt (■ Abb. 1). Die **Ventilation (V)** der Lunge verhält sich entsprechend der anatomischen Lage umgekehrt zur **Perfusion (Q).**

▶ **Zone I:** Während (beim aufrecht stehenden Menschen) die Alveolen in den oberen Lungenbezirken gut mit Luft gefüllt sind, werden die Kapillaren dort durch den Alveolardruck zusammengepresst und nur schwach perfundiert (V > Q).
▶ **Zone II:** In der Lungenmitte halten sich Kapillar- und Alveolardruck die Waage, das Verhältnis V/Q ist ausgeglichen.
▶ **Zone III:** In den basalen Lungenabschnitten sind pulmonalarterieller und pulmonalvenöser Druck höher als der Alveolardruck, d. h., die Alveolen werden gut durchblutet, aber schlecht belüftet (V < Q).

Aus der Summation von Ventilation und Perfusion dieser Bezirke ergibt sich ein **physiologisches Ventilations-Perfusions-Verhältnis (V/Q) von 0,8.**

Störung von Ventilation oder Perfusion

Die normale Perfusion der Lunge beträgt ca. 6 – 8 l/min, die normale Ventilation ca. 5 – 7 l Sauerstoff pro Minute. Eine der folgenden Störungen von **Ventilation (V), Diffusion** oder **Perfusion (Q)** führt in kurzer Zeit zur Hypoxie (■ Abb. 2).

Störungen der Ventilation
▶ Störung des Atemantriebs (respiratorische Insuffizienz, Intoxikation)

▶ Atemwegsverlegung (Bolus, Schleim, Lumeneinengung durch Spastik)
▶ Atelektase (in Narkose).

Das sauerstoffarme Blut wird an den Alveolen vorbeigeführt, es steht dort aber nicht genügend Sauerstoff zur suffizienten Oxygenierung zur Verfügung.

Störungen der Perfusion
▶ Lungenarterienembolie (LE)
▶ hypoxisch-pulmonale Vasokonstriktion (HPV).

In den Alveolen befindet sich ausreichend Sauerstoff. Durch Verschluss der Lungenstrombahn wird jedoch nicht genügend Blut an den Kapillaren vorbeigeführt.

Störungen der Diffusion
▶ Lungenödem (kardial, toxisch)
▶ entzündlich (akutes Lungenversagen)
▶ Gerüstumbau mit Verlust der aktiven Membran (Emphysem, Fibrose).

Perfusion der Lungenstrombahn und Ventilation der Alveolen funktionieren, Sauerstoff und Kohlendioxid können aber die verdickte Alveolarmembran nicht passieren.

Wichtige Kenngrößen der Atmung

Um die Spontanatemtätigkeit und die maschinelle Beatmung richtig zu beurteilen, sollte man folgende Größen kennen (■ Abb. 3) (Normalwerte in Klammern):

▶ **AZV** (Atemzugvolumen): Menge Luft, die nach Exspiration eingeatmet wird (0,5 – 0,6 l)

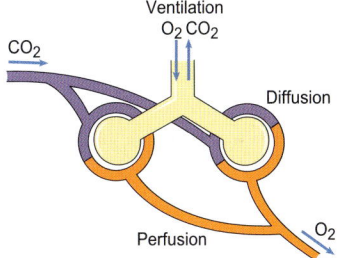

a) normale Perfusion, Diffusion und Ventilation

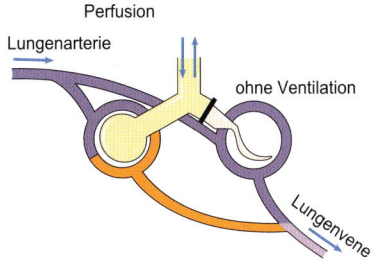

b) gestörte Ventilation

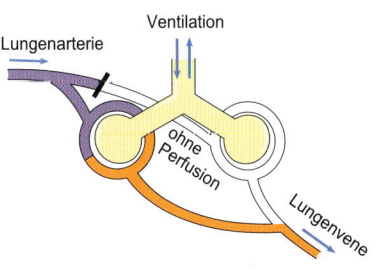

c) gestörte Perfusion

d) gestörte Diffusion

Abb. 2: Ventilation, Perfusion, Diffusion und ihre Störungen. [2]

▶ **IRV** (inspiratorisches Reservevolumen): Volumen, das nach einer normalen Inspiration maximal noch eingeatmet werden kann (ca. 2,5 l)
▶ **IK** (Inspirationskapazität): AZV + IRV
▶ **ERV** (exspiratorisches Reservevolumen): Volumen, das nach ruhiger Exspiration noch ausgeatmet werden kann (ca. 1,5 l)
▶ **RV** (Residualvolumen): Volumen, das nach maximaler Exspiration noch in den Lungen verbleibt (1,5–2 l)
▶ **FRC** (funktionelle Residualkapazität): RV + ERV
▶ **VK** (Vitalkapazität): Summe aller Lungenvolumina (ca. 3,5–5,5 l)
▶ **TLK** (totale Lungenkapazität): VK + RV.
▶ **FRC (Maß für die Gasaustauschfläche** der Lunge): eine der wichtigsten Parameter der Atmung.

Es bildet sich ein **Rechts-links-Shunt,** an dessen Ende „venöses" Blut zurück in den großen Kreislauf gelangt. Dieser Shuntanteil steigt bei starker Kopftieflage, Schwangerschaft/Adipositas und langer Operationsdauer.
Als Kompensationsmechanismus fungiert die **hypoxische pulmonale Vasokonstriktion (HPV),** auch als Euler-

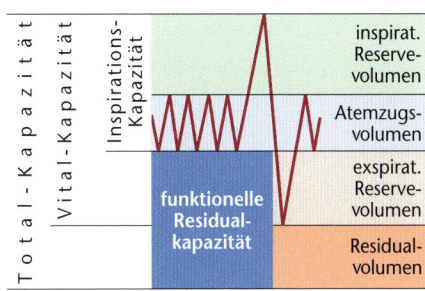

Abb. 3: Atemvolumina des Menschen. [2]

Atemzugsvolumen (exsp. + insp.)

Veränderung der Atmungsphysiologie unter Anästhesie

Den größten physiologischen Einfluss hat die intraoperative Lagerung des Patienten. Folgen der Rückenlage auf dem Operationstisch sind:

▶ FRC nimmt um ca. 20 % ab.
▶ Durch Verlagerung des Zwerchfells in Richtung Thorax steigt der intrathorakale Druck an → Atelektasenbildung.

Liljestrand-Mechanismus bekannt. Zur Senkung des Shunts wird eine nicht ventilierte Alveole durch Vasokonstriktion von der Perfusion abgeschnitten und das Blut so in gut belüftete Lungenbezirke umgeleitet.

Physiologische Veränderungen unter maschineller Beatmung

Während bei Spontanatmung ein intrapulmonaler Wechsel zwischen Über- und Unterdruck stattfindet, ist die maschinelle Beatmung immer eine **Überdruckbeatmung.** Der intrapulmonale Druck ist auf wechselndem Niveau positiv. Der intrapleurale Druck ist im Gegensatz zur Spontanatmung bei der Inspiration positiv, bei der Exspiration wieder negativ. Folgen des konstanten Überdrucks für das kardiovaskuläre System sind:

▶ Der venöse Rückstrom zum Herzen (Vorlast) nimmt ab.
▶ Das Herzzeitvolumen (HZV) sinkt.
▶ Durch erhöhten intrathorakalen Druck (bei hohem positivem endexspiratorischem Druck [PEEP]) nimmt die Durchblutung von Leber und Niere ab.

Wird der Patient mit hohen Atemwegsdrücken (> 40 mmHg) beatmet, kann eine direkte Schädigung der Alveolen durch ein **Barotrauma** die Folge sein. Bei Patienten mit vorgeschädigter Alveolarmembran (z. B. beim akuten Lungenversagen) kann eine Beatmung mit hohen Tidalvolumina durch auftretende Scherkräfte zwischen Alveole und Kapillare zu einem **Volutrauma** führen.

Zusammenfassung

✖ Die Physiologie der Atmung ist hauptsächlich von verschiedenen Druckverhältnissen in Lunge und Blutgefäßen abhängig.
✖ Das Verhältnis von Ventilation, Perfusion und Diffusion bestimmt den pulmonalen Gasaustausch. Jede Störung kann für eine gewisse Zeit kompensiert werden. Wird die Ursache nicht behoben, ist zwangsläufig eine Minderversorgung mit Sauerstoff die Folge.
✖ Die maschinelle Beatmung ist eine Überdruckbeatmung, die teilweise Folgen für den gesamten Organismus hat.

Kardiovaskuläres System

Elektrophysiologie des Herzens

Reizbildung und Reizleitungssystem

Elektrische Reize entstehen im Herzen durch die spontane diastolische Depolarisation. Die Ursache hierfür sind unspezifische Kationenkanäle. Das Ruhemembranpotenzial steigt an, und mit Überschreiten eines gewissen Schwellenpotenzials wird ein Aktionspotenzial ausgelöst, das über das Reizleitungssystem weitergeleitet wird. Normalerweise findet die Erregungsbildung im Sinusknoten statt. Von dort breitet sich die Erregung über das Vorhofmyokard, den AV-Knoten, das His-Bündel, die Tawara-Schenkel und die Purkinje-Fasern auf das Ventrikelmyokard aus.

Alternative Schrittmacherzentren
Fällt der Sinusknoten als Erregungsbildungszentrum aus, übernehmen nachgeordnete Schrittmacherzentren (AV-Knoten und ventrikulärer Ersatzrhythmus) dessen Funktion. Die Frequenz der nachgeordneten Schrittmacherzentren ist niedriger als die des Sinusknotens. Sie spielen deshalb bei regulärer Funktion des Sinusknotens keine Rolle für die Erregungsbildung.

Herzmechanik

Die elektromechanische Kopplung (Umwandlung der elektrischen Erregung in eine Kontraktion) erfolgt analog der Skelettmuskulatur über den intrazellulären Anstieg der Kalziumionen. Dies geschieht zum einen durch Freisetzung von Kalzium aus dem sarkoplasmatischen Retikulum und zum anderen durch Kalziumeinstrom von extrazellulär. Die erhöhte intrazelluläre Kalziumkonzentration führt zu einer Konformitätsänderung der Troponin-C-Moleküle, sodass das Tropomyosin in die Längsrinne zwischen die Aktinstränge gleitet und die Myosinbindungsstellen freigibt. Dies ist Voraussetzung für die folgende Kontraktion. Am Ende der Kontraktion wird Kalzium aktiv (unter Energieverbrauch) in das sarkoplasmatische Retikulum zurücktransportiert.

Einfluss positiv inotroper Medikamente

Positiv inotrope Medikamente bewirken entweder direkt (z. B. Adrenalin und Noradrenalin über einen Anstieg des cAMP) oder indirekt (z. B. Phosphodiesterase-III-Hemmer über einen verminderten Abbau von cAMP) eine Erhöhung der Kalziumkonzentration und damit eine Zunahme der Kontraktilität (s. a. S. 28/29).

Levosimendan steigert als Kalziumsensitizer die myokardiale Kontraktilität über eine erhöhte Empfindlichkeit der Myosinfilamente für Kalzium, ohne dabei den Sauerstoffverbrauch zu erhöhen oder die diastolische Relaxation negativ zu beeinträchtigen.

Anpassung der kardialen Pumpfunktion

Die Pumpfunktion des Herzmuskels wird über vier Mechanismen reguliert:

Vorlast Sie bezeichnet die Wandspannung am Ende der Diastole und wird durch die enddiastolische Füllung des Ventrikels bestimmt. Die Vordehnung des Myokards beeinflusst die Kraft der folgenden systolischen Kontraktion. Ein vermehrtes Füllungsvolumen führt zu einer stärkeren Längenzunahme der Muskelfasern und zum Auswurf eines größeren Schlagvolumens. Dieser Anpassungsvorgang wird als **Frank-Starling-Mechanismus** bezeichnet.

Nachlast Sie beschreibt den Widerstand in der Auswurfbahn des Ventrikels. Er hängt v. a. vom arteriellen Blutdruck ab, der durch den peripheren Gefäßwiderstand mitbestimmt wird.

Kontraktilitätsänderungen Das Herz ist in der Lage, seine Kontraktionskraft wechselnden Belastungen anzupassen. Dies geschieht über die Vordehnung der Myokardfasern (Frank-Starling-Mechanismus) und die sympathoadrenerge Aktivierung mit erhöhten intrazellulären Kalziumkonzentrationen.

Frequenz Über einen erhöhten Sympathikotonus kommt es zu einem Anstieg der Herzfrequenz. Das Herzzeitvolumen (HZV) hängt direkt mit der Frequenz zusammen, es ist das Produkt aus Schlagvolumen und Herzfrequenz (HZV = SV × f).

Auswurffraktion (EF)
Die EF beschreibt den prozentualen Anteil des enddiastolischen Ventrikelvolumens, der während der Systole ausgeworfen wird. Sie beträgt beim Gesunden 50–70% und ist ein wichtiger Parameter der kardialen Pumpfunktion.

Blutdruckregulation

Der Blutdruck wird im Wesentlichen durch den peripheren Widerstand und das HZV bestimmt, außerdem spielt der elastische Widerstand großer Arterien eine Rolle. An der Blutdruckkontrolle sind regionale und übergeordnete Mechanismen beteiligt: Kurzfristig führt die Aktivierung von Dehnungsrezeptoren im Aortenbogen und in der

A. carotis zu einer verminderten Sympathikusaktivität und einem erhöhten Einfluss des Parasympathikus. Über Chemorezeptoren in den Glomera caroticum und aorticum reagiert der Organismus auf Hypoxie und Azidose mit einem Blutdruckanstieg und einer Steigerung der Ventilation. Auch die Reflexe kardialer Dehnungs- und Spannungsrezeptoren spielen bei der kurzfristigen Adaptation eine Rolle.
Mittelfristig kommt es zu transkapillären Flüssigkeitsverschiebungen und zur Stressrelaxation der Gefäße (der Grundtonus der Gefäße passt sich dem Blutdruck an, eine Hypertonie führt zur Abnahme des Grundtonus).
Längerfristig wird über das antidiuretische Hormon (ADH) und das Renin-Angiotensin-Aldosteron-System (RAAS) der Volumenstatus angepasst.

Koronardurchblutung

Die Durchblutung der Herzkranzgefäße findet während der Diastole statt und ist von der Herzfrequenz abhängig (eine Steigerung der Herzfrequenz bedeutet v. a. eine Abnahme der Diastolendauer). Bereits in Ruhe beträgt die kardiale Durchblutung etwa 5 % des HZV und kann bei körperlicher Belastung bis auf 20 % gesteigert werden. Ein Mehrbedarf an Sauerstoff kann im Koronarkreislauf kaum durch eine Steigerung der Sauerstoffausschöpfung erreicht werden, da diese bereits in Ruhe bei 70 % liegt. Folglich muss der Sauerstoffbedarf über eine Zunahme der Perfusion gedeckt werden.

Koronare Herzkrankheit (KHK) und Myokardinfarkt

Durch arteriosklerotische Veränderungen im Bereich der Herzkranzgefäße mit Perfusionsminderung kommt es zu einem Missverhältnis zwischen Sauerstoffangebot und -bedarf. Die Koronarinsuffizienz kann stumm (asymptomatisch) ablaufen oder sich als Angina-pectoris-Beschwerden äußern. Wichtige Risikofaktoren für Gefäßveränderungen sind:
▶ Hypercholesterinämie
▶ Bluthochdruck
▶ Diabetes mellitus
▶ Rauchen
▶ familiäre Disposition
▶ männliches Geschlecht
▶ Hyperalimentation/Adipositas.
Die häufigste Komplikation der KHK ist der Myokardinfarkt, aber auch eine Herzinsuffizienz, Herzrhythmusstörungen oder der plötzliche Herztod kommen regelmäßig vor. Zur Senkung der perioperativen kardialen Morbidität und Mortalität ist es wichtig,

gefährdete Patienten durch Anamnese und körperliche Untersuchung zu identifizieren (▮ Abb. 1) und weitergehende Diagnostik (EKG, Röntgen-Thorax, Ergometrie, Stress-Echokardiografie) zu veranlassen. Perioperativ sollte die Therapie mit antianginösen Medikamenten und β-Blockern fortgesetzt, ggf. vorher optimiert werden. Die Indikation für ein invasives Monitoring ist großzügig zu stellen. Die Patienten müssen auch postoperativ überwacht werden, da die meisten Infarkte am dritten Tag nach der Operation auftreten.

Arterieller Hypertonus

Eine Hypertonie entsteht als Folge einer Zunahme des peripheren Widerstands oder des HZV bzw. einer Kombination aus beidem. In über 90 % d. F. ist die Ursache unbekannt, man spricht dann von einer essenziellen Hypertonie. Der Bluthochdruck führt zu degenerativen Gefäßveränderungen (Arteriosklerose) in vielen Organen. Mögliche Begleiterkrankungen sind demnach Myokardhypertrophie, KHK, Herzinfarkt, Nephrosklerose und Niereninsuffizienz, periphere Durchblutungsstörungen und zerebrovaskuläre Veränderungen.

Intra- und postoperativ ist mit einer erhöhten Blutdrucklabilität zu rechnen, Elektrolytstörungen sind bei vorbestehender Diuretikatherapie zu beachten. Es kann zu einer Wirkungsverstärkung der Antihypertonika durch Anästhetika kommen. Bei rückenmarksnahen Verfahren kann man vermehrt Blutdruckabfälle beobachten.

Herzinsuffizienz

> Unter Herzinsuffizienz versteht man die Unfähigkeit des Herzens, den metabolischen Bedarf des Organismus zu decken.

Die häufigste Ursache für eine Herzinsuffizienz ist die KHK, gefolgt von der dilatativen Kardiomyopathie. Aber auch Blutdruckerhöhungen oder Herzklappenfehler kommen regelhaft als Ursache infrage.

Klinik

Linksherzinsuffizienz Es kommt zu Dyspnoe, Orthopnoe, Lungenödem, Schwächegefühl und Leistungsminderung.

Rechtsherzinsuffizienz Typisch sind periphere Ödeme, eine Halsvenenstauung, eine Stauungsleber und Aszites.
Nykturie, Vergrößerung des Herzens und Pleuraergüsse kommen sowohl bei Rechts- als auch bei Linksherzinsuffizienz vor.

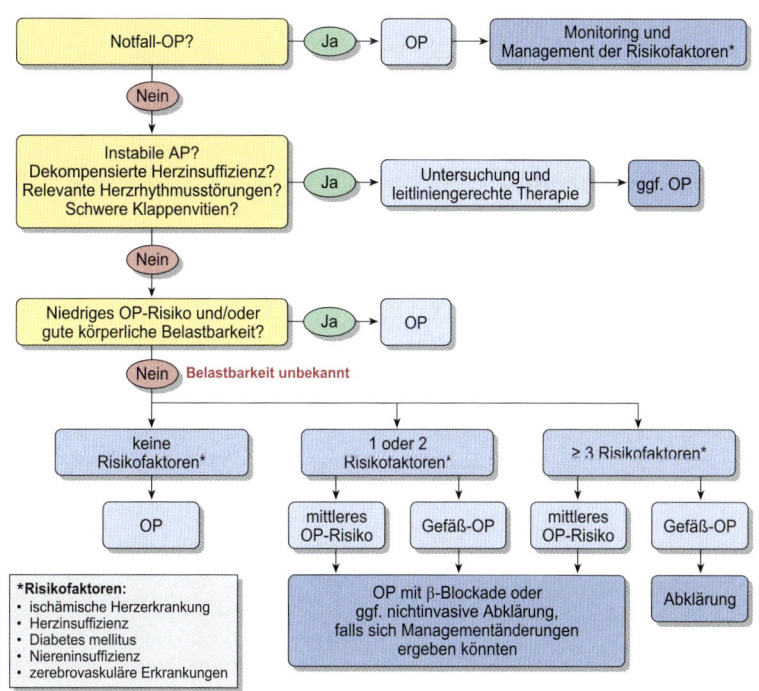

▮ Abb. 1: Vorgehen bei kardiovaskulären Risikopatienten. [2]

Die Stadieneinteilung der Herzinsuffizienz erfolgt in Anlehnung an die New York Heart Association (NYHA) (▮ Tab. 1).

Kompensationsmechanismen

Das Herz versucht die Insuffizienz zu kompensieren, indem es hypertrophiert. Dies birgt die Gefahr einer relativen Koronarinsuffizienz, wenn die kritische Herzmasse von 500 g überschritten wird. Außerdem kommt es zu einer neurohumoralen Aktivierung: Der Einfluss des Sympathikus nimmt zu, Katecholamine werden ausgeschüttet. Auch das RAAS wird aktiviert, um über vermehrte Natrium- und Wasserretention die Vorlast und über Angiotensin II (Vasokonstriktion) die Nachlast zu erhöhen. Eine vermehrte Freisetzung von ADH führt ebenfalls zu einer Wasserretention.

Therapie

Präoperativ ist eine kausale Therapie anzustreben. Die Volumentherapie sollte vorsichtig erfolgen, da es bei einer Volumenüberladung zur Dekompensation der Herzinsuffizienz kommen kann. Regionalverfahren eignen sich bei diesen Patienten sehr gut.

NYHA I	Keine Beschwerden, normale körperliche Belastbarkeit
NYHA II	Beschwerden bei stärkerer körperlicher Belastung
NYHA III	Beschwerden bei leichter (alltäglicher) körperlicher Belastung
NYHA IV	Ruhebeschwerden

▮ Tab. 1: Stadieneinteilung der Herzinsuffizienz nach NYHA.

Zusammenfassung

✖ Die kardiale Pumpfunktion wird durch Vor- und Nachlast, Kontraktilität sowie Herzfrequenz bestimmt. Ein klinisch wichtiger Parameter der Pumpfunktion ist die EF.

✖ Patienten mit KHK sind perioperativ besonders herzinfarktgefährdet. Präoperativ sollte der Zustand optimiert werden. Intraoperativ sind Tachykardien zu vermeiden, da mit Verkürzung der Diastolendauer die koronare Durchblutung abnimmt.

✖ Regionalverfahren eignen sich bei Patienten mit Herzinsuffizienz, da die kardiale Belastung oft geringer ist. Auch hier sollte präoperativ der Patientenzustand optimiert werden.

M. Krämer

Säure-Basen-Haushalt

Für viele biochemische Prozesse, wie die Funktion von Enzymen, transmembranöse Transportmechanismen und elektrophysiologische Vorgänge an Zellmembranen, ist es wichtig, dass der pH-Wert nicht zu stark vom physiologischen Bereich abweicht. Dem Körper stehen hierfür drei Möglichkeiten zur Verfügung:

▶ die Pufferung im Blut
▶ die Abatmung von Kohlendioxid über die Lungen
▶ die renale Ausscheidung von Protonen und Rückgewinnung von Bikarbonat.

Puffersysteme

Die wichtigsten Puffersysteme im Körper sind das Bikarbonat-, das Phosphat- und das Proteinpuffersystem. Das Bikarbonatpuffersystem befindet sich mit den Plasmaproteinen im Extrazellularraum (EZR), das Phosphatpuffersystem und das Hämoglobin sind intrazellulär. Der Körper hat die Möglichkeit, HCO_3^- in der Niere zu regenerieren und kann somit die Effektivität dieses Puffersystems deutlich steigern.

Bikarbonatpuffer

Das Bikarbonatpuffersystem reagiert am schnellsten auf Veränderungen des pH-Werts und ist deshalb für die akute Kompensation einer Störung im Säure-Basen-Haushalt von entscheidender Bedeutung. Folgende chemische Gleichgewichtsreaktion läuft im Körper ab:

$$H^+ + HCO_3^- \leftrightarrow H_2CO_3 \leftrightarrow H_2O + CO_2$$

Das entstehende Kohlendioxid kann über die Lunge abgeatmet und somit Säure aus dem Körper eliminiert werden. Über den Mechanismus der Hypoventilation kann aber auch die Abatmung von Kohlendioxid vermindert werden, die Reaktion läuft dann in umgekehrter Richtung ab, und der pH-Wert wird kompensatorisch wieder gesenkt.

Henderson-Hasselbalch-Gleichung

Den Zusammenhang zwischen dem pH-Wert des Bluts und der Konzentration der Bikarbonationen sowie dem Kohlendioxidpartialdruck (pCO₂) im Plasma beschreibt die Henderson-Hasselbalch-Gleichung:

$$pH = 6{,}1 + \log (HCO_3^-/CO_2)$$

Zur Anwendung kommt die Henderson-Hasselbalch-Gleichung bei der Blutgasanalyse (BGA). Der pH-Wert und pCO₂ werden gemessen, das aktuelle Bikarbonat wird berechnet.

Phosphatpuffer

Die Konzentration von primärem ($H_2PO_4^-$ als Puffersäure) und sekundärem Phosphat (HPO_4^{2-}, Pufferbase) im Blut ist relativ niedrig, sodass die Kapazität dieses Puffers gering ist.

Proteinpuffer

Die ionisierbaren Seitengruppen von Proteinen (v. a. der Imidazolring des Histidins) können mit den entsprechenden nichtdissoziierten Eiweißen als Puffer fungieren. Insbesondere Albumin und Hämoglobin spielen als Proteinpuffer eine Rolle, wobei desoxygeniertes Hämoglobin eine größere Affinität für Protonen aufweist als oxygeniertes. Somit wirkt Hämoglobin in minderperfundiertem sauren Gewebe (z. B. bei Schock) nach Sauerstoffabgabe als Puffer.

Einfluss der Nieren

Die Nieren sind an der längerfristigen Adaptation beteiligt. Die Regulation erfolgt über die Bikarbonatrückresorption und Ausscheidung von Wasserstoffionen. Letztere werden zum größten Teil als primäres Phosphat und Ammoniumionen ausgeschieden. Dieser Mechanismus reagiert deutlich langsamer auf Veränderungen des pH-Werts als der respiratorische. Deshalb eignet er sich weniger für den akuten Ausgleich einer Störung im Säure-Basen-Haushalt, sondern ist für die chronische Kompensation verantwortlich.

Störungen im Säure-Basen-Haushalt

Steigt der pH-Wert über die Grenze von 7,45, spricht man von einer Alkalose, bei einem Abfall unter 7,35 von einer Azidose. Je nach Ursache unterscheidet man zwischen respiratorischen (vermehrte oder verminderte Abatmung von Kohlendioxid) und metabolischen (Anfall von Säuren im Metabolismus durch z. B. Schock, Sepsis) Störungen, die Kompensation erfolgt durch das andere System. Auch gemischte Störungen im Sinne einer Kombination von respiratorischer und metabolischer Ursache sind möglich. Die Diagnostik erfolgt über die BGA.

Blutgasanalyse

Die Normalwerte einer arteriellen BGA sind in ∎ Tabelle 1 dargestellt.
Der **Base excess (BE)** beschreibt die Abweichung der Pufferbasen vom **Normalwert 0**. Ein negativer BE besagt, dass Basen

pH	7,35 – 7,45
pO₂	70 – 100 mmHg
pCO₂	36 – 44 mmHg
HCO₃⁻	22 – 26 mmol/l
BE	± 2

∎ Tab. 1: Normalwerte einer arteriellen BGA unter Raumluft.

fehlen, ein positiver steht für einen Basenüberschuss. Der BE hängt direkt mit dem Standardbikarbonat zusammen.

Interpretation einer BGA

Die Interpretation einer BGA ist mit etwas Übung und strukturiertem Vorgehen relativ einfach. Zur Beurteilung des Säure-Basen-Haushalts sind drei Werte von Interesse: pH-Wert, pCO₂ und HCO₃⁻ bzw. BE.

1. Ist der pH-Wert im Normbereich (7,35 – 7,45)?

Ein normaler pH-Wert schließt eine Störung **nicht** aus, es kann sich um eine kompensierte Störung handeln!

2. Ist der pCO₂ im Normbereich (36 – 44 mmHg)?

Sind sowohl pH als auch pCO₂ normal, handelt es sich um eine normale BGA. Liegt der pCO₂ außerhalb des Normbereichs, stellt sich die Frage, ob die Veränderung des pCO₂ die Ursache für die Abweichung des pH-Werts ist. Bei einer respiratorischen Störung ist der pH entgegengesetzt zum pCO₂ verändert (z. B. pH ↑ und pCO₂ ↓ bei respiratorischer Alkalose). Sind pH und pCO₂ gleichsinnig verändert, handelt es sich um eine metabolische Störung mit respiratorischer Teilkompensation. Ist der pCO₂ außerhalb des Normbereichs, der pH-Wert aber unverändert, handelt es sich um eine kompensierte Störung. Allein aus der BGA lässt sich hier nicht zwischen primärer Ursache und Kompensation unterscheiden. Eine Differenzierung ist mithilfe der Klinik möglich.

3. Gibt es eine metabolische Komponente?

Dies wird anhand des Bikarbonats beurteilt. Sind der pH-Wert und das Bikarbonat gleichsinnig verändert (also z. B. beide erniedrigt bei einer metabolischen Azidose), erklärt die Veränderung des Bikarbonatwerts die pH-Wert-Änderung, und es handelt sich um eine metabolische oder eine gemischte Störung. Kann man die Abweichung des pH-Werts nicht mit dem Bikarbonatwert erklären, liegt eine Teilkompensation vor. In diesem Zusammenhang sei noch erwähnt, dass es nie zu einer Überkorrektur kommt.

Alternativ kann man die Blutgaswerte auch anhand eines Säure-Basen-Nomogramms (▌Abb. 1) analysieren.

Respiratorische Azidose

BGA pH normal (kompensiert) oder ↓ (nicht kompensiert), pCO_2 ↑.

Ursache Unzureichende Elimination von Kohlendioxid aufgrund pulmonaler Erkrankungen (z.B. Asthma bronchiale, COPD, Atelektasen, Lungenfibrose), zentrale Atemdepression (z.B. Narkotika, Trauma, Tumoren).

Klinik Zyanose, evtl. Atemnot, Desorientiertheit bis Koma, Hyperkaliämie. Ein erhöhter pCO_2 führt über eine Vasodilatation zu einer Zunahme der zerebralen (ICP ↑), renalen und koronaren Durchblutung.

Therapie Kausal, ggf. Beatmung.

Respiratorische Alkalose

BGA pH normal (kompensiert) oder ↑ (nicht kompensiert), pCO_2 ↓.

Ursache Hyperventilation (z.B. als Kompensation einer Hypoxie, psychogen, bei zerebralen Störungen, Beatmung).

Klinik Tachypnoe, Angst, Benommenheit, Parästhesien als Zeichen einer Hyperventilationstetanie, Muskelzittern.

Therapie Kausal.

Metabolische Azidose

BGA pH normal (kompensiert) oder ↓ (nicht kompensiert), HCO_3^- ↓.

Ursache Eine Differenzierung der Ursachen lässt sich anhand der Anionenlücke vornehmen.

Anionenlücke

Die Summe sämtlicher Kationen entspricht normalerweise der Summe aller Anionen im Plasma. Da aber bei der Messung immer mehr Anionen (v.a. Proteine, organische Säuren und Laktat) als Kationen nicht berücksichtigt werden, entsteht eine Lücke, die sog. Anionenlücke. Sie beträgt normalerweise 8 – 12 mmol/l und wird wie folgt berechnet:

$$\text{Anionenlücke} = Na^+ - (Cl^- + HCO_3^-).$$

▶ vergrößerte Anionenlücke: Laktatazidose (z.B. durch Schock, Sepsis, Herzinsuffizienz), Ketoazidose (Diabetes mellitus, Alkohol), Toxine (Salicylate, Methanol), Urämie bei Niereninsuffizienz

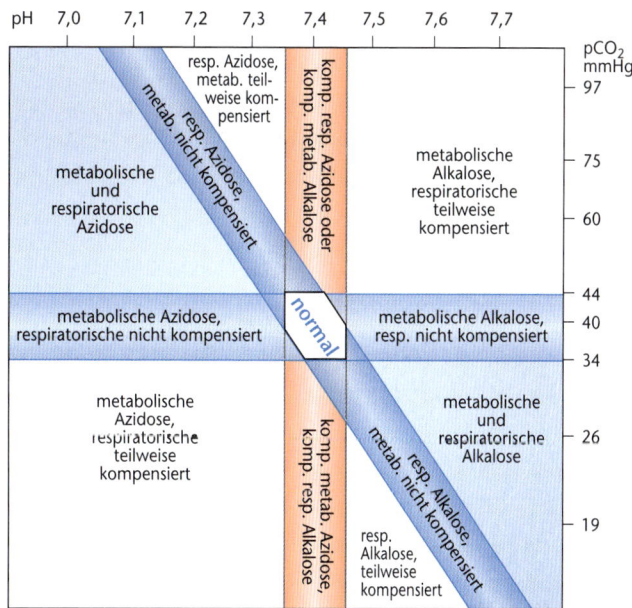

▌ Abb. 1: Säure-Basen-Nomogramm. [3]

▶ normale Anionenlücke: Bikarbonatverlust z.B. durch Diarrhö (Cl⁻ ↑ kompensatorisch), renal-tubuläre Azidose, primärer Hyperparathyreoidismus, hyperchlorämische Azidose.

Klinik Vertiefte Atmung (Kussmaul-Atmung) zur Kompensation, Desorientiertheit.

Therapie Kausal, medikamentöse Pufferung mit Natriumbikarbonat ($NaHCO_3$) bei pH < 7,2 und BE < −5. Beim Einsatz von $NaHCO_3$ ist Vorsicht geboten. Auch wenn der Patient in der Lage ist, das entstehende Kohlendioxid abzuatmen, kann eine intrazelluläre Azidose verstärkt werden, da Kohlendioxid rasch durch Zellmembranen diffundiert, während Bikarbonat deutlich langsamer in die Zelle gelangt. Außerdem wird dem Körper viel Natrium zugeführt, was bei Hypertonie, Herzinsuffizienz und Ödemen unerwünscht sein kann.

Metabolische Alkalose

BGA pH normal (kompensiert) oder ↑ (nicht kompensiert), HCO_3^- ↑

Ursache Erbrechen (Verlust von Magensäure), Hypokaliämie durch Diuretika (zur Kompensation werden vermehrt Wasserstoffionen ausgeschieden).

Klinik Evtl. verminderte Atmung, Apathie, erhöhte neuromuskuläre Erregbarkeit durch Hypokalziämie, Hypokaliämie.

Therapie Kausal, Volumen- und Kaliumsubstitution.

Typische Störungen nach einer Narkose

Nach einer Narkose trifft man häufig auf kombinierte Störungen:

▶ Der Überhang von Narkotika oder Muskelrelaxanzien bedingt durch alveoläre Hypoventilation und verminderten Atemantrieb trotz erhöhten pCO_2 eine respiratorische Azidose.
▶ Eine metabolische Azidose kann auftreten, wenn der Volumenbedarf (Blutverlust, Third-Space Losses) unterschätzt und folglich nicht ausreichend therapiert wird.
▶ Eine respiratorische Alkalose kann durch schmerz- oder angstbedingte Hyperventilation entstehen.

Zusammenfassung

✖ Ein normaler pH-Wert ist für viele Körperfunktionen wichtig, Regulationsmechanismen sind die Pufferung im Blut, die Abatmung von Kohlendioxid über die Lungen sowie die Ausscheidung von Wasserstoffionen und Rückgewinnung von HCO_3^- über die Nieren.

✖ Ein normaler pH-Wert schließt eine Störung im Säure-Basen-Haushalt nicht aus, es kann sich um eine kompensierte Störung handeln.

✖ Nach einer Narkose treten häufig kombinierte Störungen auf.

Hämostase I

Eine funktionierende Blutgerinnung spielt nicht erst im Operationssaal eine entscheidende Rolle. Bereits beim Prämedikationsgespräch (s. S. 48/49) muss nach möglichen Gerinnungsstörungen gefahndet werden. Perioperativ ist u. U. eine Optimierung der Blutgerinnung notwendig.

Zellbasiertes Gerinnungssystem

In den gängigen Lehrbüchern wird die Hämostase als klassische Gerinnungskaskade dargestellt. Aus neueren Untersuchungen ist aber bekannt, dass dieses System nur in vitro funktioniert und nur zum Verständnis von bestimmten Gerinnungstests verwendet werden kann.

Nach einer Gefäßverletzung setzten rasch die Prozesse der **primären Hämostase** ein:

▶ **Vasokonstriktion** im traumatisierten Bereich
▶ **Anlagerung von Thrombozyten (Adhäsion)** an freigelegte subendotheliale Komponenten, wie Kollagen. Diese Adhäsion der Thrombozyten führt zu deren Aktivierung und zur Bildung eines Plättchenaggregats.

Die eigentlichen Gerinnungsprozesse werden durch Endothelzellen, Thrombozyten und das subendotheliale Kollagen ausgelöst. Die **sekundäre Hämoastase** des zellbasierten Gerinnungsmodells (▌ Abb. 1) gliedert sich in die folgenden vier Phasen:

Initiation An der verletzten Gefäßwand kommt Tissue factor (TF) mit dem endogenen Faktor VII/VIIa des zirkulierenden Bluts in Kontakt. Dies führt zur Bildung eines TF/FVIIa-Komplexes, der lokal die Gerinnung initiiert. Auf der Oberfläche TF-tragender Zellen aktiviert der TF/FVIIa-Komplex folgende Faktoren: Faktor IX zu IXa und Faktor X zu Xa. Faktor Va und Faktor Xa bilden am Ort der Gefäßverletzung einen Komplex.

Amplifikation Der FXa/FVa-Komplex führt lokal zur Umwandlung geringer Mengen von **Prothrombin (II)** in **Thrombin (IIa).** Diese geringe Thrombinmenge aktiviert u. a. die Faktoren V, VIII und Thrombozyten. Die Faktoren Va, VIIIa und IXa lagern sich an die Oberfläche aktivierter Thrombozyten an.

Propagation Thrombinaktivierte Thrombozyten verändern ihre Form und exprimieren negativ geladene Phospholipide, an die sich der Komplex der Faktoren VIIIa/IXa anlagert. Dies führt zu einer Faktor-X-Aktivie-

rung auf der Oberfläche aktivierter Thrombozyten. Der FXa/FVa-Komplex wandelt große Mengen Prothrombin in Thrombin um (sog. **„Thrombin-Burst"**), wodurch Fibrinogen (I) in Fibrin (Ia) umgewandelt und der fibrinstabilisierende Faktor XIII aktiviert wird.

Stabilisation Der fibrinstabilisierende Faktor XIII macht aus den noch locker vernetzten Fibrinpolymeren durch Quervernetzung ein stabiles Gerinnsel. Durch den Thrombin-Burst kommt es parallel zur Aktivierung von thrombinaktivierbarem Fibrinolyseinhibitor (TAFI), der das frisch gebildete Gerinnsel vor Fibrinolyse schützt.

Zusammenfassend und vereinfachend kann man sagen, dass es im Rahmen der plasmatischen Gerinnung nach einer **kurzen Aktivierungsstrecke,** ausgehend von Thrombozyten und Faktor VIIa, rasch zur Bildung von Thrombin und Fibrin kommt. Die weitere Synthese von ausreichenden Mengen Fibrin wird durch **Verstärker- und Feedbackschleifen** im Thrombin-Burst generiert.

Umgebungsbedingungen für suffiziente Hämostase

Neben einer ausreichenden Anzahl von Gerinnungsstoffen (Thrombozyten, Faktoren) sind auch optimale Umgebungsbedingungen von entscheidender Bedeutung. Da es sich bei den meisten Gerinnungsfaktoren um Enzyme handelt, müssen pH-Wert und Körpertemperatur im Normbereich gehalten werden. Der Spiegel des ionisierten Kalziums (Faktor IV!) sollte normal bis hochnormal sein. Eine Bestimmung des Gesamtkalziums ist hier wenig aussagekräftig, besser ist die potenziometrische Bestimmung mit dem Blutgasanalysegerät.
Das wichtigste Substrat der Hämostase ist Fibrinogen. In akuten Blutungssituationen werden große Mengen davon verbraucht. In diesem Fall muss frühzeitig an eine Substitution gedacht werden (s. S. 12/13).
Da die Thrombozyten beim Start der Hämostase eine große Rolle spielen, brauchen sie optimale „Arbeitsbedingungen". Die absolute Thrombozytenzahl spielt erst unter 100 000 Zellen/ml eine Rolle. Um die Hämostase in Gang setzen zu können, müssen sich die Blutplättchen im Randstrom der Blutsäule befinden. Nur so können Löcher im Gefäßendothel registriert werden. Dies ist nur bei Hb-Werten über 8 (bis 10) mg/dl gegeben. Fällt der Hb-Wert, löst sich die laminare Strömung in eine turbulente auf. Die Lokalisation von Erythrozyten in der Mitte (Zentralstrom) und Thrombozyten am Rand geht verloren.

Gerinnungsdiagnostik

Zur Überprüfung und Überwachung des Gerinnungssystems stehen neben den klassischen Globaltests, wie Prothrombinzeit (als Quick-Wert oder INR), aktivierte parti-

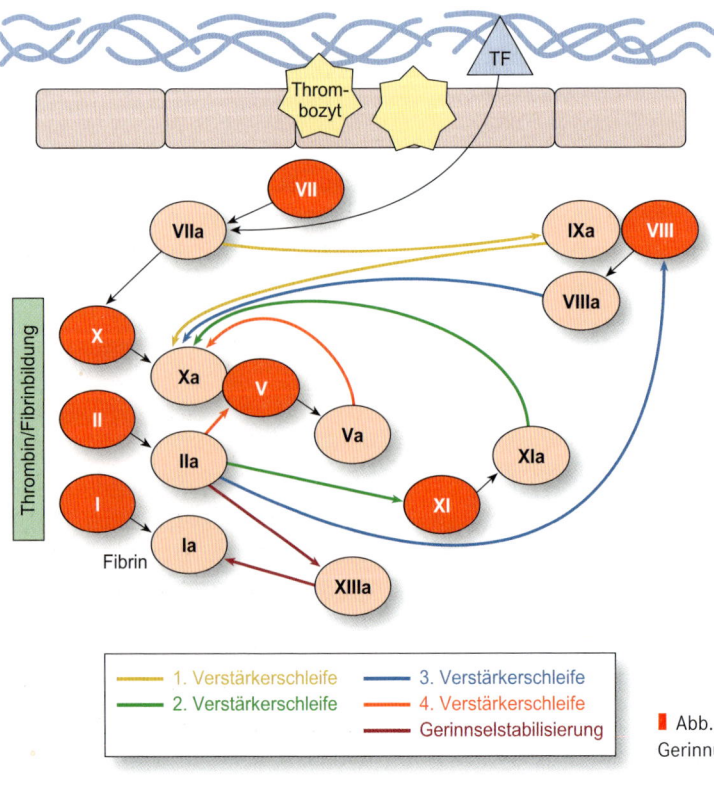

Thrombin/Fibrinbildung

1. Verstärkerschleife	3. Verstärkerschleife
2. Verstärkerschleife	4. Verstärkerschleife
	Gerinnselstabilisierung

▌ Abb. 1: Das zellbasierte Gerinnungssystem. [2]

elle Thromboplastinzeit (aPTT), Thrombin-
zeit (TZ) und Thrombozytenzählung, inzwischen auch eine Reihe von neuen funktionellen Tests und Point-of-care-Methoden zur
Verfügung.

Globaltests

Quick. >70% (handwritten)

Prothrombinzeit
Die Bestimmung der Prothrombinzeit als
Quick-Wert oder INR erfasst weitestgehend
die Gerinnungsfaktoren des klassischen **extrinsischen Systems (V, VII, X)** und einen
Teil der Endstrecke **(Prothrombin, Fibrinogen)** (Abb. 2). Neben der Therapie-
überwachung unter Vitamin-K-Antagonisten
dient die Untersuchung auch der Beurteilung der Syntheseleistung der Leber und
dem perioperativen Gerinnungsmonitoring.

25 – 30 s (handwritten)

Aktivierte partielle Thrombo-
plastinzeit
Ein Gruppentest zur Überwachung des klassischen intrinsischen Systems ist die Bestimmung der aPTT. Hier werden die Gerinnungsfaktoren: V, VIII, IX, X und XII sowie
Prothrombin (II) und Fibrinogen (I) erfasst
(Abb. 2).
Eingesetzt wird der Test sowohl beim Hämo-
philie-Screening als auch zur Therapiekont-
rolle unter unfraktioniertem Heparin.

> Niedermolekulare Heparine lassen
> sich nur durch direkte Bestimmung der
> Anti-Faktor-Xa-Aktivität monitoren.

Thrombinzeit
Die Endstrecke und somit der Abschnitt der
Fibrinpolymerisation wird mittels TZ überwacht. Auf Thrombininhibitoren und
Hemmstoffe der Fibrinvernetzung reagiert
dieser Parameter hoch sensibel, während
er erst bei extremen Fibrinogenspiegeln
oder Fibrinogendysproteinämien auffällig
wird.

> 20 s (?) (handwritten)

150 – 450/µl   ca. 2–4 min (handwritten)

Thrombozytenzahl, Blutungszeit
Die reine Zählung der Thrombozytenzahl
kann zwar einen Anhaltspunkt über das
Gerinnungspotenzial geben, macht jedoch
keine Aussage über die Funktion der Plätt-
chen. Insbesondere bei dauerhafter Einnahme von Acetylsalicylsäure (ASS) werden
sehr hohe Thrombozytenkonzentrationen
gemessen, die aber in ihrer Funktion deutlich reduziert sind.
Ein alter Test zu Prüfung der primären Hämostase und somit zur Thrombozytenfunk-
tion ist die Blutungszeit. Da der Test aller-

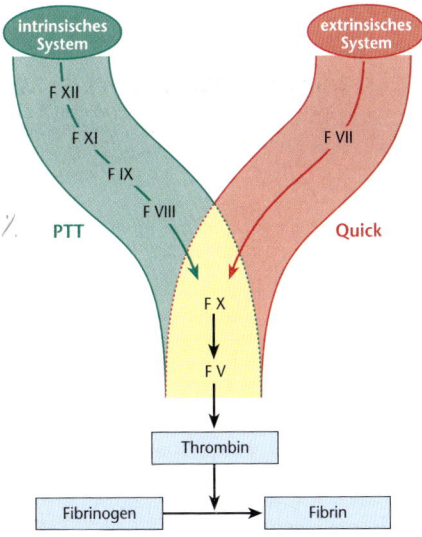

Abb. 2: Zuordnung der plasmatischen Gerinnungsfaktoren zu Globaltests der Gerinnung. [2]

dings nur wenig standardisiert ist, muss von
einer geringen Aussagekraft ausgegangen
werden.

Einzelfaktorenbestimmung

In hämostaseologischen Speziallabors können die Konzentrationen jedes einzelnen
Gerinnungsfaktors bestimmt, und so auch
seltene Gerinnungsstörungen detektiert werden. Diese Untersuchungen sind jedoch sehr
teuer und sollten daher nur bei konkretem
Verdacht durchgeführt werden.

Fibrinogenspiegel
Da Fibrinogen das Hauptsubstrat des stabi-
len Clots darstellt und im Fall einer akuten
Blutung von allen Gerinnungsfaktoren zu-

erst verbraucht wird, ist eine Bestimmung
der Konzentration von therapeutischer
Bedeutung. Die Bestimmung erfolgt mittels
ELISA oder nach der Clauss-Methode über
die Messung der Gerinnungszeit. Die Anwesenheit von bestimmten Kolloiden
(HES) führt zu falsch hohen Werten.

Point-of-care-Diagnostik

Rotationsthrombelastometrie
Dieses alte Verfahren erlebt nach technischer
Weiterentwicklung gerade eine Renaissance.
Es ermöglicht den Test der extrinsischen
(EXTEM) und auch der intrinsischen Gerin-
nungswege (INTEM) aus einer Zitrat-Voll-
blut-Probe. Darüber hinaus kann der Anteil
des Fibrinogens (FIBTEM) an der Gerinnsel-
bildung dargestellt werden. Mittels zweier
zusätzlicher Testansätze lässt sich eine mögliche Heparinwirkung (HEPTEM) herausfiltern (Heparinase im Testansatz) bzw. eine
Hyperfibrinolyse durch Zugabe eines Anti-
fibrinolytikums (APTEM) ausschließen. Im
letzteren Fall gilt das ROTEM® mittlerweile
als Goldstandard für die Diagnostik der
Hyperfibrinolyse.

Thrombozytenfunktionsanalyse
Für die rasche Funktionsanalyse gibt es
industriell zwei Systeme: das PFA-100® und
das Multiplate®. Damit kann unter Verwendung von Zitrat-Vollblut beispielsweise die
Wirksamkeit einer Therapie mit Thrombo-
zytenaggregationshemmern überprüft werden. In beiden Geräten stehen unterschiedliche Tests zu Verfügung, sodass die ver-
schiedensten Aktivierungsmechanismen der
Blutplättchen getestet werden können.

> ## Zusammenfassung
>
> ✖ Im Gerinnungssystem unterscheidet man eine primäre und sekundäre
>   Hämostase.
>
> ✖ Für die primäre Hämostase sind in erster Linie die Thrombozytenadhäsion
>   und Vasokonstriktion verantwortlich.
>
> ✖ Die sekundäre Hämostase beruht auf der Aktivierung von plasmatischen
>   Gerinnungsfaktoren mit dem Ziel, in kurzer Zeit eine ausreichend große
>   Menge an Thrombin/Fibrin für ein stabiles Gerinnsel zu generieren. Dies
>   wird über kurze Aktivierungsreaktionen und anschließende verstärkende
>   Feedbackmechanismen erreicht.
>
> ✖ Neben den typischen Gruppentests (Quick und PTT) stehen inzwischen
>   auch Einzelfaktorenanalysen und Point-of-care-Verfahren zur Gerinnungs-
>   diagnostik zu Verfügung.

Hämostase II

Hämorrhagische Diathesen

Definition
Unter hämorrhagischen Diathesen fasst man über das Maß hinausgehende Blutungsneigungen zusammen. Die Blutung kann hierbei stärker, länger oder ohne adäquaten Grund auftreten. Hämorrhagische Diathesen können vaskulärer, thrombozytärer oder plasmatischer Ursache sein.

Vaskuläre hämorrhagische Diathesen

Definition
Durch Veränderungen der Gefäßwände im Rahmen von Entzündungen (Endothel) oder strukturellen Veränderungen ist die Stabilität der Gefäße lokal vermindert.
Lebensbedrohlich sind diese Blutungen nicht, da Thrombozyten und plasmatische Gerinnung intakt sind. Man kennt folgende Formen:

▶ **Purpura Schönlein-Henoch:** Typ-III-Immunreaktion, die v. a. bei Kindern und Jugendlichen nach Infekten der oberen Atemwege auftritt
▶ **Ehlers-Danlos-Syndrom:** genetische Störung der Kollagensynthese
▶ **medikamentös induzierte Purpura:** ausgelöst durch Acetylsalicylsäure (ASS), Atropin, Digoxin, Penicilline, Tolbutamid, Furosemid, Cumarine, Östrogene etc.

Thrombozytäre Diathesen

Klinisch fällt diese Gruppe durch petechiale Blutungen auf, die durch Thrombozytopenie oder Thrombozytopathien verursacht werden.

▶ **Morbus Werlhof (idiopathische thrombozytopenische Purpura, ITP):** akute Form bei Kindern meist nach Infekten, chronische Form bei Erwachsenen. Flohstich- bis linsengroße Petechien (■ Abb. 3) an Haut und Schleimhäuten
▶ **arzneimittelbedingte thrombozytopenische Purpura:** Unterscheidung zwischen Hapten- und Autoimmuntyp mit in beiden Fällen verstärktem Abbau von Blutplättchen in der Milz. Mögliche Auslöser sind Paracetamol, Diclofenac, Heparin (■ Tab. 1), Carbamazepin, Furosemid, Thiazide, Ranitidin, Cimetidin, Procainamid etc.

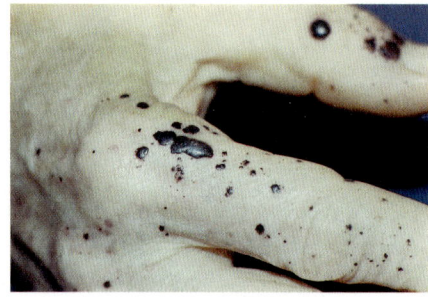
■ Abb. 3: Petechien. [4]

Koagulopathien

Definition
Zu dieser Gruppe von Erkrankungen gehören angeborene und erworbene Störungen der Blutgerinnung, die auf einem Fehlen, einer Verminderung oder Fehlfunktion eines oder mehrerer Gerinnungsfaktoren beruhen. Klinisch fallen Koagulopathien durch eher flächenhafte Einblutungen (Suffusionen, Sugillationen) in Haut und Schleimhäute sowie Gelenkeinblutungen auf.

▶ **Hämophilie** A (Faktor VIII) und B (Faktor IX): X-chromosomal-rezessiv vererbte Faktorenstörungen
▶ **Willebrand-Jürgens-Syndrom:** hereditärer Mangel an Willebrand-Faktor (vWF), einem gerinnungsunterstützenden Glykoprotein, autosomal-rezessiver Erbgang
▶ **Prothrombinkomplexmangel:** Mangel der Vitamin-K-abhängigen Gerinnungsfaktoren, z. B. unter Cumarintherapie sowie bei Leber- und Pankreaserkrankungen
▶ **Faktor-XIII-Mangel:** erworbene Störung durch Verbrauch von Gerinnungsfaktoren, die zu instabilen Fibringerinnseln (fibrinstabilisierender Faktor) führt und auch als Kofaktor für das Auftreten von Wundheilungsstörungen verantwortlich ist.

Verbrauchskoagulopathie (DIC)
Aufgrund verschiedenster Faktoren (Schock, Sepsis, Polytrauma, extrakorporaler Kreislauf, Hämolyse etc.) kommt es zur Gerin-

nungsaktivierung. Die intravasale Thrombenbildung führt zu Organschäden. In der Folge kommt es durch Verbrauch von Gerinnungsfaktoren zu **hämorrhagischen Diathesen,** die zusätzlich von einer **Hyperfibrinolyse** begleitet sein können.
Analog den pathophysiologischen Vorgängen werden drei Stadien unterschieden:

1. Triggerstadium, initiale Gerinnungsaktivierung, Hyperkoagulabilität
2. Organversagen und Dekompensation der Hämostaseprozesse
3. Reaktive Hyperfibrinolyse.

Therapie Sie erfolgt stadienabhängig und symptomatisch. Außerdem muss das auslösende Grundproblem behoben werden.

Verdünnungs-/Verlustkoagulopathie
Mit Störungen der Hämostase muss auch in folgenden Situationen gerechnet werden:

▶ ausgedehnte **Traumata** (Polytraumaversorung)
▶ perioperativ bei ausgedehnten Operationen, die mit **großen Wundflächen** (Deperitonealisierung etc.) oder **hohem Blutumsatz** (Aortenchirurgie, Tumorchirurgie etc.) einhergehen.

Durch den Blutverlust bzw. die Verabreichung von Kristalloiden und Kolloiden wird ein Verdünnungseffekt erzeugt, der zunächst zu primären Hämostasestörungen (s. S. 10/11) führt (Verdünnungskoagulopathie). Zugleich laufen auch ständig Gerinnungsprozesse ab, wenn die Blutungen nicht gestoppt werden können bzw. die Verluste über die Wundflächen persistieren. Daher werden zunehmend auch Gerinnungsfaktoren und Thrombozyten verbraucht (Verlustkoagulopathie, Verbrauchskoagulopathie).

Therapie Zunächst werden Flüssigkeitsverluste mit Kristalloiden und Blutverluste mit Kolloiden ersetzt. Bei Annäherung an den Transfusionstrigger (s. S. 32–35) müs-

HIT Typ 1	HIT Typ 2
▶ Häufigste Form (1 – 5 %, weniger häufig bei NMHs)	▶ Selten (0,1 – 1 %)
▶ Früher Beginn (2 – 4 d nach erster UFH-Gabe)	▶ Später Beginn (6 – 14 d nach erster UFH-Gabe)
▶ Milde Form ohne Blutungsneigung (Thrombozyten ≅ 100 /nl)	▶ Schwere Thrombopenie mit Blutungsneigung und Thrombenbildung in Arterien und Venen
▶ Spontane Besserung nach 1 – 5 d	▶ Thrombozyten < 100 /nl
▶ Fortführung der NMH-Therapie	▶ Bei Verdacht: Screening mittels Plättchenaggregationstest und Bestätigung durch heparininduzierten Plättchenaktivierungsassay (HIPAA)
	▶ Antikoagulation erfolgt ersatzweise mit Danaparoid (Orgaran®), einem Heparinoid
	▶ Letalität 25 %

■ Tab. 1: Synopsis heparininduzierte Thrombozytopenie (HIT).

sen dann frühzeitig auch Blutprodukte (Erythrozytenkonzentrate, gefrorenes Frischplasma) transfundiert werden. Engmaschige Beobachtung von Vitalparametern, Operationsfeld, Saugern und Tüchern, eine gute Kommunikation mit dem Operationsteam und regelmäßige Kontrollen der Laborwerte sind dabei unbedingt erforderlich. Nur so kann die Dynamik der Situation erfasst werden.

Gegebenenfalls ist auch frühzeitig über den Einsatz von Faktorenkonzentraten (s. u.) oder anderen Gerinnungstherapeutika nachzudenken.

Pharmakologie des Gerinnungssystems

Das Gerinnungssystem lässt sich sowohl durch hemmende als auch aktivierende Pharmaka beeinflussen. Zu den klassischen Gerinnungshemmern gehören Heparine und deren „Abkömmlinge", Cumarine und Thrombozytenaggregationshemmer (❙ Abb. 4). Zur Auflösung von Thromben stehen verschiedene Fibrinolytika zur Verfügung.

Die Gerinnungsaktivität kann durch Substitution von einzelnen Gerinnungsfaktoren, oder Faktorenkombinationen verbessert werden. Daneben gibt es noch Einzelpräparate, die in Gerinnungsprozesse eingreifen können.

Gerinnungsfaktoren

GFP (gefrorenes Frischplasma)
Siehe Seite 34/35.

Fibrinogen (Faktor I) Er wird als nichtenzymatischer Gerinnungsfaktor bei aktiven Blutungen schneller verbraucht und muss daher bei nicht kontrollierbaren Blutungen substituiert werden.

PPSB (Faktoren II, VII, IX, X) Der Prothrombinkomplex enthält die Vitamin-K-abhängigen Gerinnungsfaktoren und wird bei Marcumar-induzierten Blutungen als Antidot sowie perioperativ zur Optimierung der Gerinnungssituatuion unter Cumarintherapie eingesetzt. Die meisten PPSB-Konzentrate enthalten zusätzlich eine geringe Menge Heparin und Protein S und C.

rFVIIa (Novoseven®) Ist zur Therapie und Substitution bei Hämophilie A und B zugelassen, wird allerdings auch off-label bei akuten traumatischen Blutungen eingesetzt, um den Thrombin-Burst zu fördern. Voraussetzung für eine gute Wirkung sind jedoch

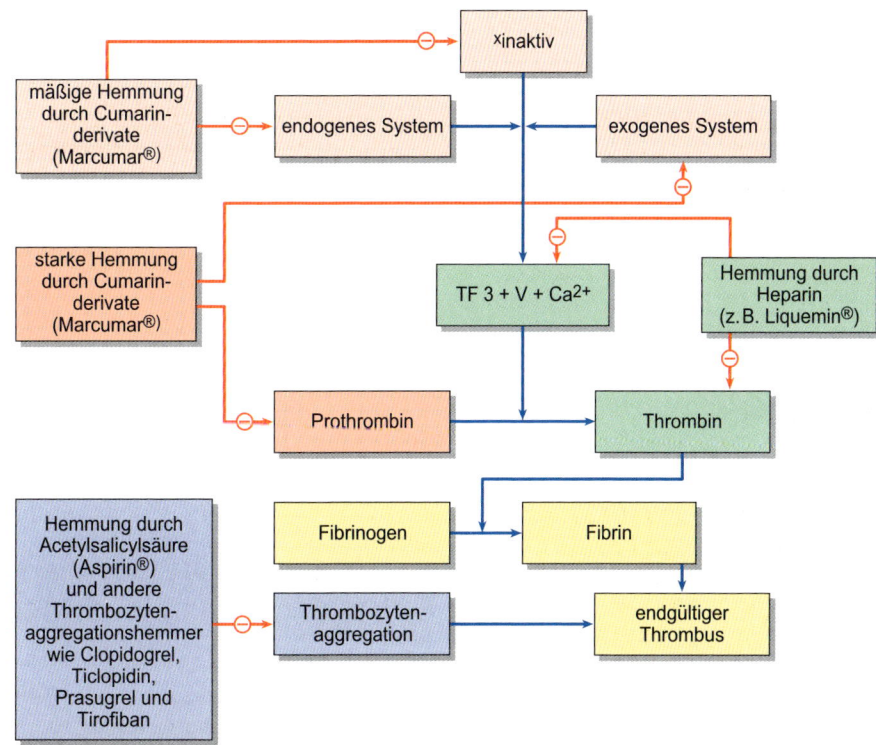

❙ Abb. 4: Heparin, Cumarinderivate und ASS greifen an verschiedenen Stellen in die Gerinnungskaskade ein. [2]

ausreichend hohe Thrombozytenzahlen und Fibrinogenspiegel sowie Normothermie.

Andere Gerinnungstherapeutika

Antithrombin (AT) III Zur Prophylaxe und Therapie von Thromboembolien bei erworbenen (Sepsis, Polytrauma, DIC etc.) und angeborenen Zuständen mit AT-III-Mangel. Antithrombin ist der physiologische Kofaktor von Heparin und verstärkt dessen Wirkung etwa um den Faktor 1000. Bei unzureichendem Ansprechen auf unfraktioniertes Heparin (UFH) muss ATIII ggf. nach Spiegelbestimmung substituiert werden.

Desmopressin Es wird ursprünglich zur Therapie bei Diabetes insipidus und Enuresis nocturna eingesetzt. Der Wirkstoff verfügt jedoch auch über eine hämostaseologische Wirkung und kann Thrombozyten aktivieren und vWF aus dem Gefäßendothel freisetzen. Mögliche Einsatzgebiete sind das Willebrand-Syndrom, peripartale und perioperative Gerinnungsstörungen.

Tranexamsäure Wirkt antifibrinolytisch und kann bei Hyperfibrinolyse therapeutisch eingesetzt werden.

Zusammenfassung

✖ Gerinnungsstörungen können angeboren und erworben sein, sie haben ihre Ursachen in Gefäßanomalien, den Thrombozyten oder den Gerinnungsfaktoren.

✖ Die HIT vom Typ II ist eine z. T. tödlich verlaufende Gerinnungsstörung und manifestiert sich erst nach einigen Tagen unter Gabe von UFH.

✖ Neben Blutplasma können auch Einzelfaktoren zur Behandlung von Gerinnungsstörungen und bei erhöhtem Verbrauch an Gerinnungsstoffen verabreicht werden.

✖ Neben Gerinnungsfaktoren werden auch Antifibrinolytika oder Desmopressin zur Unterstützung der Blutgerinnung eingesetzt.

Schmerz

J. Vater

Schmerzentstehung

Im Normalfall entsteht Schmerz, wenn es zur Verletzung eines „Organs" kommt, und diese Information an das Gehirn weitergeleitet wird (▌ Abb. 1), ähnlich einer Türklingel. Die Organverletzung entspricht dem Kopf, die Nervenfasern entsprechen den Klingeldrähten und die Glocke ist das Gehirn. Schmerz ist aber deutlich komplexer und lässt sich nicht immer auf dieses einfache Modell reduzieren. Hier drei wichtige Erklärungsansätze zur Entstehung und Leitung von Schmerz:

▶ **Spezifitätstheorie:** Spezielle hochschwellige Schmerzrezeptoren reagieren auf schmerzhafte Reize.
▶ **Intensitätstheorie:** Niederschwellige Mechano-/Thermorezeptoren reagieren je nach Reiz mit einer mehr oder weniger raschen Folge auf einen Reiz.
▶ **Mustertheorie:** Niederschwellige Mechano-/Thermorezeptoren reagieren je nach Reiz mit einem bestimmten Muster von Impulsen.

Schmerzleitung

Nervenfasern

Die Schmerzinformation wird über spezielle Nervenfasern geleitet. Die langsameren (1 m/s) und dünneren (1 µm) unmyelinisierten **C-Fasern** leiten dumpfen brennenden Schmerz. Dieser ist anhaltend und schlecht lokalisierbar.
Scharfe oder stechende Schmerzen, die gut lokalisierbar sind, werden über myelinisierte A-δ-Fasern (15 m/s, 3 µm) geleitet.

Sensibilisierung der Schmerzleitung

Verschiedene Substanzen können die Nozizeption verstärken. Die wichtigsten werden im Folgenden kurz aufgeführt und bilden in ihrer Gesamtheit eine Art „Entzündungssuppe":

▶ Kalium, Wasserstoffionen und ATP: werden bei Zellschäden aus dem Plasma freigesetzt

▶ Entzündungsmediatoren: Bradykinin, Serotonin, Histamin, Prostaglandin E und F2
▶ Substanz P: ein Neuropeptid aus Nervenzellen und Leukozyten, das u. a. schmerz- und entzündungsmodulierend wirkt.

Die Übertragung der Schmerzinformation erfolgt vom peripheren Nerv im Rückenmark auf die nozizeptiven Neurone der Laminae I und V des Hinterhorns und kann hier moduliert werden (Gate-control-Theorie von Melzack und Wall, 1965). Deszendierende Bahnen aus den Raphe-Kernen und dem periaquäduktalen Höhlengrau können von zentral hemmend in die Schmerzleitung eingreifen. NMDA-Rezeptoren auf Rückenmarksebene können die Schmerzsensationen über Glutamat modulieren. Es kommt zum Anstieg der Neuronenentladungsfrequenz. Ketamin blockiert diese Rezeptoren und hemmt so die Schmerzverstärkung.

Schmerzverarbeitung

Die Schmerzbahn läuft im Tractus spinothalamicus über den Thalamus zum Kortex, wo die Schmerzverarbeitung stattfindet. Der Gyrus postcentralis ist Ort der kognitiven Verarbeitung, hier erfolgt die Zuordnung der Schmerzlokalisation. Die affektive Schmerzverarbeitung mit Charakterisierung des Schmerztyps (bohrend, stechend, brennend etc.) erfolgt im limbischen System.

Pathogenese der Schmerzursachen

Aus der Pathogenese der Schmerzursachen ergeben sich bereits Konsequenzen für die Therapie. Man unterscheidet den Nozizeptorschmerz (viszeral oder somatisch) vom neuropathischen Schmerz (▌ Abb. 2). Beide treten auch als Mischform auf. Da sich die Therapiekonzepte je nach Pathogenese des Schmerzes stark unterscheiden, ist insbesondere das diagnostische Herausfiltern einer neuropathischen Komponente von großer Bedeutung.

Nozizeptorschmerz

Dieser Schmerztyp entsteht durch direkte Gewebeschädigung. **Somatische Schmerzinformation** aus Knochen, Bändern, Bindegewebe, Muskulatur haben einen bohrenden, dumpfen Charakter und sind stets gut lokalisierbar. Der **viszerale** Schmerz entstammt den Eingeweideorganen und wird als **schlecht zu lokalisierender kolikartiger** Schmerz beschrieben.

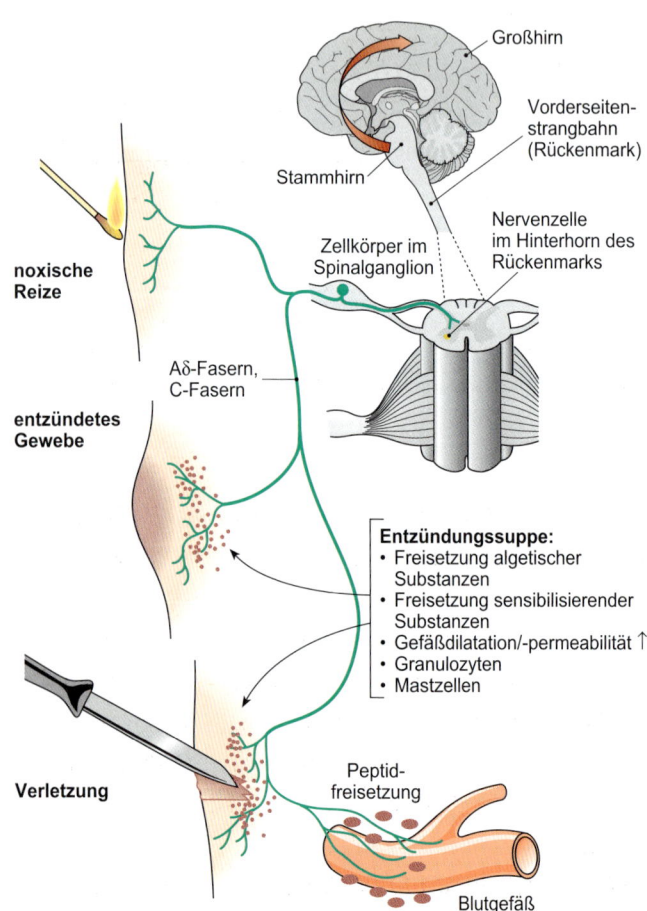

Großhirn

Vorderseitenstrangbahn (Rückenmark)

Stammhirn

Nervenzelle im Hinterhorn des Rückenmarks

Zellkörper im Spinalganglion

noxische Reize

Aδ-Fasern, C-Fasern

entzündetes Gewebe

Entzündungssuppe:
• Freisetzung algetischer Substanzen
• Freisetzung sensibilisierender Substanzen
• Gefäßdilatation/-permeabilität ↑
• Granulozyten
• Mastzellen

Verletzung

Peptidfreisetzung

Blutgefäß

▌ Abb. 1: Schmerzentstehung und -leitung. [2 und 3]

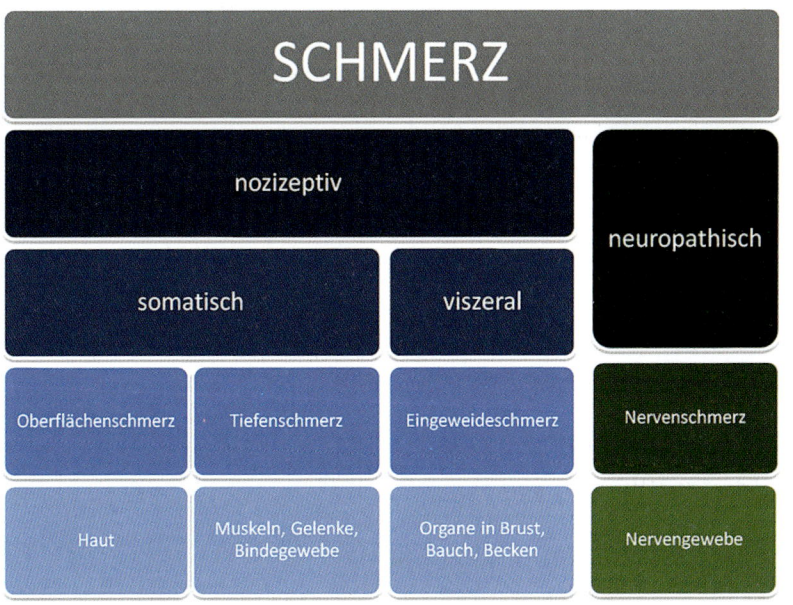

SCHMERZ

nozizeptiv		neuropathisch
somatisch	viszeral	
Oberflächenschmerz	Tiefenschmerz	Eingeweideschmerz	Nervenschmerz
Haut	Muskeln, Gelenke, Bindegewebe	Organe in Brust, Bauch, Becken	Nervengewebe

▌ Abb. 2: Einteilung der Schmerzarten nach Ursprung und Repräsentanz im Organismus. [1]

Neuropathischer Schmerz

Nervenschmerzen können entweder dem zentralen oder peripheren Nervensystem zugeordnet sein. Dabei sind die Orte der Schmerzentstehung und -wahrnehmung im Gegensatz zum Nozizeptorschmerz stets unterschiedlich, da der Schmerz in das Versorgungsgebiet des Nervs projiziert wird. Der Schmerzcharakter wird als brennend oder (elektrisierend) einschießend beschrieben. Sind gemischte Nerven mit sympathischen Faseranteilen betroffen, werden Veränderungen der Schweißsekretion und

Hauttemperatur beobachtet (s. Complex regional pain syndrome [CRPS], S. 122/123).

Chronifizierung

Primär stellt der Schmerz ein **Warnsignal** dar (Beispiel: heiße Herdplatte). Werden diese Warnsignale nicht „beachtet", entstehen auf neuronaler und Neurotransmitterebene Modulationen. Nicht nur die Großhirnrinde ist „lernfähig". Inzwischen wurde nachgewiesen, dass Neuroplastizität auch in anderen Bereichen des Nervensystems existiert. Dies führt zu einer Veränderung der Wahrnehmung. Es kann zu einer **Hyperästhesie** kommen. Dabei werden sowohl schmerzhafte als auch nichtschmerzhafte Reize verstärkt wahrgenommen (Wind up). Anschließend kann sich eine **Allodynie** einstellen: Einfache Berührungsreize (Luft-

zug, Wattebausch) werden als (zunehmend) schmerzhaft empfunden. Es entsteht ein Schmerzgedächtnis, der Schmerz „brennt" sich förmlich ins Gehirn ein und hat sich verselbstständigt, die Warnfunktion ist verlorengegangen.

Wie lange es dauert, bis ständig wiederkehrende Schmerzreize die entsprechenden Veränderungen an den Nervenzellen bewirken, ist unklar. Die körpereigene Schmerzdämpfung (hemmende Schmerzbahnen, Endorphine) funktioniert bei jedem Menschen unterschiedlich gut. Prinzipiell kann jeder Schmerz mit der Zeit chronisch werden. Je länger er anhält und je stärker er ist, desto größer ist das Risiko der Chronifizierung. Auch unter Narkose, während das Bewusstsein ausgeschaltet ist, kann ein chirurgischer Eingriff Chronifizierungsprozesse im zentralen Nervensystem in Gang setzen. Aus diesem Grund wird bei Amputationen empfohlen, bereits präoperativ Regionalanästhesieverfahren einzusetzen, um die Schmerzleitung zu unterbrechen (s. Phantomschmerz, S. 122/123).

Einer Chronifizierung der Schmerzen muss durch ausreichende und rechtzeitige Behandlung vorgebeugt werden. Dies gelingt durch eine vorausschauende Schmerztherapie.

Schmerzmessung

Eine Quantifizierung von Schmerzen ist aufgrund des subjektiven Charakters der Schmerzempfindung nur über Hilfsmittel möglich und nicht objektiv messbar. Am häufigsten werden die visuelle Analogskala (VAS) oder die numerische Ratingskala (NRS) verwendet. Die Patienten werden gebeten, auf einer Skala oder auch einem Schieber (▌ Abb. 3) einen Wert von 0 (kein Schmerz) bis 10 (maximal vorstellbarer Schmerz) einzustellen oder zu benennen.

Hyperästhesie = gesteigerte Schmerzempfindung

stärkster Schmerz
10
9
sehr starker Schmerz
8
7
starker Schmerz
6
5
mittlerer Schmerz
4
3
mäßiger Schmerz
2
leichtes Ziehen
1
0
kein Schmerz

▌ Abb. 3: NRS. [1]

Zusammenfassung

✖ Nozizeptoren registrieren schädigende Einflüsse, die über Schmerzbahnen und den Thalamus zum Kortex geleitet werden, wo der Schmerz bewusst wird.

✖ Schmerzentstehung, -leitung und -wahrnehmung kann auf verschiedenen Ebenen und durch unterschiedliche Mechanismen moduliert werden.

✖ Schmerz wird nach Art der Entstehung und seiner Lokalisation eingeteilt.

✖ Werden Schmerzen nicht adäquat behandelt, kann es durch Veränderungen im Bereich der Nozizeption und Schmerzleitung (Neuroplastizität) zur Chronifizierung kommen.

✖ Zur „Schmerzmessung" werden verschiedene Skalensysteme als Hilfsmittel eingesetzt.

Allodynie = jede Form von Reiz, auch physiolog. Reize werden als schmerzhaft wahrgenommen

Hypnotika

Hypnotika bewirken einen Verlust des Bewusstseins. Mit Ausnahme von Ketamin weisen sie keine analgetische Wirkung auf und müssen daher bei schmerzhaften Eingriffen mit einem Opioid kombiniert werden. Hypnotika werden zur intravenösen Narkoseeinleitung meist als Bolus verabreicht und im Rahmen einer intravenösen Anästhesie oder einer Analgosedierung auf der Intensivstation auch kontinuierlich infundiert (■ Tab. 1). Die Wirkungsweise ist nicht gänzlich aufgeklärt. Es gilt aber als sicher, dass mit Ausnahme von Ketamin die Wirkung durch direkte oder indirekte Wirkung auf den $GABA_A$-Rezeptor vermittelt wird. Das Gleichgewicht inhibitorischer und exzitatorischer Neurotransmitter des zentralen Nervensystems wird damit zugunsten der zentral dämpfenden Komponente verschoben.

Propofol (Disoprivan®)

Propofol ist seit wenigen Jahren das am häufigsten zur Narkose eingesetzte Hypnotikum. Durch seine kurze Wirkdauer und geringe Kumulationsneigung erlaubt es eine gut steuerbare Narkoseführung. Zudem wird seine Wirkdauer bei Leber- oder Niereninsuffizienz nur geringfügig beeinflusst. Neben der balancierten Anästhesie, bei der Propofol zur Einleitung appliziert und die Narkose mit volatilen Anästhetika weitergeführt wird, eignet es sich gut für die totale intravenöse Anästhesie (TIVA). Zur Platzierung der Larynxmaske ist Propofol anderen Hypnotika überlegen, da es eine ausgeprägte Dämpfung pharyngealer Atemwegsreflexe bewirkt. Es weist einen antiemetischen Effekt auf und ist daher bei erhöhtem Risiko für postoperative Übelkeit und Erbrechen (PONV) zu bevorzugen. Propofol ist in Wasser unlöslich und wird deshalb in Sojabohnenöl und Triglyzeriden emulgiert (■ Abb. 1). Die aufgezogene Lösung muss wegen des hohen Kontaminationsrisikos innerhalb weniger Stunden verbraucht werden. Zur Narkoseeinleitung wird meist die 1 %ige Präparation (10 mg/ml) eingesetzt, während bei längerer Verabreichung die 2 %ige Lösung (20 mg/ml) bevorzugt wird, um die Triglyzeridzufuhr zu begrenzen. Beide Konzentrationen rufen bei Applikation über kleinlumige Venen häufig einen ausgeprägten Injektionsschmerz hervor. Daher wurde kürzlich insbesondere für die Narkoseeinleitung bei Kindern eine 0,5 %ige Lösung (5 mg/ml) zugelassen. Nach Bolusapplikation führt Propofol zu einer Atemdepression von wenigen Minuten. Außerdem kommt es zu einer typischen dosisabhängigen Hypotonie, die bei Hypovolämie sowie bei Patienten mit arterieller Hypertonie deutlicher ausgeprägt ist.

Wird Propofol zur Analgosedierung bei kritisch Kranken hoch dosiert (> 4 mg/kg KG/h) über mehrere Tage verabreicht, sind Fälle von Laktatazidose, Rhabdomyolyse, akutem Nierenversagen, bradykarden Herzrhythmusstörungen und Kreislaufversagen beschrieben. Die Ursache dieses mit hoher Letalität behafteten Propofolinfusionssyndroms (PRIS) ist gegenwärtig unklar.

■ Abb. 1: Propofol ist wasserunlöslich und liegt daher in einer Öl- und Fettemulsion vor. [5]

Thiopental (Trapanal®)

Thiopental gehört zur Gruppe der Barbiturate, der ersten intravenösen Hypnotika, die weite Verbreitung fanden. Lange Zeit war es das Standardhypnotikum zur Narkoseeinleitung und ist es in vielen Teilen der Welt noch immer. Thiopental liegt als gelbes Pulver vor, das in gelöster Form 25 mg Wirksubstanz/ml enthält. Die Injektionslösung hat einen stark alkalischen pH-Wert und darf daher nur über einen sicher venösen Zugang appliziert werden. Eine paravenöse oder intraarterielle Gabe führt zu Nekrosen, ein Verlust der Extremität ist möglich.

Nach i. v. Gabe kommt es neben dem schnell eintretenden Bewusstseinsverlust zu einer mehrere Minuten andauernden Atemdepression. Am Herzen wirkt Thiopental negativ inotrop. Zusammen mit der vasodilatierenden Wirkung führt dies zu einer teils ausgeprägten arteriellen Hypotonie. Bei Hypovolämie oder Herzinsuffizienz sollte daher auf andere Präparate ausgewichen oder niedriger dosiert werden. Durch seine antikonvulsive Wirkung können Krampfanfälle durchbrochen werden. Bei Patienten mit Schädel-Hirn-Trauma und erhöhtem intrakraniellen Druck (ICP) kann Thiopental als Ultima Ratio zur Senkung des Hirndrucks eingesetzt werden. Die Wirkdauer ist bei Leber- und Niereninsuffizienz teils deutlich verlängert. Liegt bei einem Patienten eine Porphyrie (Stoffwechselstörung der Hämsynthese) vor, ist die Gabe von Thiopental absolut kontraindiziert.

Präparat	Intravenöse Einleitungsdosis (mg/kg KG)	Wirkungseintritt (s)	Wirkdauer (min)	Kontinuierliche Dosis (mg/kg KG/h)
Thiopental	3,0 – 5,0	20 – 30	6 – 8	–
Propofol	1,0 – 2,5	30 – 40	5 – 8	4 – 8
Etomidat	0,15 – 0,3	30	4 – 5	–
Midazolam	0,15 – 0,3	90	30 – 45	0,03 – 0,1
S-Ketamin (Dosisverdopplung für Razemat)	0,5 – 1,0	60	5 – 10	0,5 – 3,0

■ Tab. 1: Charakteristika ausgewählter Hypnotika. Die Dosierungen gelten für die Narkoseeinleitung bei gesunden Erwachsenen. Bei älteren Patienten, Organinsuffizienzen und zur Sedierung muss die Dosierung teils deutlich reduziert werden.

Etomidat (Etomidat®-Lipuro)

Etomidat zeichnet sich gegenüber anderen Hypnotika durch seine hämodynamische Stabilität aus und bietet daher bei der Narkoseeinleitung kardialer Risikopatienten Vorteile. Es liegt entweder als wässrige Lösung (Hypnomidate®) oder zur Verringerung des Injektionsschmerzes als Emulsion (Etomidat®-Lipuro) in einer Konzentration von 2 mg/ml vor.

Die durch Etomidat vermittelte Atemdepression ist nur von kurzer Dauer. Typisch sind teils ausgeprägte Myoklonien, die sich durch vorherige Opioid- oder Benzodiazepingabe reduzieren lassen. Häufiger als andere Hypnotika löst Etomidat PONV aus. Etomidat hemmt die Kortisolsynthese der Nebennierenrinde (NNR), weshalb es für eine längerfristige Anwendung nicht geeignet ist. Bereits nach einmaliger Gabe ist bei Patienten, die postoperativ eine Sepsis entwickeln, mit einer relativen NNR-Insuffizienz zu rechnen.

Midazolam (Dormicum®)

Midazolam gehört zur Gruppe der Benzodiazepine. Die Wirkung tritt langsamer und weniger zuverlässig als bei anderen Hypnotika ein. Daher hat es bei der Narkoseeinleitung allenfalls in Kombination mit anderen Hypnotika einen Stellenwert. Da es aber eine gute anxiolytische, antikonvulsive und amnestische Wirkung aufweist, wird es häufig zur Prämedikation sowie zur Sedierung bei diagnostischen Eingriffen oder auf der Intensivstation eingesetzt.

Bei langsamer i. v. Injektion ist es vergleichsweise kreislaufneutral. In höherer Dosierung tritt eine Atemdepression auf. Wie bei allen Benzodiazepinen können bei älteren Patienten paradoxe Wirkungen mit Erregungszuständen und Aggressivität auftreten. Wegen der zentral muskelrelaxierenden Wirkung ist es bei vorbestehenden Muskelerkrankungen wie der Myasthenia gravis ungeeignet. Die Benzodiazepinwirkung kann durch Flumazenil (Anexate®, fraktionierte Gabe von 0,2 mg) antagonisiert werden.

Ketamin (Ketanest® S)

Ketamin nimmt unter den Hypnotika eine Sonderstellung ein. Es wirkt inhibitorisch auf den NMDA-Rezeptor, wodurch weniger des exzitatorischen Neurotransmitters Glutamat zur Verfügung steht. Zusätzlich bindet es an Opioidrezeptoren. Ketamin liegt als Razemat oder als rechtsdrehendes Enantiomer S-Ketamin vor. Es besitzt Strukturähnlichkeit mit Halluzinogenen und vermittelt eine nur oberflächliche Bewusstlosigkeit, ein Zustand, der als dissoziative Anästhesie bezeichnet wird. Patienten beschreiben Halluzinationen und Albträume. Zur Milderung sollte es daher kombiniert mit Benzodiazepinen oder Propofol verabreicht werden. S-Ketamin soll die psychotropen Nebenwirkungen verringern.

Im Gegensatz zu anderen Narkotika bleiben Spontanatmung und Schutzreflexe nach Ketaminapplikation erhalten. Es kommt lediglich zu einer leichten Hypoventilation mit Hyperkapnie. Durch den resultierenden Hirndruckanstieg galt die Substanz beim Schädel-Hirn-Trauma lange als kontraindiziert. Unter kontrollierter Beatmung kann Ketamin aber auch bei Patienten mit erhöhtem ICP sicher eingesetzt werden. Die sympathomimetische Wirkung führt zu Stabilität oder sogar zu einem Anstieg des Blutdrucks. Jedoch kann dies bei Patienten mit koronarer Herzkrankheit (KHK) über einen erhöhten myokardialen Sauerstoffverbrauch zu Ischämien des Herzmuskels führen. Der Erhalt der Spontanatmung und die hämodynamische Stabilität sowie die Möglichkeit, Ketamin auch intramuskulär oder rektal zu verabreichen, haben zu einem breiten Einsatz in Notfall-, Katastrophen- und Militärmedizin geführt. Darüber hinaus wirkt Ketamin bronchodilatatorisch und ist bei Patienten mit obstruktiven Lungenerkrankungen oder im Status asthmaticus vorteilhaft. Problematisch stellt sich in der Praxis eine gesteigerte Speichelsekretion dar, weshalb eine Kombination mit Atropin empfohlen wird.

Nicht bei Pat. mit Hypotonie anwenden!

Zusammenfassung

✖ Hypnotika bewirken einen Bewusstseinsverlust. Mit Ausnahme von Ketamin besitzen sie keine analgetische Wirkung.

✖ Propofol erfüllt viele Eigenschaften eines idealen Hypnotikums. Es zeichnet sich durch geringe Kumulationsneigung und kurze Wirkdauer aus und ist daher für eine TIVA gut geeignet. Nach Bolusgabe führt es zu einer dosisabhängigen Hypotonie.

✖ Barbiturate werden seit Langem in der Anästhesie eingesetzt. Thiopental kann auch bei Schwangeren sicher verabreicht werden. Nach Bolusgabe kommt es zu einer teils deutlichen Hypotonie. Die Steuerbarkeit ist geringer als die von Propofol.

✖ Der Vorteil von Etomidat besteht in seiner Kreislaufneutralität. Zur Langzeitanwendung ist es nicht geeignet.

✖ Midazolam wird selten als einziges Hypnotikum zur Narkoseeinleitung eingesetzt. Häufiger findet es zur Sedierung Anwendung. Bei langsamer Gabe hat es nur geringe hämodynamische Auswirkungen.

✖ Ketamin bewirkt eine oberflächliche Bewusstlosigkeit bei guter Analgesie. Wegen seiner großen therapeutischen Breite, des Erhalts der Schutzreflexe und der Kreislaufstabilität ist es insbesondere für die Notfallmedizin geeignet. Aufgrund seiner psychomimetischen Nebenwirkungen sollte es immer mit Benzodiazepinen oder Propofol kombiniert werden.

Volatile Anästhetika und Lachgas

P. Keppeler

Volatile Anästhetika

Definition

Volatile Anästhetika sind Narkotika, die dem Patienten über die Atemluft zugeführt, über die Alveolen in das Blut aufgenommen und so in das Gehirn transportiert werden, wo sie das Bewusstsein ausschalten.

Das ideale Narkosegas

Ein ideales Narkosegas, das leider in dieser Form nicht existiert, ist charakterisiert durch folgende Faktoren:

▶ schnelles An- und Abfluten
▶ gute Muskelrelaxierung
▶ Analgesie
▶ Bronchodilatation
▶ hohe Wirkstärke
▶ geringe Kreislaufdepression
▶ keine Metabolisierung
▶ kein Auslöser von postoperativer Übelkeit oder Erbrechen (PONV)
▶ fehlende Triggerung der malignen Hyperthermie (MH)
▶ geringe Kosten.

Wegen ihrer geringen Kosten und der recht sicheren Handhabung sind volatile Anästhetika auch heute noch das Standardnarkotikum. Die meisten heute gebräuchlichen volatilen Anästhetika sind **chlorierte Kohlenwasserstoffe** und unterscheiden sich hauptsächlich durch ihre Wirkdauer und ihre Eignung oder Nichteignung zur Narkoseeinleitung.

Verabreichung

Volatile Anästhetika sind bei Raumtemperatur flüssig und müssen daher mit einem speziellen Verdampfer (**Vapor,** ▮ Abb. 1) in einen gasförmigen Zustand überführt und in die Einatemluft des Narkosekreisteils eingeleitet werden.

Die Einatemluft wird durch den Vapor am Narkosegas vorbeigeleitet (▮ Abb. 2). Währenddessen wird das Atemgas mit dem Narkosegas aufgesättigt und dieses Luft/Gas-Gemisch dem Patienten zugeführt. Über die Einstellung am Handrad wird bestimmt, wie viel vom aufgesättigten Luft-Gas-Gemisch der Atemluft beigemischt wird, der Rest läuft über einen Bypass am Narkosegas vorbei zum Patienten. Die Höhe des Frischgasflusses bestimmt, welche Menge des Gemischs dem Patienten in welcher Zeit verabreicht wird. Je höher der Frischgasfluss, desto schneller steigt die Narkotikakonzentration in den Alveolen. Die verabreichte Menge wird sowohl in der In- als auch in

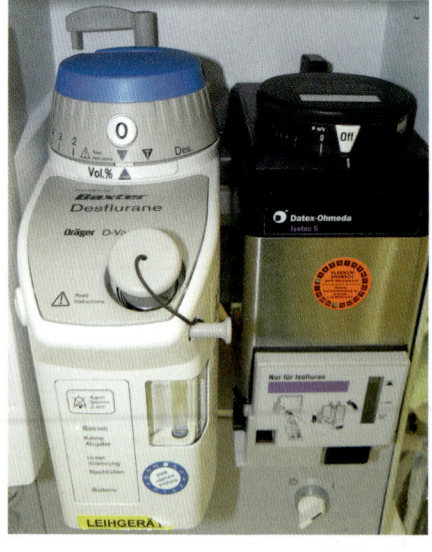

▮ Abb. 1: Vaporen in einem Narkosekreisteil. [6]

der Exspirationsluft mittels Gasmonitor überwacht.

Am Ende der Operation wird der Vapor abgedreht, das Anästhetikum flutet wieder ab und muss über die Narkosegasabsauganlage aus dem Operationssaal entfernt werden, um eine Gefährdung des Personals zu verhindern. Wie alle chlorierten Kohlenwasserstoffe zerstören volatile Anästhetika die Ozonschicht.

Wirkmechanismen

Die Wirkung volatiler Anästhetika beruht vermutlich auf einer **Verstärkung inhibitorischer Axone im Gehirn,** wobei der genaue Wirkort und die molekularen Wirkmechanismen unbekannt sind. Seit Jahrzehnten weit verbreitete Theorien sind:

1. Theorie des kritischen Volumens

Das Anästhetikum wird in die Phospholipiddoppelschicht der Nervenzellmembran absorbiert und erhöht deren Volumen. Durch diese Volumenexpansion kommt es zur Obstruktion der Proteinkanäle für den Natriumeinstrom, dadurch nimmt die Erregbarkeit ab.

2. Fluidisationstheorie

Das Anästhetikum stört die parallele Anordnung der Fettalkylketten und deren Mobilität in der Lipiddoppelschicht, was zu einer Störung der Membranproteine führt.

3. Theorie der proteinvermittelten Wirkung

Das Anästhetikum hemmt den Abbau der γ-Aminobuttersäure (GABA). Stimulation von GABA-Rezeptoren führt im zentralen Nervensystem zu einem vermehrten Natriumeinstrom in die Nervenzelle, es kommt zu einer Hyperpolarisation mit erschwerter Reizweiterleitung. Die Wirkung der Inhalationsanästhetika wird lediglich durch zwei seit Langem bekannte grundsätzliche Gesetzmäßigkeiten beschrieben:

Meyer-Overton-Regel Danach hängt die Potenz eines volatilen Anästhetikums direkt von ihrer Lipidlöslichkeit ab.

Ferguson-Regel Der Dampfdruck volatiler Anästhetika ist umgekehrt proportional zu ihrer Wirksamkeit.

Keine dieser Theorien kann die vielfältigen Wirkungen volatiler Anästhetika genau erklären. Heutzutage nachweisbare Wirkungen sind:

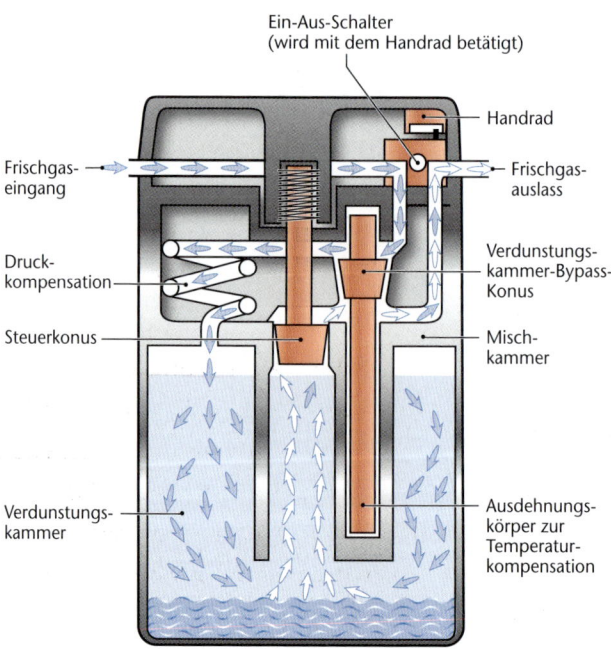

Ein-Aus-Schalter (wird mit dem Handrad betätigt)

Handrad

Frischgaseingang

Frischgasauslass

Druckkompensation

Verdunstungskammer-Bypass-Konus

Steuerkonus

Mischkammer

Ausdehnungskörper zur Temperaturkompensation

Verdunstungskammer

▮ Abb. 2: Funktion eines Verdampfers. [2]

▶ Verlängerung der **GABA-induzierten Dämpfung** der neuronalen Erregbarkeit
▶ **Reduzierung** von Frequenz und Amplitude **im EEG**
▶ direkte **Stimulation von GABA$_A$-Rezeptoren**
▶ **Steigerung des zerebralen Blutflusses** (CBF) und Erhöhung des Hirndrucks (ICP) durch zerebrale Vasodilatation
▶ Blockade der Motoneurone und **Dämpfung** von Neuronen im Hinterhorn **des Rückenmarks.**

Dosierung

Maßgeblich für den Grad der Narkosetiefe ist der Partialdruck des Gases im Gehirn. Dieser Partialdruck ist direkt nicht messbar, also wird als indirektes Maß für die Wirkstärke eines volatilen Anästhetikums die **minimale alveoläre Konzentration (MAC)** herangezogen. Dies ist die Menge eines volatilen Anästhetikums, bei der 50 % der Probanden nicht mehr auf einen chirurgischen Stimulus reagieren (MAC$_{50}$).

Der MAC-Wert wird gesenkt durch folgende Faktoren:
▶ Schwangerschaft, hohes Alter, Neugeborenenperiode
▶ Hypothermie, Hypotonie, Hypoxie
▶ Anämie, Hyponatriämie
▶ gleichzeitige Verwendung von Opiaten/ Lachgas
▶ Benzodiazepine, Barbiturate, Alkoholintoxikation.

Der MAC-Wert steigt unter folgenden Bedingungen:
▶ Säuglinge und Kleinkinder
▶ Hyperthermie, Hypernatriämie
▶ chronischer Alkohol- und Nikotinabusus
▶ MAO-Hemmer (erhöhte Katecholaminspiegel).

Löslichkeit

Die Geschwindigkeit des Wirkeintritts hängt vom **Blut-Gas-Koeffizienten (BGK)** ab (▌Tab. 1). Bei einem hohen BGK wird viel Gas im Blut gelöst und nur schwer an das Gehirn abgegeben, was das An- und Abfluten des Narkotikums verzögert. Narkosegase werden auch an andere Gewebe abgegeben. Stark durchblutete Organe (Niere, Leber, Herz) werden schnell, Muskeln und Fett nur langsam aufgesättigt. Nach langen Operationen kann allerdings die Abgabe von bedeutsamen Anästhetikamengen aus dem Fettgewebe mehrere Stunden anhalten.

Nebenwirkungen

▶ Alle volatilen Anästhetika sind Triggersubstanzen für die MH.

▶ mehr oder weniger ausgeprägte Kreislaufdepression, Ausnahme: Xenon
▶ Mitverursacher von postoperativer Übelkeit und Erbrechen (PONV)
▶ Atemdepression
▶ postnarkotisch Unruhe, Exzitationen (v. a. bei Kindern), Shivering
▶ vermutlich Ursache für erhöhte Rate an Frühgeburten und Spontanaborten bei schwangerem Anästhesiepersonal
▶ Sevofluran reagiert bei Low flow (Frischgaszufuhr < 1 l/min) mit Atemkalk zum Compound A, das in hohen Dosen nephrotoxisch wirkt (klinisch nicht relevant).
▶ Xenon wird aufgrund seiner schlechten Verfügbarkeit und des hohen Preises nicht flächendeckend verwendet (wenig klinische Erfahrung).

Lachgas

Lachgas (Stickoxydul, N$_2$O) ist ein farb- und geruchloses Gas, das gute analgetische und nur geringe hypnotische Eigenschaften besitzt. Es ist nicht explosiv, unterstützt aber Verbrennungsvorgänge. Um seine Wirkung zu entfalten, müssen der Atemluft mindestens 60 % N$_2$O zugesetzt werden. Um die Entstehung eines hypoxischen Gasgemisches (inspiratorische Sauerstoffkonzentration [FiO$_2$] unter 21 % oder Sauerstoffangebot unter 250 ml/min) vor allem im Low-flow-Betrieb zu verhindern, muss

zwingend die **Sauerstoffkonzentration der Inspirationsluft kontinuierlich gemessen** werden.

Pharmakologie

▶ MAC 104 Vol.-%!
▶ BGK: 0,47 → schnelles An- und Abfluten.

Indikation

Hauptsächlich als zusätzliches Analgetikum zur Einsparung von Anästhetika (Second gas effect), als Mononarkotikum wegen der hohen MAC ungeeignet.

Nebenwirkungen

▶ N$_2$O diffundiert wegen 35-fach besserer Löslichkeit als Sauerstoff in luftgefüllte Hohlräume (Innenohr, Darm, Tubuscuff) und dehnt sich dort aus.
▶ Gefahr der lebensbedrohlichen **Reperfusionshypoxie** bei der Narkoseausleitung durch Verdrängung des Sauerstoffs aus den Alveolen → Narkoseausleitung immer mit 100 % Sauerstoff!
▶ **Erhöhung des intrakraniellen Drucks** durch direkte Vasodilatation
▶ **PONV-Triggersubstanz.**

Kontraindikationen

▶ Ileus
▶ Pneumothorax, Pneumenzephalon
▶ erhöhter Hirndruck
▶ Operation am Innenohr.

Name	BGK	MAC in 100 % O$_2$	MAC in 60 % N$_2$O	Vorteile	Nebenwirkungen
Desfluran	0,42	6 – 7 Vol.-%	2,8 Vol.-%	Schnelles An- und Abfluten	RR ↑↑ bei schneller Anflutung
Isofluran	1,4	1,15 Vol.-%	0,5 Vol.-%	Kostengünstig	RR ↓, Hirndruckanstieg, langsames An- und Abfluten
Sevofluran	0,69	2,0 Vol.-%	1,1 Vol.-%	Zur inhalativen Einleitung geeignet, schnelles An- und Abfluten	Compound-A-Bildung bei Low-flow
Xenon	1,9	70 Vol.-%	–	Kreislaufstabilität, schnelles An- und Abfluten	Sehr teuer, Gefahr der Reperfusionshypoxie

▌ Tab. 1: Wichtige Eigenschaften einiger volatiler Anästhetika.

Zusammenfassung

✖ Volatile Anästhetika sind nach wie vor das Standardnarkosemittel. Die heute verwendeten Mittel sind sicher, gut steuerbar und im Low-flow-Verfahren kostengünstig einsetzbar. Mit Sevofluran ist sogar eine Maskeneinleitung ohne i. v. Zugang möglich.

✖ Lachgas (N$_2$O) wird als Zusatzanästhetikum zur Anästhetika-Einsparung verwendet.

Muskelrelaxanzien

Muskelrelaxanzien hemmen die Erregungs-ausbreitung an der muskulären Endplatte und führen damit zu einer vollständigen Lähmung der quergestreiften Muskulatur. Bei einer Allgemeinanästhesie werden sie eingesetzt, um bei der Intubation die Sicht auf den Larynx zu verbessern und das Risiko einer Stimmlippenschädigung zu verringern. Intraoperativ sollen sie dem Operateur opti-male Eingriffsbedingungen bieten, was ins-besondere bei Eingriffen im Thorax oder Bauchraum sowie bei mikrochirurgischer Präparation entscheidend ist.

Neuromuskuläre Übertragung

Die Übertragung eines elektrischen Nerven-reizes auf eine Muskelfaser wird durch den Neurotransmitter Acetylcholin vermittelt. Bei Ankunft eines Reizes wird Acetylcholin präsynaptisch freigesetzt und diffundiert durch den synaptischen Spalt an die postsyn-aptischen nikotinergen Acetylcholin-Rezep-toren. Hierdurch werden Natriumkanäle geöffnet und ein Aktionspotenzial ausgelöst. Das Acetylcholin wird anschließend binnen Millisekunden durch die Acetylcholin-Este-rase in den Einfältelungen der postsynapti-schen Membran abgebaut. (▮ Abb. 1).

Einteilung

Muskelrelaxanzien werden anhand ihres Wirkmechanismus in depolarisierende und nichtdepolarisierende Muskelrelaxanzien (NDMR) eingeteilt.
Wenn depolarisierende Muskelrelaxanzien die postsynaptischen Acetylcholin-Rezepto-ren besetzen, lösen sie einmalig ein Aktions-potenzial aus. Klinisch zeigt sich dies durch kurzzeitige Muskelfaszikulationen. Sie wir-ken länger als Acetylcholin, da sie von der Plasmacholinesterase abgebaut werden.

NDMR konkurrieren mit Acetylcholin um die Bindungsstellen (kompetitive Agonisten). Da sie keine intrinsische Aktivität besitzen, lösen sie kein Aktionspotenzial aus. Ihre Wirkung wird, abhängig von der jeweiligen Wirkdauer, durch Umverteilung beendet, d.h., sie diffundieren vom Rezeptor ab. Es können dann wieder zunehmend mehr Acetylcholin-Rezeptoren durch Acetylcholin besetzt werden, und die Muskelrelaxation geht zurück.

Pharmakologie

Anschlagzeit (Zeit bis zur maximalen Wir-kung) und Wirkdauer der einzelnen Sub-stanzen sind dosisabhängig, d.h., eine hohe Dosierung verkürzt die Anschlagzeit und verlängert die Wirkdauer. Eine weitere wich-tige Größe ist die ED_{95}, die Dosis, die zu einer 95 %igen neuromuskulären Blockade führt. Zur Intubation wird meist eine zwei-fache ED_{95} verwendet. Die wiederholte Injektion eines NDMR führt zu einer Kumu-lation der Substanz. Die Wiederholungsdo-sen müssen daher geringer gewählt werden. Muskelrelaxanzien überwinden die Blut-Hirn- oder die Plazentaschranke kaum. Vor Verabreichung eines Muskelrelaxans muss immer ein Hypnotikum appliziert wer-den, und die Möglichkeit zur Beatmung vor-handen sein. Ebenso gilt, dass die muskuläre Erholung vor Narkoseausleitung, unabhängig vom eingesetzten Relaxans, durch Relaxo-metrie (s. S. 40/41) überprüft werden muss.

Depolarisierende Muskelrelaxanzien

Klinisch kommt ausschließlich Succinyl-cholin zum Einsatz. Es weist durch seine extrem kurze Anschlagzeit und ultrakurze Wirkdauer Vorteile auf. Aufgrund seiner

zahlreichen, teils schweren Nebenwirkun-gen wird es nur noch für die Rapid sequence induction (RSI) bei Erwachsenen eingesetzt. Bei Kindern darf es nur in Ausnahmefällen verwandt werden.

Nebenwirkungen

Die initiale Muskelkontraktion (Faszikula-tion) führt zu einer Kaliumfreisetzung, die für Gesunde meist unproblematisch ist. Liegt aber bereits eine Hyperkaliämie vor, können lebensbedrohliche Herzrhythmusstörungen ausgelöst werden. Bei Patienten nach Brand-verletzung, längerer Immobilisation (z.B. bettlägerige Patienten) oder Polytrauma bilden sich extrajunktionale Acetylcholin-Rezeptoren aus, die nach Gabe von Succi-nylcholin für einen abnorm hohen Kalium-anstieg ursächlich sein können.
Nach Applikation hoher Dosen (5–6 mg/kg KG) kann es zur Ausbildung eines sog. Phase-II-Blocks kommen, der dieselben Charakteristika wie ein Block mit NDMR und langer Wirkdauer aufweist. Bei einem angeborenen oder erworbenen Mangel an Plasmacholinesterase (Leberzirrhose, Unter-ernährung, Schwangerschaft im letzten Trimenon) ist die Wirkdauer verlängert. Therapeutisch werden die Patienten bis zum sicheren Abklingen der Blockade nach-beatmet. Weitere Nebenwirkungen sind in ▮ Tabelle 1 dargestellt.

Nichtdepolarisierende Muskelrelaxanzien (NDMR)

NDMR können chemisch in Benzylisochino-line und Aminosteroide eingeteilt werden. Aminosteroide werden meist in der Leber metabolisiert und renal ausgeschieden, wäh-rend die in ▮ Tabelle 1 genannten Benzyl-isochinoline weitgehend organunabhängig abgebaut werden. Bei Patienten mit Leber- und Niereninsuffizienz sind sie daher besser steuerbar.

Aufhebung der Wirkung

Antagonisierung

Die Wirkung von NDMR kann durch die Acetylcholin-Esterase-Inhibitoren Neostig-min und Pyridostigmin aufgehoben werden. Sie reduzieren den Abbau von Acetylcholin, die ansteigende Acetylcholin-Konzentration im synaptischen Spalt verdrängt das NDMR. Acetylcholin-Esterasehemmer werden im-mer in Kombination mit Atropin (0,01 mg/kg KG) verabreicht (▮ Tab. 2), da es auch zu einer aktivierenden Wirkung an den muska-rinergen Rezeptoren mit Bradykardie, Bron-chokonstriktion und erhöhter Speichel- und

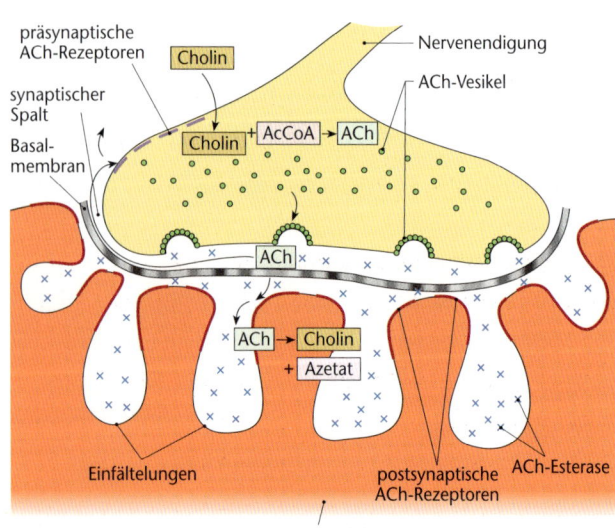

präsynaptische ACh-Rezeptoren
Cholin
synaptischer Spalt
Basal-membran
Cholin + AcCoA → ACh
Nervenendigung
ACh-Vesikel
ACh
ACh → Cholin
+ Azetat
Einfältelungen
postsynaptische ACh-Rezeptoren
ACh-Esterase
motorische Endplatte

▮ Abb. 1: Acetylcholin an der neuromuskulären End-platte. [2]

Einteilung			Wirkstoff (Handelsname)	Anschlags-zeit	Wirkdauer (min)	Intubationsdosis Zweifache ED95 (mg/kg KG)	Pharmakologische Charakteristika und spezifische Nebenwirkungen
Depolarisierend			Succinylcholin	45 – 60 s	5 – 8	1,0 – 1,5	Metabolisierung über Plasmacholinesterase NW: Triggersubstanz der malignen Hyperthermie, Kaliumfreisetzung, kurzzeitige Erhö-hung des intrakraniellen, intragastralen und Augeninnendrucks, Histaminfreisetzung, Bradykardie, erhöhte Speichel- und Bronchialsekretion, Phase-II-Block
Nichtdepolarisierend	Benzylisochinoline = „-acurium"		Atracurium (Tracrium®)	2 – 4 min	30 – 40	0,5 – 0,6	Organunabhängiger Abbau (Hofmann-Elimination, Esterhydrolyse) NW: Histaminfreisetzung
			Cis-Atracurium (Nimbex®)	3 – 5 min	45	0,1 – 0,15	Isomer von Atracurium, organunabhängiger Abbau (ausschließlich Hofmann-Elimination)
			Mivacurium (Mivacron®)	2 – 3 min	15 – 20	0,2	Metabolisierung über Plasmacholinesterase → stark verlängerte Wirkdauer bei hereditärem oder erworbenem Mangel NW: Histaminfreisetzung
	Aminosteroide = „-uronium"		Pancuronium (Pavulon®)	3 – 6 min	90 – 120	0,07 – 0,1	Hepatische Metabolisierung, vorwiegend renale Elimination, wird nur noch bei geplanter Nachbeatmung eingesetzt NW: Tachykardie
			Rocuronium (Esmeron®)	1,5 – 3 min	30 – 40	0,6	In hoher Dosierung (1,0 mg/kg KG) Anschlagszeit 60 – 90 s, daher Alternative zu Succinylcholin bei RSI, dann jedoch lange Wirkdauer (ca. 45 – 75 min) Durch hepatische Elimination teils deutliche Verlängerung bei Leberinsuffizienz
			Vecuronium (Norcuron®)	3 – 4 min	30 – 40	0,1	Hepatische Metabolisierung, vorwiegend hepatische Elimination

Tab. 1: Charakteristika klinisch gebräuchlicher Muskelrelaxanzien.

Bronchialsekretion kommt. Die Antagonisierung sollte nur durchgeführt werden, wenn in der Train-of-four-Stimulation (TOF) min destens eine Reizantwort nachweisbar ist.

Reversierung

Seit Kurzem steht mit Sugammadex ein schnell wirkendes Präparat mit neuartigem Wirkmechanismus zur Verfügung, das jedoch nur die Wirkung von Rocuronium und Vecuronium aufheben kann. Der Name des Wirkstoffs leitet sich von der chemischen Struktur ab: **Su**gar **gamma** cyclo**dex**trin. Das ringförmige Oligosaccharid schließt die freien Relaxansmoleküle aus der Blutbahn irreversibel in seinen zentralen Hohlraum ein (Abb. 2). Durch den entstehenden Konzentrationsgradienten werden nun die

Wirkstoff (Handelsname)	Dosierung (mg/kg KG)	Wirkmaximum/Wirkdauer (min)
Neostigmin (Prostigmin®)	0,05 plus Atropin	10/60
Pyridostigmin (Mestinon®)	0,1 plus Atropin	15/90
Sugammadex (Bridion®)	2 – 16	2/unklar (s. u.)

Tab. 2: Dosierung zur Antagonisierung bzw. Reversierung von Muskelrelaxanzien.

rezeptorgebundenen Moleküle gelöst und ebenfalls „enkapsuliert". Hat ein Patient Sugammadex erhalten und es ist innerhalb von 24 h ein weiterer Eingriff notwendig, muss ein anderes Relaxans als Rocuronium/Vecu-

ronium eingesetzt werden. Für Sugammadex sind keine schweren Nebenwirkungen beschrieben, weshalb gegenwärtig allein der hohe Preis den breiten klinischen Einsatz verhindert.

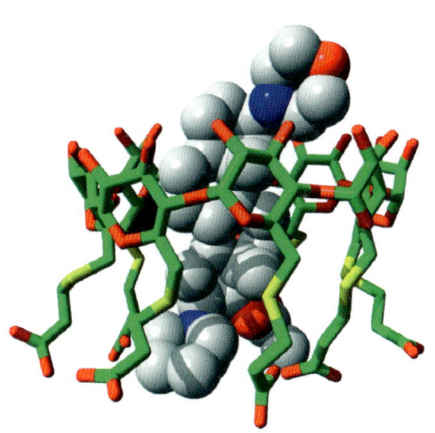

Abb. 2: Das Rocuronium-Molekül wird in der Blutbahn durch Sugammadex in einen stabilen Komplex eingefangen und dadurch inaktiviert. [7]

Zusammenfassung

✖ Muskelrelaxanzien hemmen die neuromuskuläre Übertragung.

✖ Sie werden in depolarisierende und nichtdepolarisierende Muskelrelaxanzien (NDMR) eingeteilt.

✖ Das einzige depolarisierende Muskelrelaxans Succinylcholin kommt nur noch zur RSI zum Einsatz. Hier überwiegen die Vorteile der kurzen Anschlagszeit bei ultrakurzer Wirkdauer gegenüber den möglichen schweren Nebenwirkungen.

✖ NDMR weisen zahlreiche pharmakokinetische Unterschiede auf und müssen daher auf den jeweiligen Patienten und die geplante Operation abgestimmt werden.

✖ NDMR können, wenn unbedingt notwendig, durch Acetylcholin-Esterasehemmer (plus Atropin) antagonisiert werden. Für Rocuronium und Vecuronium steht Sugammadex mit gänzlich anderem Wirkmechanismus zur Verfügung.

Opioide

Opioide sind aufgrund ihrer analgetischen Wirkung ein unverzichtbarer Bestandteil einer Anästhesie sowie einer Analgosedierung auf der Intensivstation. Sie werden außerdem im Rahmen des WHO-Stufenschemas (s. S. 118/119) zur Therapie akuter oder chronischer Schmerzen eingesetzt.

Unter dem Begriff „Opioid" werden alle morphinartig wirkenden Substanzen zusammengefasst, unabhängig davon, ob sie natürlich oder synthetisch hergestellt wurden. Der Begriff Opiat dagegen umfasst nur die im Opium, dem Milchsaft des Schlafmohns (Papaver somniferum, 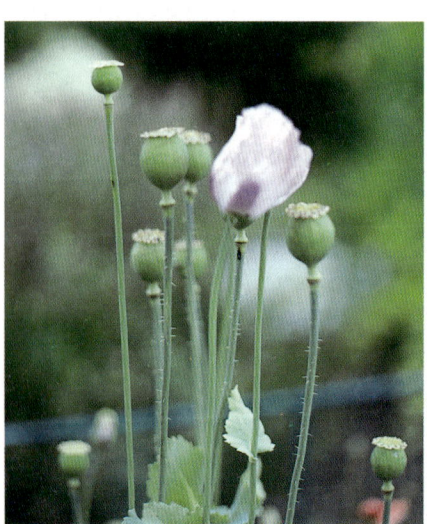 Abb. 1), enthaltenen Alkaloide, wie Morphin oder Kodein. Aufgrund ihres Abhängigkeitspotenzials unterliegen alle stark wirksamen Opioide in Deutschland dem Betäubungsmittelgesetz (BtMG), das besondere Anforderungen an Verschreibung, Dokumentation und Lagerung stellt.

Pharmakologie

Neben vereinzelten peripheren Opioidrezeptoren entfalten Opioide ihre Wirkung hauptsächlich über spezifische Rezeptoren der Substantia gelatinosa des Rückenmarkhinterhorns, aber auch im periaquäduktalen Grau des Hirnstamms sowie im Thalamus, Hypothalamus und limbischen System (Tab. 1). Als Referenzsubstanz aller Opioide gilt Morphin. Die Wirkstärke (analgetische Potenz) eines Opioids wird daher stets mit der von Morphin verglichen. Der Name leitet sich von Morpheus, dem griechischen Gott der Träume, ab.

Einteilung

Opioide unterscheiden sich neben der Rezeptoraffinität und -selektivität in ihrer intrinsischen Aktivität:

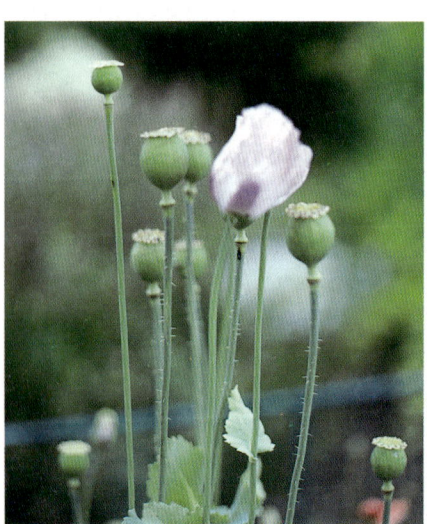

Abb. 1: Schlafmohn bildet die Grundlage für die Herstellung von Opioiden. [8]

Rezeptor	Wirkung
μ_1	Supraspinale (starke) Analgesie ohne Ceiling-Effekt (Erklärung siehe unter Einteilung), Sedierung, Miosis
μ_2	Atemdepression, Abhängigkeit, Euphorie
κ	Spinale (schwache) Analgesie mit Ceiling-Effekt, Sedierung, Halluzinationen, Dysphorie, nur geringe Atemdepression
δ	Spinale (schwache) Analgesie

Tab. 1: Übersicht der Opioidrezeptoren.

▶ reine Agonisten: Nahezu alle in der Anästhesie verwendeten Opioide (s. u.) sind reine μ-Agonisten mit Wirkung sowohl auf μ_1- als auch auf μ_2-Rezeptoren.

▶ Partialagonisten (z. B. Buprenorphin: Temgesic®): entfalten nur submaximale Wirkung am μ-Rezeptor und weisen einen Ceiling-Effekt auf. Dies bedeutet, dass ab einer gewissen Dosierung die Wirkung nicht mehr durch Dosissteigerung verstärkt werden kann.

▶ gemischte Agonisten-Antagonisten (z. B. Pentazocin: Fortral®): wirken antagonistisch am μ-Rezeptor, vermitteln aber eine weniger ausgeprägte Analgesie durch Stimulation des κ-Rezeptors

▶ Antagonisten (z. B. Naloxon: Narcanti®, s. u.): hohe Rezeptoraffinität ohne intrinsische Aktivität, können die Opioidwirkung aufheben.

Nebenwirkungen

Eine gefürchtete Nebenwirkung der Opioidtherapie ist die Atemdepression, bei der die Reaktion des Atemzentrums auf einen Anstieg des Kohlendioxidpartialdrucks (pCO_2) vermindert ist. Typischerweise wird fast ausschließlich die Atemfrequenz beeinflusst. Ist die Vigilanz erhalten, kann der Patient durch Atemkommandos zur Ventilation angeregt werden (Kommandoatmung). Durch Senkung des Sympathikotonus lösen Opioide eine Bradykardie und Hypotonie aus. Die hämodynamischen Beeinträchtigungen sind jedoch geringer als die durch Hypnotika ausgelösten, weshalb Opioide in der Kardioanästhesie dominierender Bestandteil der Narkose sind.

Aufgrund ihrer sedierenden Eigenschaften können Opioide theoretisch hoch dosiert, jedoch mit entsprechend lang anhaltender Atemdepression und hohem Risiko intraoperativer Wachheit als Monoanästhetikum eingesetzt werden.

Die typische Miosis wird durch Stimulation des Edinger-Westphal-Kerns vermittelt. Über Stimulation des Brechzentrums wirken sie teils deutlich emetogen, im späteren Verlauf wird das Brechzentrum eher gedämpft. Weitere charakteristische Nebenwirkungen sind eine reduzierte Peristaltik des Gastrointestinaltrakts bis hin zur lang anhaltenden Magen-Darm-Atonie sowie eine Tonuserhöhung des Sphincter Oddi und der Gallengänge. Unmittelbar nach i. v. Gabe schnell wirkender Opioide (Alfentanil, Remifentanil) kann es zu einer ausgeprägten Rigidität der Thorax- (Wooden chest) und Abdominalmuskulatur kommen, die die Beatmung erschwert. Meist nimmt sie nach kurzer Zeit wieder ab, kann aber u. U. den Einsatz von Muskelrelaxanzien erfordern.

Bei länger dauernder Einnahme weisen Opioide ein Suchtpotenzial auf. Dies darf jedoch nicht dazu führen, Patienten mit starken chronischen Schmerzen aus (unbegründeter) Angst vor einer Missbrauchsentwicklung die Therapie mit Opioiden vorzuenthalten. Zudem entwickelt sich bereits nach einer wenige Tage dauernden Opioidtherapie eine Tachyphylaxie, d. h., für eine gleichbleibende Wirkung müssen höhere Dosen zugeführt werden.

Antagonisierung

Die Opioidwirkung kann durch Naloxon (Narcanti®) aufgehoben werden. Wird eine Opioidwirkung postoperativ antagonisiert, ist meist die Aufhebung der Atemdepression das Ziel. Um weiterhin eine Analgesie beizubehalten, erfolgt die Antagonisierung immer fraktioniert (Naloxon z. B. in Schritten von 0,1 mg). Zu beachten ist die kurze Wirkdauer des Naloxons von ca. 1 h, weshalb Patienten nach Antagonisierung längere Zeit überwacht werden müssen, und die Antagonisierung ggf. zu wiederholen ist. Opioide mit einer ausgesprochen hohen Rezeptoraffini-

Einsatzbereich	Typische Opioide	Applikationswege
Anästhesie	Alfentanil, Fentanyl, Remifentanil, Sufentanil	I. v.
Postoperative oder Akutschmerztherapie	Morphin, Oxycodon, Piritramid, (Tramadol)	I. v., s. c., p. o.
Chronische Schmerztherapie	Buprenorphin, Fentanyl, Hydromorphon, L-Methadon, Morphin, Oxycodon, Tilidin/Naloxon, Tramadol	P. o. als Tabletten oder Tropfen (häufig retardierte Präparate), transdermal („Schmerzpflaster")

Tab. 2: Der Einsatzbereich entscheidet über das Opioid und den Applikationsweg.

Wirkstoff (Handelsname)	Wirk-beginn (min)	Wirk-dauer (min)	Initialdosis	Wiederholungs-dosis	Erhaltungsdosis bei kont. Infusion	Pharmakologische Charakteristika und spezifische Nebenwirkungen
Fentanyl (Fentanyl-Janssen®)	3 – 6	30	1,5 – 3 µg/ kg KG	0,5 – 1,5 µg/ kg KG	2 – 10 µg/ KG/h	▶ „Standardopioid" in der Anästhesie ▶ Starke Kumulationsneigung bei kontinuierlicher Infusion
Sufentanil (Sufenta®)	2 – 3	20	0,2 – 0,4 µg/ kg KG	0,15 – 0,3 µg/ kg KG	0,5 µg/kg KG/h	▶ Kaum Kumulation ▶ Große hämodynamische Stabilität → häufiger Einsatz in Kardioanästhesie ▶ Auch für rückenmarksnahe Analgesie einsetzbar
Alfentanil (Rapifen®)	1 – 2	10	15 – 30 µg/ kg KG	15 µg/kg KG	20 – 80 µg/kg KG/h	▶ Für kurze Eingriffe ▶ Häufig Bradykardien, ggf. Vorgabe von Atropin ▶ Bei Leberinsuffizienz stark verlängerte Wirkdauer
Remifentanil (Ultiva®)	1 – 2	5	0,5 – 1 µg/ kg KG/min	–	0,05 – 0,5 µg/ kg KG/min	▶ Abbau organunabhängig durch Esterasen in Gewebe und Blut → keine Kumulation, hervorragend steuerbar; schon vor Beendigung der Zufuhr muss spätere Analgesie sichergestellt werden ▶ Üblich ist die kontinuierliche Infusion, meist keine Bolusgabe ▶ Häufig Bradykardien, ggf. Vorgabe von Atropin

▌ Tab. 3: Opioide für die Allgemeinanästhesie. Die Dosierungen gelten für eine bilanzierte Allgemeinanästhesie ohne Verwendung von Lachgas.

tät, wie Buprenorphin, sind mit Naloxon nur schwer antagonisierbar.

Wichtige Opioide

Aufgrund der unterschiedlichen Pharmakologie werden je nach Anwendungsbereich unterschiedliche Opioide eingesetzt (▌ Tab. 2). Während für eine Operation ein möglichst schneller Wirkbeginn, eine hohe analgetische Potenz und eine gute Steuerbarkeit entscheidend sind, und ein i. v. Zugang immer vorhanden ist, soll in der Therapie chronischer Schmerzen möglichst ein konstanter Wirkspiegel aufrecht erhalten bleiben, und der Patient die Medikation unkompliziert einnehmen können. Für eine detaillierte Darstellung der Opioide in der Schmerztherapie siehe Seite 118 – 123.

Anästhesie

Durch Kenntnis der pharmakologischen Besonderheiten der einzelnen Opioide, Vorerkrankungen und Organinsuffizienzen des Patienten sowie Art und Dauer des geplanten Eingriffs wählt der Anästhesist das für den Patienten geeignete Opioid aus (▌ Tab. 3).

Postoperativ/Akutschmerztherapie

Für die postoperative Schmerztherapie und die Therapie akuter Schmerzen kommen Substanzen mit längerer Wirkdauer und geringer ausgeprägter Atemdepression zum Einsatz (▌ Tab. 4).

Wirkstoff (Handelsname)	Wirkdauer (h)	Dosierung i.v. (mg/kg KG)	Pharmakologische Charakteristika und spezifische Nebenwirkungen
Morphin (MSI®)	4	0,05 – 0,1	▶ Bei schwerer Leber- oder Niereninsuffizienz nicht empfohlen ▶ Hohes emetogenes Potenzial ▶ Häufig Histaminfreisetzung bei schneller i. v. Gabe
Piritramid (Dipidolor®)	4 – 8	0,05 – 0,1	▶ Vergleichsweise geringes emetogenes Potenzial ▶ Hohe Kreislaufstabilität ▶ Günstig für PCA ▶ Bei Leberinsuffizienz geringere Dosis wählen
Tramadol (Tramal®)	2 – 4	0,5 – 1,0	▶ Niedrigpotent, Ceiling-Effekt (max. 400 mg/d) ▶ Unterliegt nicht dem BtMG ▶ Hohes emetogenes Potential ▶ Hemmt zusätzlich die Wiederaufnahme von Serotonin/ Noradrenalin → stimmungsaufhellende Wirkung

▌ Tab. 4: Beispiele für Opioide in der postoperativen Schmerztherapie oder Akutschmerztherapie.

Zusammenfassung

✖ Als stark analgetisch wirksame Substanzen werden Opioide häufig in der Anästhesie, Intensivmedizin und Schmerztherapie eingesetzt.

✖ Sie wirken über spezifische Opioidrezeptoren.

✖ Eine typische Nebenwirkung ist die Atemdepression. Hochpotente Opioide sollten daher nur appliziert werden, wenn eine Beatmungsmöglichkeit besteht.

✖ Bei schmerzorientierter Gabe sind Abhängigkeitsreaktionen zu vernachlässigen.

✖ Die Opioidwirkung kann durch Naloxon antagonisiert werden. Da die Wirkdauer von Naloxon unter der der Opioide liegt, wird die Naloxongabe nötigenfalls wiederholt. In jedem Fall werden die Patienten nach antagonisiertem Opioidüberhang verlängert überwacht.

Nichtopioidanalgetika

M. Krämer

Pharmakologie

Nichtopioidanalgetika greifen über die **Hemmung der Cyclooxygenase** (COX) in den Prostaglandinmetabolismus ein. Prostaglandine wirken selbst nicht schmerzauslösend, setzen aber die Erregungsschwelle von Schmerzfasern herab und bewirken dadurch eine erhöhte Empfindlichkeit der Nozizeptoren auf Schmerzreize (Hyperalgesie). Infektionen und Traumen führen zu einer vermehrten Bildung und Freisetzung von Prostaglandinen und damit zu einem vermehrten Schmerzempfinden. Dies ist der Ansatzpunkt der meisten Nichtopioidanalgetika: Sie verringern die prostaglandinvermittelte Hyperalgesie und wirken so analgetisch.

Flupirtin wirkt nicht über eine Hemmung der COX.

Weitere Wirkungen In Thrombozyten wird aus Prostaglandin **Thromboxan A$_2$** gebildet, das vasokonstringierend wirkt und die Plättchenaggregation fördert. Durch Hemmung der COX steht weniger Prostaglandin und somit auch weniger Thromboxan A$_2$ zur Verfügung. Abhängig davon, ob die COX reversibel (z. B. durch Ibuprofen) oder irreversibel (z. B. durch Acetylsalicylsäure, ASS) gehemmt wird, führt dies zu einer unterschiedlich lang andauernden und stark ausgeprägten Thrombozytenaggregationshemmung. Thrombozyten sind kernlos und können die COX nicht nachbilden. Deshalb hält die Aggregationshemmung durch ASS so lange an, bis ausreichend funktionsfähige Thrombozyten nachgebildet wurden. Dies ist i. d. R. nach einigen Tagen der Fall.

Prostacyclin ist der funktionelle Antagonist von Thromboxan. Gebildet wird es – ebenfalls aus Prostaglandin – in den Gefäßendothelzellen. Prostacyclin hemmt die Thrombozytenaggregation und wirkt vasodilatierend. Endothelzellen können im Gegensatz zu Thrombozyten das Enzym COX nachbilden. So überwiegt nach irreversibler COX-Hemmung die aggregationshemmende Wirkung, da die COX im Endothel neu synthetisiert wird.

Unter Prostaglandin E$_2$ (PGE$_2$) kommt es im vorderen Hypothalamus zu einer Erhöhung des Temperatursollwerts. Der Körper gibt weniger Wärme ab und steigert die Wärmeproduktion sogar noch. Die zentrale COX-Hemmung vermindert die Verstellung des Temperatursollwerts und unterdrückt so Fieber (Antipyrese).

Isoformen der COX Die COX-1 wird in den meisten Körpergeweben (z. B. Magen, Niere, Thrombozyten, Gefäßendothel) konstitutiv exprimiert. Die gebildeten Gewebshormone sind an der physiologischen Regulation der Organfunktion beteiligt. COX-2 wird überwiegend nach Induktion v. a. in Entzündungszellen (z. B. Monozyten, Makrophagen) gebildet, aber auch im Rahmen der physiologischen Adaptation (z. B. Wundheilung, Nierendurchblutung, Ovulation, Weheninduktion).

Nebenwirkungen

Ein Großteil der Nebenwirkungen sind durch die Hemmung der COX bedingt, es gibt aber auch COX-unabhängige Nebenwirkungen, z. B. allergische Reaktionen oder die Gefahr der Agranulozytose bei den Pyrazolonen (z. B. Metamizol). Viele unerwünschte Arzneimittelreaktionen sind bei allen Nichtopioidanalgetika vorhanden. Je nach Präparat, Dosis sowie Anwendungsdauer unterscheiden sich Häufigkeit und Ausprägungsgrad. Die wichtigsten Nebenwirkungen, geordnet nach Organsystemen, sind:

▶ Gastrointestinaltrakt: Magen-Darm-Ulzera, Erosionen, Blutungen
▶ Herz-Kreislauf-System: Blutdruckanstieg und Ödeme, erhöhtes Risiko für kardiovaskuläre Ereignisse (gilt nicht für ASS, Metamizol, Paracetamol)
▶ Niere: Verminderung der renalen Perfusion mit Rückgang der Diurese bis zum akutem Nierenversagen, Natrium- und Wasserretention
▶ respiratorisches System: Bronchokonstriktion, Auslösung von ASS-induziertem Asthma (durch alle nichtsteroidale Antiphlogistika [NSAID] möglich!)
▶ hämatopoetisches System: Hemmung der Thrombozytenaggregation, Agranulozytose (Pyrazolone), aplastische Anämie.

Einteilung

Außer der analgetischen Wirkung besitzen die Nichtopioidanalgetika teilweise auch antipyretische (fiebersenkende) und antiphlogistische (entzündungshemmende) Wirkung. Dementsprechend werden sie eingeteilt in (▮ Tab. 1):

▶ saure antipyretisch-antiphlogistische Analgetika (ASS, Diclofenac, Ibuprofen)
▶ nichtsaure antipyretische Analgetika (Paracetamol, Metamizol)
▶ Analgetika ohne antiphlogistische oder antipyretische Wirkung (Flupirtin).

Diclofenac (Voltaren®)

Diclofenac ist stärker analgetisch wirksam als ASS und Ibuprofen und hat eine hohe antiphlogistische Potenz. Neben der Therapie akuter Schmerzen wird Diclofenac auch bei rheumatischen Erkrankungen eingesetzt.

Kontraindikationen Schwangerschaft (v. a. im dritten Trimenon): durch Hemmung der Prostaglandinsynthese kann es zur Wehenhemmung und zum vorzeitigen Verschluss des Ductus arteriosus Botalli kommen. Magen-Darm-Ulzera, ungeklärte Blutbildungs- und Gerinnungsstörungen, strenge Indikationsstellung bei Herzinsuffizienz, Nieren- oder Leberschäden.

Nebenwirkungen Gastrointestinale Beschwerden (sehr häufig bei längerer Einnahme), Transaminasenerhöhung, Na$^+$- und Wasserretention, Nierengewebsschädigung.

Ibuprofen

Ibuprofen hemmt die COX reversibel und ist stärker analgetisch, antiphlogistisch und antipyretisch wirksam als ASS. Die Gefahr schwerwiegender Komplikationen bei Überdosierung ist geringer, da es auch bei wiederholter Gabe nicht kumuliert. Ibuprofen stellt deshalb eine gute Alternative zu Paracetamol dar, z. B. als Ibuprofensaft in der Pädiatrie.

Kontraindikationen Drittes Trimenon der Schwangerschaft (s. Diclofenac).

Nebenwirkungen Gastrointestinale Beschwerden (häufigste Nebenwirkung), Kopfschmerzen, Schwindel.

Metamizol (Novalgin®)

Metamizol (ein Pyrazolon) ist von allen Nichtopioidanalgetika am stärksten wirksam. Es wird häufig in der postoperativen Schmerztherapie und aufgrund spasmolytischer Eigenschaften auch bei Kolikschmerzen angewendet. Metamizol ist darüber hinaus gut antipyretisch wirksam.

Kontraindikationen Gestörte Knochenmarkfunktion, hepatische Porphyrie, Glukose-6-Phosphat-Dehydrogenase-Mangel, Säuglinge < drei Monate oder < 5 kg.

Nebenwirkungen (Anaphylaktischer) Schock, Hypotonie v. a. bei schneller i. v. Injektion, Agranulozytose (Risiko laut Boston-Studie 1986: 1 : 1 100 000).

Paracetamol (ben-u-ron®, Perfalgan®)

Die COX-Hemmung im ZNS wird als Hauptwirkmechanismus von Paracetamol vermutet. Es hat weniger Nebenwirkungen als ASS. Da die rektale Gabe möglich ist, wird es häufig in der Pädiatrie verwendet; auch bei Schwangeren und Stillenden kann es ohne Probleme eingesetzt werden.

Kontraindikationen Bekannte Allergie, Glukose-6-Phosphat-Dehydrogenase-Mangel, schwere Leber- und Nierenfunktionsstörungen.

Nebenwirkungen Sehr selten.

Intoxikation Paracetamol wird in der Leber über Glucuronidierung und Sulfatierung abgebaut. Bei Überdosierung steht nicht ausreichend Glutathion zur Verfügung, und Paracetamolmetaboliten (N-Acetyl-p-benzochinonimin) binden an Leberproteine. Es entstehen Leberzellnekrosen. Antidote der Wahl sind SH-Gruppen-Donatoren, z. B. N-Acetylcystein. Die Metaboliten reagieren mit der SH-Gruppe analog der Konjugation an Glutathion. Typische Symptome einer Intoxikation sind Übelkeit, Erbrechen und Somnolenz (Tag 1). Nach einer initialen Besserung des subjektiven Befindens (Tag 2) kommt es zu erhöhten Transaminasewerten, Gerinnungsstörungen und Übergang in das Leberkoma (Tag 3).

Parecoxib (Dynastat®)
Parecoxib ist ein selektiver COX2-Hemmer und zur kurzfristigen Behandlung postoperativer Schmerzen zugelassen. Magen-Darm-Beschwerden treten seltener auf als bei COX1-hemmenden NSAID. Allerdings ist die Gefahr kardiovaskulärer/thrombotischer Komplikationen erhöht, da bei unbeeinflusster thrombozytärer Thromboxan A_2-Snythese in den Endothelzellen weniger Prostacyclin synthetisiert wird.

Kontraindikationen Aktive peptische Ulzera, gastrointestinale Blutungen, schwere Leberfunktionsstörungen, entzündliche Darmerkrankungen, Herzinsuffizienz NYHA II-IV, KHK, pAVK, zerebrovaskuläre Erkrankungen.

Nebenwirkungen Anämie, Hypokaliämie, Hyper- und Hypotonie, respiratorische Insuffizienz, Agitation, Schlafstörungen, Oligurie, Ödeme, Kreatininanstieg, Niereninsuffizienz, Myokardinfarkt.

Flupirtin (Katadolon®)
Flupirtin ist ein mittelstark wirksames Analgetikum mit muskelrelaxierenden Eigenschaften. Außerdem werden Chronifizierungsprozesse positiv beeinflusst.

Wirkmechanismus Durch die Öffnung von G-Protein gekoppelten Kaliumkanälen im ZNS kommt es zum Kaliumausstrom und somit zur Stabilisierung des Ruhemembranpotenzials. Aufsteigende nozizeptive Impulse werden auf Rückenmarksebene gehemmt.

Kontraindikationen Lebererkrankungen, hepatische Enzephalopathie, Alkoholabusus, Myasthenia gravis.

Nebenwirkungen Müdigkeit (ca. 15 %), Schwindel, gastrointestinale Beschwerden.

Substanz	Dosierung			THD
	Gabe p. o.	Gabe rektal	Gabe i. v.	
Metamizol (Novalgin®)	4- bis 5-mal 500 – 1000 mg (4- bis 5-mal 8 – 16 mg/kg KG)	–	4- bis 5-mal 500 – 1000 mg über jeweils 30 min (4- bis 5-mal 6 – 16 mg/kg KG)	5000 mg (70 mg/kg KG)
Paracetamol (ben-u-ron®, Perfalgan®)	4- bis 5-mal 500 – 1000 mg (4- bis 5-mal 10 – 15 mg/kg KG)	4- bis 5-mal 500 – 1000 mg	4-mal 1000 mg als KI	4000 mg (60 mg/kg KG)
Diclofenac (Voltaren®)	2- bis 3-mal 50 mg unretardiert 2-mal 75 mg retardiert	2- bis 3-mal 50 mg 1- bis 2-mal 100 mg	–	150 mg p. o.
Ibuprofen (Ibuprofen®)	3-mal 400 – 800 mg unretardiert 3-mal 800 mg retardiert	3-mal 500 – 800 mg	–	2400 mg p. o. (20 – 30 mg/ kg KG)
Parecoxib (Dynastat®)	–	–	2- bis 4-mal 20 – 40 mg	80 mg
Flupirtin (Kataldolon®)	3- bis 4-mal 100 mg oder 1-mal 400 mg retard	–	–	600 mg

█ Tab. 1: Ausgewählte Nichtopiodanalgetika. Die Dosierungsangaben gelten für Erwachsene (75 kg). THD = Tageshöchstdosis.

Zusammenfassung
- ✖ Die meisten Nichtopioidanalgetika wirken über die Hemmung der COX. Auch die Nebenwirkungen werden z. T. über diesen Mechanismus hervorgerufen.
- ✖ Eingesetzt werden sie nach Stufenschema. Die Wirkung von Opioiden wird durch die Kombination verstärkt, das Analgesieniveau steigt.
- ✖ Metamizol ist am stärksten wirksam und hat spasmolytische Eigenschaften. Die Gefahr einer Agranulozytose ist gering.
- ✖ ASS hemmt die COX irreversibel und bewirkt so eine Thrombozytenaggregationshemmung. Innerklinisch wird es i. d. R. nicht zur Schmerztherapie eingesetzt.
- ✖ Paracetamol wird häufig bei Kindern und Schwangeren angewendet. Bei Überdosierung wirkt es hepatotoxisch und führt zu Leberzellnekrosen. Antidot ist N-Acetylcystein.

Lokalanästhetika

J. Vater

Lokalanästhetika finden sowohl im **perioperativen** Bereich als auch zur **postoperativen Schmerztherapie** im Rahmen von Regionalanästhesieverfahren (Spinalanästhesie [SPA], Peridualanästhesie [PDA] und periphere Leitungsanästhesie) Anwendung. Auch chirurgischerseits werden immer häufiger Lokalanästhetika nach Arthroskopien in die Gelenkhöhlen injiziert, um eine Schmerzreduktion in der ersten postoperativen Phase zu erzielen.

Wirkmechanismus

Die Informationsweiterleitung an Nervenzellen erfolgt durch Depolarisation der Zellmembran und wird durch Natriumeinstrom und darauffolgenden Kaliumausstrom erzeugt. Lokalanästhetika wirken durch Blockade von Natriumkanälen membranstabilisierend. Das Schwellenpotenzial wird nicht mehr erreicht, die Depolarisation bleibt aus. Hierüber erklären sich die kardialen Wechsel- und Nebenwirkungen (s. u.). Lidocain fungiert auch als Antiarrhythmikum der Klasse IB.

Die Moleküle können nicht direkt von extrazellulär in den Natriumkanal gelangen, sie müssen zunächst in ungeladenem Zustand (BH) durch die Axonmembran diffundieren und nach Übergang in den geladenen Kationenzustand von der Innenseite in den geöffneten Ionenkanal einwandern. Base und Kation stehen in einem Gleichgewicht, je nach Umgebungs-pH-Wert liegt dies auf Seite der Base oder des Kations. Der pK_a-Wert der meisten Lokalanästhetika liegt zwischen 7,7 – 9.

Somit liegt nur ein geringer Anteil bei physiologischem Gewebe pH-Wert (ca. 7,4) in Basenform vor und kann in die Nervenfasern eindringen. Im sauren entzündeten Gewebe liegt der pH-Wert im noch tiefer, was die schlechtere Wirkung erklärt (▌Abb. 1).

Typen

Chemisch unterscheidet man zwei Typen Lokalanästhetika: die älteren Ester, wie das Procain oder auch die Droge Kokain, und die neueren Amide, zu denen die meisten, häufig genutzten Lokalanästhetika (Ropivacain, Bupivacain etc.) gehören (▌Abb. 2).

Pharmakologische Kenndaten

Nähere Einzelheiten dazu finden sich in ▌Tabelle 1.

> Zur Umrechnung der Prozentangabe auf den Ampullen in mg/ml multipliziert man die %-Zahl mit dem Faktor 10. Beispiel: Bupivacain 0,5% enthält somit 5 mg Wirkstoff pro Milliliter Lösung.

Nebenwirkungen

Klinisch relevante Nebenwirkungen der Lokalanästhetika sind allergische Reaktionen und toxische Effekte auf das zentrale Nervensystem und das Herz-Kreislauf-System. Außerdem können Abbauprodukte einzelner Wirkstoffe ebenfalls unerwünschte Effekte verursachen.

Allergische Reaktionen

Beim Abbau der Lokalanästhetika vom Estertyp entsteht Paraaminobenzoesäure, die kutane und systemische allergische Reaktionen auslösen kann. Die Symptome reichen hierbei von Urtikaria (Nesselsucht) über asthmaartige Beschwerden mit Bronchospasmus bis zu Blutdruckabfall und anaphylaktischem Schock oder Kreislaufstillstand. Die allergischen Reaktionen haben keine Bedeutung im klinischen Alltag, weil kaum noch Ester-Lokalanästhestika zur Anwendung kommen.

Effekte auf das zentrale Nervensystem

Da Lokalanästhetika nicht zwischen peripheren und zentralen Neuronen unterscheiden, wirken sie auch im zentralen Nervensystem membranstabilisierend, wobei inhibitorische Nervenzellen empfindlicher auf die Natriumkanalblocker reagieren als exzitatorische. In der Folge wird das sensible Gleichgewicht zwischen hemmenden und erregenden Einflüssen gestört und zugunsten der Exzitation verschoben. Dies äußert sich typischerweise durch metallische Geschmackssensationen und Parästhesien im Mund- und Zungenbereich. Daneben treten Unruhe, Muskelzuckungen, Schwindel, Störungen des Hör-, Seh- und Sprachsinns sowie zerebrale Krampfanfälle auf.

Sehr hohe Dosen können zu zentraler Atemlähmung und Kreislaufversagen führen, wenn auch die erregenden Neurone gehemmt sind.

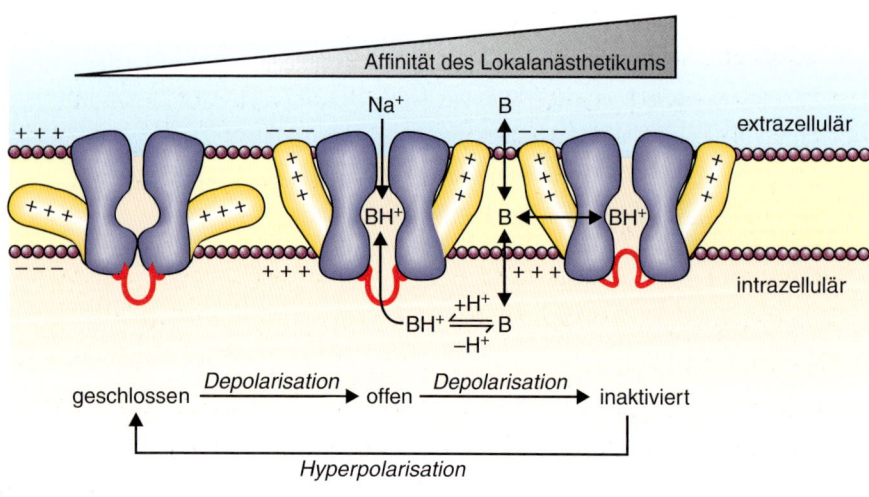

▌Abb. 1: Abhängigkeit der Lokalanästhetikum-Bindung vom Ionisierungsgrad und Membranpotenzial. [9]

Medikament	Wirkdauer (Wirkeintritt)	Höchstdosis	Potenz (Toxizität)
Ester			
Procain (Novocain®)	0,5 – 1 h (langsam)	500/750 mg	1 (1)
Amide			
Prilocain (Xylonest®)	1 – 2 h (langsam)	400/600 mg	2 (2,5)
Lidocain (Xylocain®)	1 – 2 h (rasch)	200/500 mg	2 (2)
Mepivacain (Scandicain®)	1,5 – 2 h (relativ rasch)	300/500 mg	2 (2)
Bupivacain (Carbostesin®)	2 – 5 h (langsam)	150 mg	8 (8)
Ropivacain (Naropin®)	3 – 5 h (schnell)	Keine Angaben	8 (< 8)

Höchstdosis: wird mit und ohne Zugabe von Vasokonstriktor angegeben und hat nur orientierenden Charakter (Statur und Größe des Patienten, Applikationsort und -art müssen mit beachtet werden).
Potenz/Toxizität: relativ bezogen auf Procain

▮ Tab. 1: Wichtige pharmakologische Daten zu ausgewählten Lokalanästhetika.

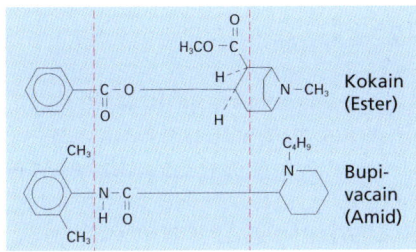

▮ Abb. 2: Chemische Struktur der Lokalanästhetika. [9]

Durch Zusatz von verdünntem **Adrenalin** zu einigen Lokalanästhetika wird eine Vasokonstriktion erzeugt, um einen verzögerten Abstrom über die Blutbahn zu erreichen und somit vorzeitigen Wirkungsverlust zu vermindern. Bei versehentlicher intravasaler Applikation muss mit Tachykardien und Blutdruckanstieg gerechnet werden.

Effekte auf das Herz-Kreislauf-System

Eine Membranstabilisierung am Reizleitungssystem kann Bradykardien und AV-Blockierungen auslösen. Die negative inotrope Wirkung kann zu Hypotonie und Kreislaufstillständen führen. Therapeutisch wird dies beispielsweise zur Unterdrückung von Kammertachykardien und -extrasystolen genutzt (Klasse IB-Antiarrhythmika).

Sonstige Nebenwirkungen
Prilocain (Xylonest®) wird zu o-Toluidin metabolisiert, das in höheren Dosen zu einer relevanten Methämoglobinbildung führen kann.

Cave
Im Bereich von Endarterien (Finger, Ohren, Nase, Penis) ist die Anwendung von Lokalanästhetika mit Vasokonstriktorzusatz streng kontraindiziert. Minderperfusion bis zur Nekrosenbildung wäre die Folge.

Zusammenfassung

✖ Lokalanästhetika wirken durch Blockade von Natriumkanälen membranstabilisierend.

✖ Chemisch werden Ester von Amiden unterschieden.

✖ Unerwünschte Nebenwirkungen sind hauptsächlich toxische Effekte auf Herz-Kreislauf-System und zentrales Nervensystem. Allergische Reaktionen treten kaum noch auf, da in der Klinik keine Ester-Lokalanästhetika mehr eingesetzt werden.

✖ Leitsymptome einer versehentlichen intravasalen Applikation und zentralnervösen Wirkung sind metallischer Geschmack und Parästhesien im Mundbereich.

✖ AV-Blockierungen, Bradykardie, Abnahme der Inotropie und des Blutdrucks sowie Kreislaufstillstände sind typische kardiale Nebenwirkungen.

Katecholamine und Inotropika

J. Vater

Definition

Als Katecholamine im engeren Sinn bezeichnet man **Hormone der Nebenniere** und **Neurotransmitter** mit Wirkung auf das sympathische Nervensystem. Hierzu zählen Adrenalin, Noradrenalin und Dopamin. Im weiteren Sinn handelt es sich um Pharmaka mit sympatho-adrenerger Wirkung, die bei instabilem Kreislauf unterschiedlicher Genese eingesetzt werden, um Herzfrequenz, Herzkraft, Blutdruck und Gefäßwiderstand zu beeinflussen.

Inotropika sind Pharmaka mit einer die Herzkraft steigernden Wirkung (positiv inotrop). Sie kommen bei Herzinsuffizienz und durch Herzinsuffizienz bedingte Hypotonie zum Einsatz. Neben einigen Katecholaminen werden neuere Substanzen wie Phosphodiesterase-III-Hemmer oder Levosimendan (s. u.) verwendet.

Hypotonie

Die häufigste Ursache für Hypotension sind relativer oder absoluter Volumenmangel und Herzinsuffizienz.

Volumenmangel

Neben akutem Blutverlust durch Trauma, Gefäßläsionen oder gastrointestinale Blutungen können auch Flüssigkeitsverluste durch Verbrennungen oder Abführmaßnahmen vor Operationen zu akuten Volumenmangelzuständen führen. Relative Volumenmangelzustände werden durch Sympathikolyse im Rahmen von Spinal- oder Periduralanästhesien erzeugt, ebenso im Rahmen von Mediator vermittelten Schockzuständen (Anaphylaxie, Sepsis).

Nach der Narkoseeinleitung muss auch mit Blutdruckabfällen gerechnet werden, da das Schmerzempfinden ausgeschaltet ist, und vorübergehend keine aktivierenden Stimuli mehr auf den Patienten einwirken.

Therapie-Stufenschema

Zur Überbrückung kurzfristiger Hypotonien kann **Akrinor® (Cafedrin/Theodrenalin)** eingesetzt werden. Die Wirkdauer beträgt klinisch ca. 10 – 15 min. Parallel sollte bereits damit begonnen werden, einen eventuellen Volumenmangel auszugleichen (▮ Abb. 1). Reichen hierfür **Kristalloide** nicht aus, sind insbesondere bei Blutverlusten **Kolloide** einzusetzen, bis entsprechende Blutprodukte (Erythrozytenkonzentrate [EK], gefrorenes Frischplasma [FFP]) zur Verfügung stehen.

Wenn diese Maßnahmen nicht genügen, oder eine Volumenüberladung vermieden

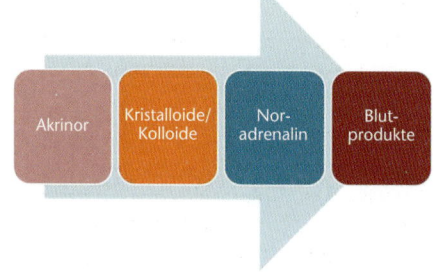

▮ Abb. 1: Therapie-Stufenschema bei Hypotonie durch Volumenmangel. [1]

werden soll, werden höherpotente Katecholamine verabreicht. Mittel der ersten Wahl ist **Noradrenalin.**

Herzinsuffizienz

Man unterscheidet verschiedene Formen der Herzinsuffizienz (▮ Tab. 1). Neben einer kausalen und der Langzeittherapie der chronischen Herzinsuffizienz werden Inotropika zur Behandlung des akuten Pumpversagens eingesetzt. Es kommen verschiedene Katecholamine sowie Phosphodiesterase-III-Hemmer und Levosimendan zum Einsatz.

Medikamentöse Behandlung der Hypotonie

Pharmakologie

Die Wirkung von Katecholaminen wird über drei Klassen sympatho-adrenerger Katecholaminrezeptoren (α, β, Dopamin) mit jeweils zwei Subtypen vermittelt:

α-Rezeptoren

Vasokonstriktion wird durch die Aktivierung postsynaptischer α_2-Rezeptoren ausgelöst. In der präsynaptischen Membran sind diese für die Hemmung der Noradrenalinfreisetzung verantwortlich (Feedbackhemmung). Postsynaptische α_1-**Rezeptoren** vermitteln

ebenfalls Vasokonstriktion und wirken positiv inotrop. α-Rezeptoren sind darüber hinaus auch an Bronchien, Uterus und im Gastrointestinaltrakt vertreten:

α_1-Rezeptoren
▶ Bronchialsystem → Kontraktion
▶ Harnwege/Uterus → Kontraktion
▶ Speicheldrüsen → Sekretion
▶ Leber → Glykogenolyse (Hyperglykämie).

α_2-Rezeptoren
▶ Magen-Darm-Trakt → Relaxation und Hemmung der Drüsensekretion
▶ Fettgewebe → Hemmung der Lipolyse
▶ Pankreas → Hemmung der Insulinsekretion.

β-Rezeptoren
Am Herzen werden Chrono-, Dromo- und Inotropie und in der Niere die Reninsekretion über β_1-**Rezeptoren** positiv beeinflusst. β_2-**Rezeptoren** sind an vielen Organen nachgewiesen und beeinflussen nicht nur das kardiovaskuläre System, sondern auch Stoffwechselprozesse:

▶ Gefäße → Vasodilatation
▶ Bronchodilatation
▶ Steigerung von Glukoneogenese und Glykolyse, Senkung des Plasmakaliumspiegels
▶ Uterusrelaxation.

Dopaminrezeptoren
Eine Vasodilatation der Koronarien, im Mesenterium, an Leber und Niere wird über die Aktivierung von **Typ-1-Dopaminrezeptoren (DA_1-Rezeptoren)** vermittelt. Außerdem werden Reninsekretion und Natriurese gefördert.

Die Hemmung der Noradrenalinfreisetzung sowie eine verminderte Aldosteronsekretion erfolgen durch Aktivierung von **Typ-2-Dopaminrezeptoren (DA_2-Rezeptoren).** Die Rezeptoraffinitäten der klinisch einge-

Einteilungskriterium	Form
Herzzeitvolumen	▶ Low-output-failure: Verminderung des HZV (Vorwärtsversagen)
	▶ High-output-failure: erhöhtes HZV (mangelhafte Sauerstoffversorgung bei Anämie, Hyperthyreose, AV-Fistel)
Anatomie	▶ Linksherzinsuffizienz
	▶ Rechtsherzinsuffizienz
	▶ Globalinsuffizienz
Zeitlicher Verlauf	Akute Herzinsuffizienz durch:
	▶ Pumpversagen nach Myokardinfarkt, hypertoner Krise, Myokarditis
	▶ Akute Vitien (VSD nach Infarkt, Papillarmuskelabriss, Endokarditis)
	▶ Mechanische Behinderung der Kammerfüllung (Perikardtamponade)
	▶ Herzrhythmusstörung
	Chronische Herzinsuffizienz:
	▶ entwickelt sich im Verlauf von Monaten bis Jahren und kann kompensiert sein oder auch (akut) dekompensieren

▮ Tab. 1: Formen der Herzinsuffizienz.

setzten Katecholamine führen insbesondere im kardiovaskulären System zu unterschiedlichen Effekten, die teilweise auch dosisabhängig sind (▌Tab. 2).

Wirkstoffe/Wirkstoffklassen
Cafedrin/Theodrenalin (Akrinor®)
Um eine Hypotonie nach Narkoseeinleitung oder Anlegen einer Spinalanästhesie (SPA) rasch behandeln zu können, müssen nicht sofort hochpotente Katecholamine verabreicht werden. Eine Ampulle Akrinor® (2 ml) enthält 10 mg **Theodrenalin-HCl** und 200 mg **Cafedrin-HCl.** Zur Anhebung des Blutdrucks werden 0,5 – 1,0 ml, auch repetetiv i. v. verabreicht.

Die Stimulation von β-Rezeptoren steigert den Gefäßtonus im venösen System und fördert so den Rückstrom zum Herzen. Folglich steigen Herzzeitvolumen (HZV) und Blutdruck an. Die Wirkung setzt rasch ein, hält aber nur kurz vor. Ein adäquater Ausgleich des Volumendefizits ist zwingend erforderlich.

Noradrenalin
Noradrenalin ist ein **potenter Vasopressor** und wird v. a. dann eingesetzt, wenn eine ausreichende Volumengabe nicht zu einer hinlänglichen Stabilisierung des Blutdrucks führt. Zustände mit erniedrigtem systemischem Gefäßwiderstand und erhöhtem HZV, z. B. beim septischen Schock, sind typische Einsatzgebiete von Arterenol®. Die Dosierung erfolgt hier titriert nach Wirkung, da eine Dosissteigerung zu steigender Nachlast bei verminderter Organperfusion führen kann.

Adrenalin
Adrenalin wird zur Therapie bei schwerster Kreislaufdepression eingesetzt und gilt als Mittel der ersten Wahl zur kardiozerebralen Reanimation oder beim anaphylaktischen Schock. Um eine Minderperfusion wichtiger Organe (z. B. Niere) zu vermeiden, ist die Kombination mit einem Vasodilatator angeraten.

Dopamin
Dopamin ist die physiologische Vorstufe von Noradrenalin, führt zu Tachykardie, erhöht den Sauerstoffverbrauch des Myokards und den pulmonalerteriellen Druck (PAP). Unter Dopamin wird eine vermehrte Diurese berichtet, weswegen es teils zur Prophylaxe eines akuten Nierenversagens (ANV) eingesetzt wurde, obwohl es keinen wissenschaftlichen Beleg für diesen Effekt gibt. Zur kurzfristigen Behandlung von Schockzuständen und arterieller volumenrefraktärer Hypotonie ist Dopamin geeignet.

Dobutamin
Dobutamin ist ein synthetisch hergestelltes Katecholamin. Bei Patienten mit eingeschränkter linksventrikulärer Funktion, bei denen Vasodilatatoren und Diuretika zu keinem ausreichenden Effekt führen, wird es als Mittel der ersten Wahl eingesetzt. Bei steigendem HZV und sinkendem systemischen vaskulärem Widerstand (SVR) nehmen Vor- und Nachlast am Herzen ab und die Organperfusion in der Peripherie zu. Gleichzeitig verändert sich der Sauerstoffbedarf des Herzmuskels kaum, es werden allerdings häufig Tachykardien beobachtet.

Phosphodiesterase-III-Hemmer
Vertreter dieser Klasse sind Milrinon oder Enoximon. Durch die Hemmung des Abbaus von cAMP steigt die intrazelluläre Konzentration. Der Effekt addiert sich zur Katecholaminwirkung und wird bei β-blockierten Patienten nicht abgeschwächt. Es ergibt sich eine positive Inotropie in Kombination mit Vasodilatation (vgl. Andrenalinwirkung). Als klinisches Anwendungsgebiet kommt die katecholaminrefraktäre Herzinsuffizienz in Betracht (**Cave:** Hypovolämie!). Nach kardiochirurgischen Eingriffen können sie bei myokardialer Dysfunktion zusammen mit klassischen Katecholaminen eingesetzt werden.

Levosimendan
Levosimendan verbessert ohne Erhöhung des Sauerstoffverbrauchs die systolische Myokardfunktion. Durch Kalziumsensibilisierung verbleibt Troponin C länger in der für die Kontraktion notwendigen Konformation. Dabei kommt es zu keiner bleibenden Veränderung des intrazellulären Kalziumspiegels, sodass die Entspannung der Kardiomyozyten in der Diastole nicht beeinträchtigt wird. Obwohl es auch vasodilatierende Effekte besitzt, führt Levosimendan nicht zum Abfall des arteriellen Mitteldrucks (MAP). Aufgrund seiner positiven hämodynamischen Wirkung (Steigerung HZV, Senkung Vor- und Nachlast) kann Levosimendan bei dekompensierter Linksherzinsuffizienz eingesetzt werden.

Katecholamin (µg/kg/min)	Rezeptoren						Effekte				
	α_1	α_2	β_1	β_2	DA_1	DA_2	HZV	HF	MAP	SVR	Arr
Adrenalin											
< 0,05	+	+	++	++	-	-	↑	↑	↑	↔-↓	↑
0,05 – 0,2	++	++	+++	+++	-	-					
> 0,2	+++	+++	+++	+++	-	-	↑	↑-↑↑	↑↑	↑-↑↑	↑
Noradrenalin	+++	+++	+++	(+)	-	-	↔	↓/↑	↑↑	↑↑	(↑)
Dopamin											
< 3	-	-	+	-	++	++					
3 – 5	+(+)	+	++	+	+++	+++					
> 5	++(+)	+	++	+	+++	+++	↑	↑-↑↑	↑	↑	↑
Dobutamin	(+)	-	+++	++	-	-	↑	↑	↓/↑	↔-↓	↑

▌Tab. 2: Wirkungen und Rezeptoraffinität verschiedener Katecholamine. Arr = Arrhythmogenität.

Zusammenfassung
✖ Katecholamine sind Hormone des Nebennierenmarks und Neurotransmitter des vegetativen Nervensystems.

✖ Pharmazeutisch hergestellte Katecholamine werden insbesondere zur Beeinflussung der Herz-Kreislauf-Funktion und bei verschiedenen Schockzuständen eingesetzt.

✖ Der Einsatz von Katecholaminen erfolgt in Abhängigkeit von ihrer Rezeptoraffinität zu α-, β- und DA-Rezeptoren meist titriert nach Effekt.

✖ Phosphodiesterase-III-Hemmer und Levosimendan gehören zu den Inodilatatoren und werden anstelle oder ergänzend zu Katecholaminen bei der Behandlung der Herzinsuffizienz eingesetzt.

✖ Akrinor® wird zur raschen Therapie einer Hypotonie verwendet.

Antihypertonika und Antiarrhythmika

P. Keppeler

Neben der Hypotonie kommt es in Narkose gelegentlich auch zu behandlungsbedürftigen hypertonen Entgleisungen. Die Therapie richtet sich weitgehend nach dem Zustand des Patienten. Sollten Herzrhythmusstörungen auftreten, ist auch hier die Therapie zunächst symptomatisch, nach Behebung der Probleme muss postoperativ aber die Ursache beseitigt werden.

Hypertonie

Hypertonien bis ca. 180 mmHg sind nicht zwingend behandlungsbedürftig. Zunächst muss aber ausgeschlossen sein, dass der Patient **Schmerzen** hat, **nicht relaxiert** oder gar **wach** ist. Nach Ausschluss o. g. Ursachen muss eine massive Hypertonie > 180 mmHg behandelt werden, da sonst ernsthafte gesundheitliche Schäden auftreten können:

▶ höherer Blutverlust im Operationsgebiet
▶ intrazerebrale Blutung, Apoplex
▶ Herzinfarkt.

Bei der Vielzahl der Antihypertensiva müssen die möglichen Nebenwirkungen und Kontraindikationen beachtet werden, um eine Verschlechterung des Zustands zu verhindern. Wichtig ist, eine schwere **Hypotonie zu vermeiden,** da sonst neurologische Symptome und Nierenversagen die Folge sein können.

Antihypertonika

Wirkstoffe/Wirkstoffklassen
Folgende Substanzklassen sind in der perioperativen und intensivmedizinischen Hypertoniebehandlung etabliert:

β-Rezeptorantagonisten

Beispiele Metoprolol, Esmolol, Carvedilol.

Pharmakologie β-Blocker hemmen die sympathischen Effekte von Adrenalin und Noradrenalin durch Blockade der β-Rezeptoren des Herzens und führen dadurch zu einer Frequenz- und Blutdrucksenkung.

Indikationen
▶ Hypertonie mit Tachykardie

▶ Patienten unter laufender β-Blocker-Therapie
▶ insbesondere Patienten mit koronarer Herzkrankheit (KHK).

Kontraindikationen
▶ Asthma, schwere COPD
▶ Bradykardie
▶ höhergradiger AV-Block.

Kalziumantagonisten

Beispiele Verapamil, Nifedipin, Diltiazem.

Pharmakologie Kalziumkanalblocker verhindern den Einstrom von Kalzium in die Zellen der glatten Gefäßmuskulatur und des Myokards, was zu einer verminderten Kontraktion derselben führt. Die Folgen sind eine **Blutdrucksenkung durch verminderte Kontraktilität** des Herzens und eine **Gefäßweitstellung.** Außerdem bewirken Kalziumantagonisten (v. a. vom Diltiazem- und Verapamiltyp) eine **Verlangsamung der Herzfrequenz.**

Indikationen
▶ Hypertonie (Nifedipin)
▶ Tachykardie (Diltiazem, Verapamil).

Kontraindikationen
▶ schwere KHK (Nifedipin wegen Reflextachykardie)
▶ Bradykardie (Diltiazem, Verapamil wegen frequenzsenkender Wirkung)
▶ schwere Herzinsuffizienz (≥ NYHA III).

Nifedipin sollte wegen seiner ausgeprägten blutdrucksenkenden Wirkung nicht als Mittel der ersten Wahl benutzt werden.

α_2-Agonisten

Beispiel Clonidin.

Pharmakologie α_2-Agonisten bewirken zentral eine verringerte Ausschüttung von Noradrenalin und somit einen verminderten Sympathikotonus.

Indikationen
▶ Hypertonie mit Tachykardie
▶ Entzugssymptomatik
▶ Einsparung von Anästhetika.

Kontraindikationen
▶ Bradykardie
▶ höhergradiger AV-Block.

Antisympathotonika

Beispiel Urapidil.

Pharmakologie Urapidil bewirkt durch Blockade der peripheren α_1-Rezeptoren eine rasche Blutdrucksenkung und verhindert durch Stimulation zentraler Serotoninrezeptoren eine Reflextachykardie.

Indikation Hypertonie, auch bei Bradykardien (während einer Narkose Mittel der Wahl).

Kontraindikationen Schwangerschaft und Stillzeit.

Direkte Vasodilatanzien

Beispiel Dihydralazin.

Indikation Schwere Hypertonie, v. a. in der Schwangerschaft (HELLP-Syndrom), da die uteroplazentare Durchblutung unbeeinflusst bleibt.

Kontraindikationen
▶ Stillzeit
▶ Herzinsuffizienz (Wasser- und Natriumretention).

Herzrhythmusstörungen

Gelegentliche Arrhythmien sind nicht ungewöhnlich und häufig nicht bedrohlich (z. B. respiratorische Arrhythmie bei Volumenmangel). Wenn der Patient jedoch **kreislaufinsuffizient** wird **oder schwere Vorerkrankungen** hat (Aortenklappenstenose, Aortenklappeninsuffizienz, schwere Herzinsuffizienz, instabile Angina-pectoris-Beschwerden), muss eine Arrhythmie sofort bekämpft, zumindest eine normale Herzfrequenz wiederhergestellt werden.

Bradykardie (Herzfrequenz < 40 /min)
Viele Patienten haben normalerweise eine niedrige Herzfrequenz ≤ 50 /min, ohne dass diese Krankheitswert besitzt (Sportler, Patienten unter β-Blocker-Therapie). Während der Narkose kann es gelegentlich zu **kurzzeitigen Bradykardien** kommen, mögliche **Ursachen** dafür sind:

▶ vagaler Reiz (Intubation, Würgereflex, Zug am Peritoneum [gyn. Operationen])
▶ Medikamentennebenwirkung:
– Propofol-, Noradrenalinbolus

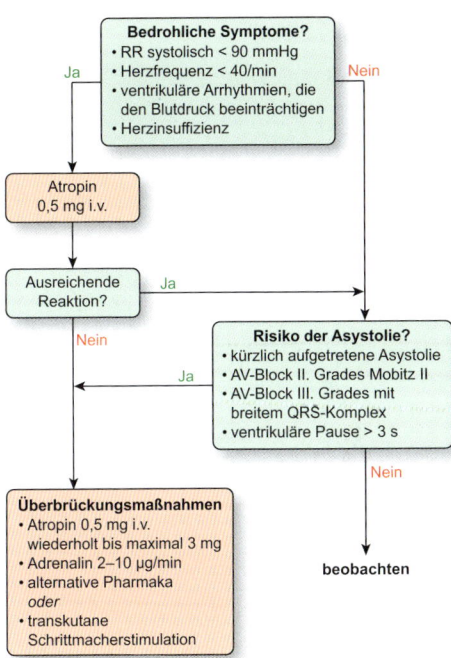

Abb. 1: Algorithmus Bradykardie nach ILCOR-Richtlinien. [2]

– Magnesiumgabe
– intravasale Lokalanästhetika-Applikation.

Andere **bradykarde Herzrhythmusstörungen** können ohne bestimmte Ursache auftreten und persistieren:

▶ Vorhofflimmern mit Bradyarrhythmia absoluta
▶ AV-Block Grad II
▶ AV-Block Grad III.

Therapiebedarf besteht bei Zeichen der hämodynamischen Instabilität:

▶ RR < 90 mmHg systolisch
▶ Übelkeit
▶ Angina-pectoris-Beschwerden
▶ Herzinsuffizienz, Dyspnoe
▶ Bewusstseinstrübung.

Therapie der symptomatischen Bradykardie (**Abb. 1):

1. **0,5 mg Atropinsulfat i. v.,** ggf. Wiederholung bis max. 3 mg (bei niedrigen Dosierungen manchmal paradoxe Bradykardie)
2. **Adrenalin 2 – 10 µg i. v.** (0,1 mg auf 10 ml verdünnt, dann milliliterweise Gabe nach Wirkung)
3. Bei Versagen der medikamentösen Therapie transkutane oder transvenöse **Schrittmacherstimulation.**

Die Initialtherapie muss schnell erfolgen, da Übelkeit und Erbrechen rasch die **Bewusstlosigkeit** und damit eine mögliche Aspiration folgen kann.

Tachykardie
(Herzfrequenz > 150 /min)
Intraoperative Tachykardien haben oft leicht **behebbare Ursachen,** z. B.:

▶ Volumenmangel nach Nüchternheit oder durch Blutverlust
▶ Schmerzen oder unzureichende Narkosetiefe
▶ Manipulation an Peritoneum oder Uterus
▶ Hypokaliämie (z. B. durch Abführmaßnahmen)
▶ volle Blase!

Außerdem finden sich bei Frequenzen unter 150 /min selten Zeichen der hämodynamischen Instabilität. Bessert sich die Tachykardie nach Ausschluss obiger Ursachen nicht, muss eine bedrohliche Tachykardie in Erwägung gezogen werden.
Die **Sinustachykardie** ist meist reaktiv auf eine äußere Ursache (s. o.), oder auch Medikamentenentzug (β-Blocker, Clonodin). Die häufigste perioperative Tachykardie ist die **Tachyarrhythmia absoluta** (TAA), die unverhofft auftritt,

aber auch in ca. 85 % der Fälle innerhalb weniger Tage wieder verschwindet. Vorsicht ist bei **Tachykardie und** bestimmten **Begleiterkrankungen** geboten:

▶ Aortenklappenstenose (kardiale Dekompensation)
▶ KHK (Ischämie durch erhöhten myokardialen Sauerstoffverbrauch)
▶ schwere Herzinsuffizienz (kardiale Dekompensation).

Wie bei der Bradykardie muss auch bei Tachykardien **bei Zeichen der Kreislaufinsuffizienz sofort gehandelt** (Hypotonie, Dekompensationszeichen) werden, Therapie der Wahl ist hier allerdings die elektrische Kardioversion (synchronisierte Defibrillation). Bei hämodynamisch stabilen Patienten wird zunächst eine medikamentöse Frequenzkontrolle bzw. Konversion in einen Sinusrhythmus versucht.
Das detaillierte Vorgehen nach ILCOR-Richtlinien ist in **Abbildung 1, S. 126 dargestellt.

Antiarrhythmika
Die folgende **Tabelle 1 zeigt die üblicherweise verwendeten Antiarrhythmika, die nach Vaughan und Williams nach ihren Wirkorten und Wirkmechanismen eingeteilt werden.

Klasse	Stoffgruppe	Wirkstoffe
I	Natriumkanalblocker	
Ia	Mit Verlängerung des Aktionspotenzials	Chinidin, Ajmalin
Ib	Mit Verkürzung des Aktionspotenzials	Lidocain, Phenytoin
Ic	Ohne Veränderung des Aktionspotenzials	Propafenon, Flecainid
II	β-Blocker	Metoprolol, Esmolol, Bisoprolol
III	Kaliumkanalblocker	Amiodaron, Sotalol
IV	Kalziumkanalblocker	Verapamil, Diltiazem
	Sonstige Antiarrhythmika	Adenosin, Digitalis

Tab. 1: Einteilung der Antiarrhythmika nach Vaughan / Williams.

Zusammenfassung

✖ Hypertonien > 180 mmHg müssen intraoperativ bekämpft werden. Zur Therapie bieten sich β-Blocker oder Antisympathotonika an, da sie nach i. v. Gabe rasch und dosisabhängig den Blutdruck senken.

✖ Bei symptomatischen Bradykardien ist Atropin das Mittel der Wahl.

✖ Tachykardien werden in Abhängigkeit vom Zustand des Patienten medikamentös oder mit elektrischer Kardioversion bekämpft.

Infusionslösungen

Kristalloide

Kristalline Lösungen enthalten neben Wasser Elektrolyte und/oder Zucker. Das Gefäßendothel stellt keine Barriere dar, ca. 70 % diffundieren rasch in das Interstitium. Der Volumeneffekt ist gering, und um Plasmaverluste zu ersetzen, muss die drei- bis vierfache Menge infundiert werden. Dies kann zur Ausbildung eines interstitiellen Ödems führen. Entsprechend ihrem Natriumgehalt werden Kristalloide in Voll- (Na^+ > 120 mmol/l), Zweidrittel- (Na^+ 91–120 mmol/l), Eindrittel- (Na^+ 61–90 mmol/l) und Eindrittel-Elektrolytlösungen (Na^+ < 60 mmol/l) eingeteilt. Außerdem stehen mit 0,9 %iger NaCl-Lösung und 5 %iger Glukoselösung kaliumfreie Lösungen zur Verfügung.

Vollelektrolytlösungen

Vollelektrolytlösungen enthalten neben Natrium und Chlorid auch Kalium, Kalzium sowie z. T. Magnesium in plasmaähnlicher Zusammensetzung (■ Tab. 1). Als Anionen werden häufig Azetat oder Laktat zugesetzt, wodurch der unphysiologisch hohe Gehalt an Chloridionen reduziert werden kann. Ein Beispiel hierfür ist Ringer-Laktat; im Vergleich zum Plasma ist die Lösung hypoton und sollte daher bei Hirnödem zurückhaltend eingesetzt werden, da durch den osmotischen Gradienten eine zusätzliche Zellschwellung entsteht.

Balancierte Infusionslösungen

Die Zusammensetzung und Osmolalität dieser Lösungen sind ähnlich wie beim Blutplasma. Allerdings wird kein Bikarbonat als Anion zugesetzt, da es instabil ist und zusammen mit Kalzium ausfallen würde. Man verwendet daher andere verstoffwechselbare Anionen, wie Malat und Azetat. Malat wird ubiquitär im Rahmen des Zitronensäurezyklus metabolisiert (unabhängig von Leber- oder Nierenfunktion). Aus einem Molekül Malat entstehen dabei zwei Moleküle Bikarbonat. Die Metabolisierung von Azetat erfolgt schneller und unter geringerem Sauerstoffverbrauch als der Laktatmetabolismus. Auch bei schweren Leberfunktionsstörungen funktioniert der Azetatmetabolismus.

Laktat wird überwiegend in der Leber unter hohem Sauerstoffverbrauch metabolisiert. Eine Differenzierung zwischen infusionsbedingtem Laktatanstieg, gestörter Laktatclearance und Laktatanstieg aufgrund einer Ischämie ist nicht möglich. Balancierte Lösungen enthalten daher kein Laktat.

Zweidrittel-, Halb- und Eindrittel-Elektrolytlösungen

Zweidrittel-Elektrolytlösungen enthalten Kalium in fünf- bis sechsfach höherer Konzentration als Vollelektrolytlösungen. Indikationen: Trägerlösung für Medikamente, hypertone Dehydration.

Pädiatrielösungen

Für Säuglinge und Kleinkinder wurden früher Halbelektrolytlösungen eingesetzt; inzwischen geht die Empfehlung hin zu Vollelektrolytlösungen, ggf. mit Glukosezusatz.

0,9 %ige NaCl-Lösung

0,9 %ige NaCl-Lösung ist zwar annähernd plasmaisoton, aber keinesfalls physiologisch. Der Anteil an Natrium und Chlorid ist gegenüber dem Plasma erhöht (■ Tab. 1). Die Infusion großer Mengen führt zu einer hyperchlorämischen metabolischen Azidose. Sie wird daher meist als Trägerlösung für Medikamente, aber auch bei hypotoner Dehydratation eingesetzt.

Glukoselösung

Eine 5 %ige Glukoselösung enthält 50 g/l Glukose, die nach Infusion rasch metabolisiert werden. Es entsteht freies Wasser, das die Osmolarität extrazellulär senkt und deshalb ebenso rasch in die Zellen diffundiert. Die Folge ist eine von der infundierten Menge und Geschwindigkeit abhängige Zellschwellung. 5 %ige Glukoselösung wird zur Therapie der Hypernatriämie oder bei hypertoner Dehydratation eingesetzt.

Kolloide

Kolloide enthalten Makromoleküle, die nicht frei durch das Endothel diffundieren können. Dadurch verbleiben kolloidale Lösungen länger als Kristalloide im Intravasalraum und haben einen nachhaltigen Volumeneffekt. Je nach Konzentration sind sie iso- oder hyperonkotisch.

> **Definitionen**
> ▶ Plasmaexpander sind Volumenersatzmittel, die einen höheren onkotischen Druck aufweisen als Blutplasma und eine Flüssigkeitsverschiebung aus dem Interstitium nach intravasal bewirken. Der initiale Volumeneffekt ist größer als das zugeführte Volumen.
> ▶ Plasmaersatzmittel: Der onkotische Druck entspricht dem des Plasmas.

Mittlerweile haben sich die synthetisch hergestellten kolloidalen Lösungen durchgesetzt, während Albumin als natürliches Kolloid nur noch in Ausnahmefällen, beispielsweise nach Aszitespunktion, eingesetzt wird. Sämtliche Kolloide bergen ein Potenzial allergischer Reaktionen (Gelatine > Dextran > HES), wobei die Reaktionen auf Hydroxyethylstärke (HES) und Gelatine meist nichtimmunologisch bedingt sind. Bei Dextran handelt es sich i. d. R. um anaphylaktische Reaktionen.

[handschriftliche Notiz:] Ringer-Laktat: Dies ist eine hypotone Lösung, 250–260 mosmol, da das Laktat in der Leber verstoffwechselt wird, bleibt freies Wasser übrig ⇒ interstitielle Ödeme können entstehen, daher sollten Ringer-Laktat-Lösungen nicht bei Sepsis oder SHT gegeben werden.

Präparat	Osmolarität (mOsmol/l)	Kationen				Anionen		
		Na⁺ (mmol/l)	K⁺ (mmol/l)	Ca²⁺ (mmol/l)	Mg²⁺ (mmol/l)	Cl⁻ (mmol/l)	Azetat (mmol/l)	Laktat (mmol/l)
Plasma	289	135–145	3,5–5,0	2,2–2,7	0,6–1,1	100–110	–	0,6–2,4
NaCl 0,9 %	308	154	–	–	–	154		
Ringer-Lösung	309	147	4	2,3	–	156	–	–
Ringer-Laktat	278	131	5,4	1,8	–	112	–	28
Jonosteril®	290	137	4	1,7	1,3	110	37	–
Sterofundin®	298	140	4	2,5	1	106	–	45
E153®	303	140	5	2,5	1,5	105	50	–

■ Tab. 1: Zusammensetzung ausgewählter Vollelektrolytlösungen im Vergleich zu Blutplasma.

Alle künstlichen Kolloide weisen ein erhöhtes Risiko für Nierenfunktionsstörungen auf. Als Ursache wird eine Viskositätserhöhung des Primärharns diskutiert. Durch gleichzeitige Gabe von kristalloiden Lösungen kann dieses Risiko verringert werden. Kolloide führen durch Hämodilution zu einer Verbesserung der Mikrozirkulation. Zu einer weiteren Verbesserung der Fließeigenschaften (Rheologie) kommt es durch Coating (Umhüllung) der Blutzellen. Dieser Effekt kann therapeutisch erwünscht sein und gezielt genutzt werden, im perioperativen Kontext ist eine verlängerte Blutungszeit u. U. aber auch von Nachteil.

Hydroxyethylstärke

HES ist das in Europa am häufigsten eingesetzte Kolloid. Es enthält Amylopektin, das aus Mais- oder Kartoffelstärke gewonnen wird. Da Stärke im Körper normalerweise innerhalb kurzer Zeit durch Amylasen abgebaut wird, werden Hydroxyethylgruppen am C2- oder C6-Atom des Amylopektins substituiert, die ein Aufspalten verzögern. Die HES-Präparationen zeichnen sich durch folgende Faktoren aus:

▶ Konzentration in Prozent: höherer Volumeneffekt bei höherer Konzentration
▶ mittleres Molekulargewicht (MG) in Dalton (Da): je höher das MG, desto länger die Halbwertszeit (HWZ), umso stärker aber auch die Veränderung der Fließeigenschaften des Bluts
▶ molarer Substitutionsgrad: Anteil der hydroxyethylierten Glukoseeinheiten an der Gesamtheit aller Glukoseeinheiten. Je höher der Substitutionsgrad, desto länger die Halbwertszeit
▶ C2/C6-Verhältnis: gibt an, wie viele Hydroxyethylgruppen am C2- im Verhältnis zum C6-Atom substituiert sind. Je größer das C2/C6-Verhältnis, desto länger ist die HWZ.

Unabhängig von der HES-Präparation findet eine Speicherung im mononukleären Phagozytosesystem (MPS) und in der Haut statt. Die Speicherung in der Haut ist vermutlich die Ursache für einen lang anhaltenden Pruritus, der bereits nach einmaliger Gabe auftreten kann.

Die HES-Moleküle werden von der α-Amylase abgebaut, die daher bei Laboruntersuchungen erhöht sein kann. Die Abbauprodukte werden überwiegend renal ausgeschieden.
Während die Beeinträchtigung von Nierenfunktion und Blutgerinnung bei älteren HES-Präparationen (6 % HES 450/0,7) vergleichsweise ausgeprägt ist, konnten diese Komplikationen durch Zusammensetzungen mit niedrigem MG und Substitutionsgrad sowie einer Veränderung des Substitutionsmusters minimiert werden. Moderne HES-Darreichungen (6 % HES 130/0,4) erlauben daher eine höhere Tageshöchstdosis (THD).

Aktuelle Studienlage Die Gabe von HES wird nach der VISEP-Studie erneut sehr kontrovers diskutiert. Hier zeigte sich eine erhöhte Rate an Nierenversagen bei septischen Patienten, die HES erhalten haben. Außerdem fehlt bisher der Nachweis, dass sich trotz zügigerer Kreislaufstabilisierung durch die Infusion von HES vs. Kristalloide das Outcome (Morbidität und Mortalität) dieser Patienten verbessern lässt. Kritiker halten dem entgegen, dass sämtliche Studien, die negative renale Effekte von HES zeigten (auch VISEP), mit alten HES-Präparationen durchgeführt wurden. Untersuchungen mit 6 % HES 130/0,4 haben bisher keine negativen Auswirkungen auf die Nierenfunktion nachweisen können. Um genaue Aussagen zur Sicherheit der neuen Präparationen treffen zu können, fehlen aber bisher größere Studien. Es bleibt somit jedem Arzt überlassen, das Risiko und den Nutzen der HES-Gabe bei kritisch Kranken abzuwägen.

Gelatine

Im Gegensatz zu anderen kolloidalen Lösungen weisen Gelatinelösungen eine geringere Molekülgröße (mittleres MG ca. 30 000 Da) auf. Da auch die maximale Konzentration geringer ist, kommt es zu keiner Plasmaexpansion. Gelatinemoleküle werden rasch renal eliminiert, was zu einer osmotischen Steigerung der Diurese führt. Die Plasma-HWZ liegt bei 2,5 h. Anaphylaktoide Reaktionen können durch eine Histaminfreisetzung entstehen und sind häufiger (Inzidenz ca. 0,35 %) zu beobachten als bei anderen Kolloiden. Relativ selten kommt es zu klinisch relevanten Blutgerinnungsstörungen. Durch die Herstellung aus bovinem Kollagen ist das Risiko der Übertragung von Prionenerkrankungen nicht sicher auszuschließen.

Hypertone-hyperonkotische Lösungen

Hypertone Kochsalzlösungen (7,2 %ig) finden hauptsächlich in der Notfallmedizin im Rahmen der „Small volume resuscitation" Anwendung. Durch den aufgebauten Diffusionsgradienten entsteht eine Umverteilung von Flüssigkeit aus dem Interstitium in das Gefäßsystem. Um den Volumeneffekt zu verlängern, ist eine Kolloidkomponente (HES 200/0,5) beigemischt. Bei hohen Blutverlusten kann so mit einer geringen Infusionsmenge (ca. 4 ml/kg KG), die zügig verabreicht werden muss, vorübergehend ein großer Volumeneffekt (ca. 200–300 %) erreicht werden.

Zusammenfassung

✖ Kristalloide dienen der Deckung des Flüssigkeitsbedarfs, zum Ausgleich von Elektrolytstörungen und sind Bestandteil der parenteralen Ernährung.

✖ Ein Großteil der Kristalloide diffundiert in das Interstitium, der Volumeneffekt ist geringer als der der Kolloide.

✖ HES wird in Europa am häufigsten verwendet. Es gibt verschiedene Präparationen mit unterschiedlichem Volumeneffekt und Plasma-HWZ. Neuere HES-Präparate haben weniger Einfluss auf die Nierenfunktion und die Blutgerinnung als ältere.

✖ Gelatine weist das höchste Risiko für allergische Reaktionen auf. Die Wirkdauer ist kürzer als bei HES, es kommt zur osmotischen Diurese. Kaum Einfluss auf die Blutgerinnung.

Transfusionsmedizin

2009 wurde die neue „Querschnittsleitline zur Therapie mit Blutkomponenten und Plasmaderivaten" vom wissenschaftlichen Beirat der Bundesärztekammer herausgegeben. Das insgesamt 270 Seiten starke Werk beschäftigt sich interdisziplinär mit allen Arten von Blutprodukten und gibt Empfehlungen zu deren Einsatz. Der vollständige Text steht kostenfrei zum Download zu Verfügung (www.bundesaerztekammer.de/page.asp?his=0.6.3288).

Blutprodukte

Erythrozytenkonzentrate (EKs)

Aus Vollblut können verschiedene Typen von Erythrozytenkonzentraten hergestellt werden. Als Standard gilt in Deutschland das **leukozytendepletierte EK in Additivlösung.** Die Leukozytendepletion reduziert das Risiko einer Infektion mit zellständigen Viren (z. B. CMV) und einer Immunisierung gegen HLA-Antigene. Durch Verwendung von Additivlösung ist der Plasmagehalt geringer als bei früheren Verfahren. Bei 4 °C ist diese Konserve im Mittel etwa 45 Tage haltbar. Der durchschnittliche Hb-Gehalt beträgt etwa 65 g (Hämatokrit 50 %). **Gewaschene EKs** werden durch mehrfache Waschprozesse von den restlichen Plasmaproteinen und Thrombozyten befreit. Die Indikation (seltene transfusionsrelevante Antikörper, mehrfache nicht geklärte hämolytische Transfusionsreaktionen) ist sehr eng zu stellen und eine unverzügliche Transfusion vorgeschrieben. Von sehr seltenen Blutgruppen werden in einigen Zentren auch kryokonservierte EKs hergestellt. Herstellungsprozess und Transfusionsvorbereitung sind sehr aufwendig.

> Mit einem Standard-EK kann der Hämoglobingehalt eines Patienten (70 kg) um etwa 1 g/dl angehoben werden.

Für die Transfusion von EKs gibt es keine harten Richtlinien, sondern nur Empfehlungen, die sich an Hb-Wert, Anamnese und klinischen Befunden des Patienten orientieren (■ Tab. 1), die Indikation sollte jedoch stets streng gestellt werden. Bei Gesunden sind Hämoglobinkonzentration von 3 g/dl für den Sauerstofftransport ausreichend. Bei allen Formen der Anämie können Erythrozyten gegeben werden. Im Rahmen massiver akuter Blutungen (Polytrauma, gastrointestinale Blutung) kann es sinnvoll sein, auch Plasmapräparate, Gerinnungsfaktoren und Thrombozytenkonzentrate zu ver-

abreichen. In diesem Fall sind aufgrund des positiven Effekts auf die primäre Hämostase (s. S. 10–13) Hb-Werte im Bereich von 10 g/dl anzustreben.

Fresh frozen Plasma (FFP)

Hierbei handelt es sich um **schockgefrorenes Plasma** aus der Gewinnung von EKs. In Deutschland gibt es vier verschieden zugelassene Präparate, die sich durch ihr Herstellungsverfahren und dadurch bedingt auch im Gehalt an Gerinnungsstoffen unterscheiden. Quarantänegelagerte Konserven (GFP) werden erst nach sechs Monaten zur Transfusion freigegeben, wenn der entsprechende Spender erneut negativ auf Infektionskrankheiten (HIV, Hepatitis, Lues) getestet worden ist. Beim virusinaktivierten Poolplasma (SD-Plasma) ist dies nicht notwendig. Es enthält jedoch weniger Gerinnungsfaktoren, da diese bei der Virusinaktivierung mit zerstört werden. Die Haltbarkeit beträgt bis zu zwei Jahre.
Die therapeutische Anwendung von Plasma ist prinzipiell in folgenden Fällen indiziert:

▶ Aufgrund komplexer Gerinnungsstörungen oder starker Blutung muss die Aktivität von Gerinnungsfaktoren oder -inhibitoren angehoben werden.
▶ Die Aktivität von Gerinnungsfaktoren, für die noch keine Einzelfaktorenpräparate verfügbar sind (Faktor V, Faktor XI), muss angehoben werden.

Für akute Blutungen liegt eine **Dosisempfehlung von 30 ml/kg KG** vor, wenn eine adäquate Aktivitätssteigerung der Gerinnungsfaktoren erzielt werden soll. Dies bedeutet eine entsprechende Volumenbelastung mit freiem Wasser (■ Abb. 1). Für die

Bereitstellung von Plasmen muss zudem eine **Auftauzeit von 30 min** zuzüglich Transport etc. kalkuliert werden. Aus diesen beiden Gründen sollte frühzeitig auch an die Anwendung von Faktorenkonzentraten gedacht werden (s. S. 10–13).
In folgenden Fällen besteht **keine Indikation** für die Anwendung von Plasma:

▶ Verwendung als primärer Volumenersatz
▶ parenterale Ernährung
▶ Substitution von Immunglobulinen
▶ Mangel an Gerinnungsstoffen, die mit Konzentraten verträglicher und wirksamer behandelt werden können (Hämophilie, Marcumarblutung)
▶ Hämostasestörungen, die mit Plasma grundsätzlich nicht therapierbar sind (Thrombopathie, Thrombopenie, Hyperfibrinolyse).

Bei der Transfusion von Plasmen ist neben der **Volumenüberladung** auch eine Zitratintoxikation mit nachfolgender **metabolischer Alkalose (Kalziumsubstitution!)** zu bedenken.

Thrombozytenkonzentrate (TKs)

TKs werden entweder durch **Zellapherese** (Einzelspende) oder durch **Poolen** mehrerer Vollblutspenden hergestellt. Ein Plättchenkonzentrat enthält dann $2–4 \times 10^{11}$ Zellen. Plättchenkonzentrate werden in speziellen gasdurchlässigen sterilen Beuteln bei 22 ± 2 °C unter gleichförmiger Bewegung aufbewahrt und sind nur fünf Tage lagerbar. Eine **Substitution** von Blutplättchen ist bei klinisch relevanten Blutungen (zerebral, gastrointestinal, retinal) und Zellzahlen von **< 50 Thrombozyten /nl** indiziert. Daten

Hb-Bereich	Kompensationsfähigkeit/Risikofaktoren	Transfusion
≤ 6 g/dl (≤ 3,7 mmol/l)	–	Ja*
6 – 8 g/dl (3,7 – 5,0 mmol/l)	Kompensation adäquat, keine Risikofaktoren	Nein
	Kompensation eingeschränkt, Risikofaktoren vorhanden (KHK, Herzinsuffizienz etc.)	**Ja**
	Hinweise auf anämische Hypoxie (Tachykardie, Hypotonie, Ischämiezeichen im EKG, Laktatazidose)	Ja
8 – 10 g/dl (5,0 – 6,2 mmol/l)	Hinweise auf anämische Hypoxie (Tachykardie, Hypotonie, Ischämiezeichen im EKG, Laktatazidose)	Ja
> 10 g/dl (> 6,2 mmol/l)	–	Nein**

* Im Einzelfall können bei adäquater Kompensation und ohne Risikofaktoren niedrigere Hb-Werte ohne Transfusion toleriert werden.

** Im Einzelfall kann eine Transfusion auf Hb-Werte > 10 g/dl indiziert sein.

■ Tab. 1: Klinische Bewertung einer akuten Anämie, Transfusionstrigger.

aus kontrollierten Studien gibt es nur für
hämato-onkologische Patienten, sodass die
Transfusionsempfehlungen hier nur auf
Einzelfallberichten oder Expertenmeinung
beruhen.

Der Einsatz sollte aus Kostengründen (teu-
erstes Blutprodukt!) und v. a. wegen der
hohen Rate an Unverträglichkeitsreaktionen
zurückhaltend erfolgen. Kontraindiziert ist
die Gabe, wenn beim Empfänger Antikörper
gegen Thrombozyten vorliegen, da diese
auch die transfundierten Zellen funktions-
untüchtig machen würden.

Wenn möglich sollte die **Blutgruppe
(AB0, Rh)** bei der Transfusion berücksichtigt werden, da eine klinisch relevante Im-
munmodulation nicht ausgeschlossen werden kann, und auch **hämolytische Transfusionsreaktionen** auftreten können.

Humanalbumin

Humanalbumin wird meist in 5-, 20- oder
25 %igen Lösungen angeboten. Das physiologische Protein weist eine Wirkdauer von
bis 36 h auf, kann aber aufgrund der geringen Molekülgröße (im Vergleich zu HES)
durch Kapillarlecks (z. B. im Rahmen einer
Sepsis) in das Interstitium übertreten. Aus
diesem Grund gibt es für **Akutpatienten**
(Trauma, Verbrennung, Intensivpatienten)
**keine Empfehlung zur Albuminsubsti-
tution.** In vielen Patientengruppen war in
Studien die Mortalität nach Humanalbumin
höher.

Bei chronischen Mangelzuständen, Leberzirrhose oder Aszites (nach Punktion) kann
die Transfusion von Humanalbumin indiziert
sein (s. Querschnittsleitline).

Fremdblutsparende Maßnahmen

Die Transfusion von Fremdblut stellt für den
Empfänger in vielerlei Hinsicht ein Risiko
dar. Neben der Infektionsgefahr (HIV, Hepatitis, Creutzfeldt-Jakob-Krankheit etc.) besteht die Möglichkeit einer Transfusions-
reaktion durch Verwechselung von Konserven oder durch irreguläre Antikörper.
Bei elektiven Eingriffen mit erhöhter Transfusionswahrscheinlichkeit (Hüftendopro-
thesenimplantation, Operationen an großen
Blutgefäßen und blutreichen Organen)
müssen daher zusätzlich fremdblutsparende
Maßnahmen ergriffen werden:

▶ präoperative Hämodilution
▶ Eigenblutspende
▶ maschinelle Autotransfusion (Cellsaver®).

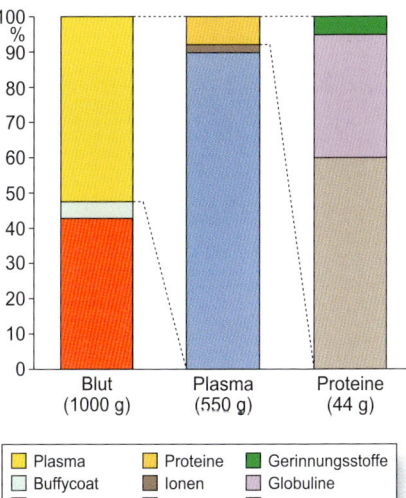

▌ Abb. 1: Zusammensetzung von Blut, Blutplasma
und Plasmaproteinen. FFP besteht aus physiologischem Blutplasma, die Zusammensetzung ist somit vergleichbar. [2]

Maschinelle Autotransfusion (MAT)

Die MAT beruht auf dem Recyclinggedan-
ken. **Wundblut** wird während und ggf.
auch noch über einen Zeitraum nach der
Operation in ein heparinisiertes steriles
Auffanggefäß gesaugt. Ist das Reservoir voll
oder die maximale Sammelzeit (in der Regel
6 h nach Öffnen) verstrichen, wird das
Wundblut in einer glockenförmigen Zentri-
fuge unter Zumischung von steriler Koch-

salzlösung gewaschen, d. h. Zelltrümmer,
Gewebereste, Fett, Knochenfragmente und
überschüssige Flüssigkeit werden abzentri-
fugiert. Das verbleibende Konzentrat enthält
v. a. Erythrozyten und Reste von Blutplasma
sowie Spüllösung.

Für den Umgang mit MAT-Blut gelten ver-
schärfte Bedingungen. Um eine mögliche
Keimbesiedelung zu minimieren, dürfen die
Zeitvorgaben des Herstellers bezüglich Sammelzeit, Aufbereitung und Retransfusion
nicht überschritten werden. Die Konserven-
beutel sind mit dem Vermerk „EIGEN-
BLUT" zu kennzeichnen. Bei von entsprechenden Instituten hergestellten Fremdblut-
konserven trägt gemäß Transfusionsgesetz
der Hersteller die Verantwortung für den
Inhalt (Blutgruppe). Aus diesem Grund ist
hier nur ein einfacher Bedside-Test mit Emp-
fängerblut notwendig. Bei Eigenblutkonser-
ven und MAT-Blut ist dagegen eine Testung
von Konserve und Empfänger vorgeschrieben, um eine mögliche Verwechselung und
Inkompatibilität auszuschließen.

Akute normovolämische Hämodilution und Eigenblutspende

Aufgrund des hohen personellen und
organisatorischen Aufwands und dem vergleichsweise geringen Benefit (gemessen an
eingesparten Fremd-EKs) für den Patienten
verlieren diese Methoden zunehmend an
Bedeutung.

Zusammenfassung

✖ EKs sind das adäquate Mittel zur Substitution von Sauerstoffträgern
bei Anämie und Blutung. Als Transfusionsgrenze ist ein Hb-Wert von 6 g/dl
anzusehen.

✖ FFPs bestehen aus physiologischem Blutplasma und enthalten zu etwa
5 % Gerinnungsfaktoren.

✖ TKs werden bei klinisch relevanten Blutungen ab 50 Thrombozyten/nl
eingesetzt.

✖ Humanalbumin kommt nur selten und für spezielle Indikationen zum
Einsatz.

✖ Fremdblutsparende Maßnahmen sind bei Eingriffen mit einer hohen
Transfusionswahrscheinlichkeit sinnvoll.

Narkosesysteme

M. Krämer

Um die Sicherheit des Patienten zu gewährleisten, müssen alle Inhalationsnarkosegeräte über bestimmte Komponenten verfügen. Die Mindestanforderungen werden in der deutschen bzw. europäischen Norm für Anästhesiearbeitsplätze festgelegt. Folgende Bestandteile müssen immer vorhanden sein:

▶ eine Gasdosierung (für Sauerstoff, Luft und ggf. Lachgas),
▶ eine Narkosegasdosierung (z. B. für Isofluran, Sevofluran oder Desfluran)
▶ ein Atemsystem und Ventilator (für manuelle und maschinelle Beatmung)
▶ ein Monitoringsystem (zur Messung der inspiratorischen Sauerstoffkonzentration, der Atemwegsdrücke, der Zusammensetzung des Atemgases und des Exspirationsvolumens).

Zusätzlich ist i. d. R. ein Monitoringsystem für den Patienten integriert. Hiermit werden der Blutdruck, das EKG und die Sauerstoffsättigung überwacht. Neue Geräte verfügen über eine Vielzahl von weiteren Funktionen, wie die konstante Messung des arteriellen und zentralvenösen Blutdrucks sowie der Körpertemperatur oder die EEG-Überwachung.

Gasdosierung

Die Zusammensetzung des Frischgasflusses wird durch Feinnadelventile geregelt. Ältere Geräte verfügen über mechanische, konisch geformte Glasröhrenrotameter (▮ Abb. 1), bei denen die Höhe des Schwimmers den Gasfluss anzeigt. Für jedes Gas ist ein eigenes Rotameter vorhanden. Wird Lachgas verwendet, verhindert ein Oxygen-ratio-control-Ventil die Applikation eines hypoxischen Gasgemischs.
Bei neueren Narkosegeräten sind elektronische Ventile eingebaut, die vom Hersteller kalibriert werden. Unter der Annahme, dass die abgegebenen Gaskonzentrationen mit den eingestellten Dosierungen übereinstimmen, findet im Normalbetrieb keine Messung des Flusses statt. Die Übereinstimmung von eingestellter und abgegebener Gasdosierung muss regelmäßig überprüft werden.

Systeme

Vom funktionellen Aspekt können Narkosesysteme je nach Bauart bzw. dem Vorhandensein eines Reservoirs und danach, ob eine Rückatmung stattfindet, eingeteilt werden in offen, halboffen, halbgeschlossen und geschlossen.

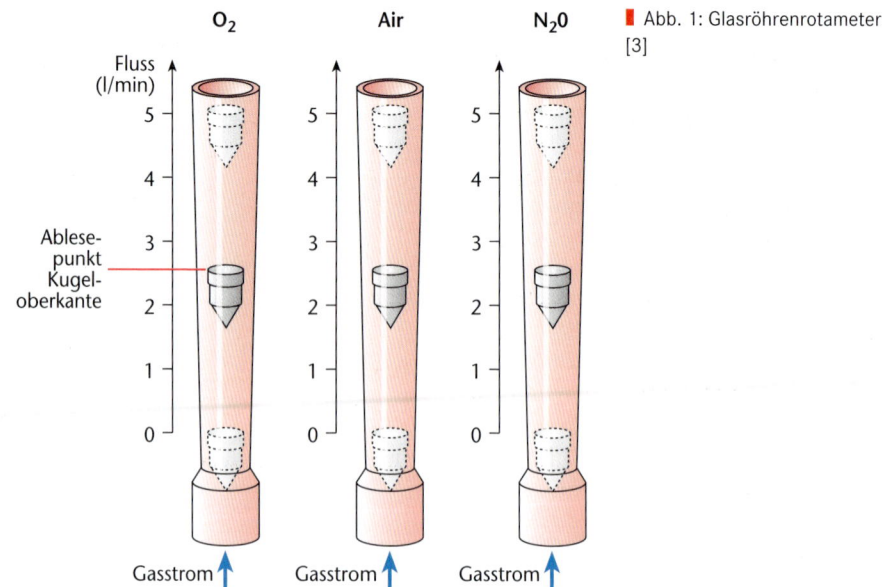

▮ Abb. 1: Glasröhrenrotameter. [3]

O₂ Air N₂0

Fluss (l/min)

Ablesepunkt Kugeloberkante

Gasstrom ↑ Gasstrom ↑ Gasstrom ↑

Offenes System

Der Prototyp des offenen Systems ist die heutzutage überholte Schimmelbusch-Maske (s. S. 2/3, Abb. 1). Das System bestand aus einer über ein Drahtgestell gespannten Kompresse. Ether oder Chloroform wurden auf diese Maske getropft. Ein Reservoir für die Inspirationsluft war nicht vorhanden, der Patient atmete ein Gemisch aus Raumluft und Ether- oder Chloroformdampf ein. Die Exspirationsluft ging in die Raumluft über. Die genaue Narkosemitteldosierung hing also von dem Atemzugvolumen des Patienten und der Narkotikakonzentration auf der Maske ab, die Narkosegasbelastung war für alle Anwesenden sehr groß. Offene Systeme werden kaum noch verwendet.

Halboffene Systeme

Halboffene Systeme verfügen über ein Frischgasreservoir. Der Patient atmet aus diesem Reservoir reines Frischgas ein, die Ausatemluft wird komplett aus dem System entfernt. Dies geschieht je nach Konstruktion durch Nichtrückatemventile oder einen entsprechend hohen Frischgasfluss. Die Zusammensetzung der Inspirationsluft entspricht dem zugeführten Frischgas, der Fluss muss mindestens so groß sein wie das Atemminutenvolumen. Das bekannteste Beispiel ist der Beatmungsbeutel (z. B. Ambu®-Beutel), die Rückatmung wird durch ein Ventil verhindert. Auch Intensivrespiratoren sind halboffene Systeme, bei denen durch Ventile die Rückatmung verhindert wird. Außerdem gehören die von Mapleson charakterisierten Systeme A bis F (▮ Abb. 2) zu dieser Gruppe. Ist der Frischgasfluss bei letz-

teren nicht ausreichend groß, findet eine teilweise Rückatmung ohne Kohlendioxidabsorption statt.

Halbgeschlossene Systeme

Die Exspirationsluft wird bei halbgeschlossenen Systemen vom Patienten teilweise zurückgeatmet, nachdem das Kohlendioxid absorbiert wurde. Durch die konstante Frischgaszufuhr entsteht überschüssiges Atemgas im System, das über die Narkosegasabsaugung abgeleitet wird. Typisches Beispiel hier-

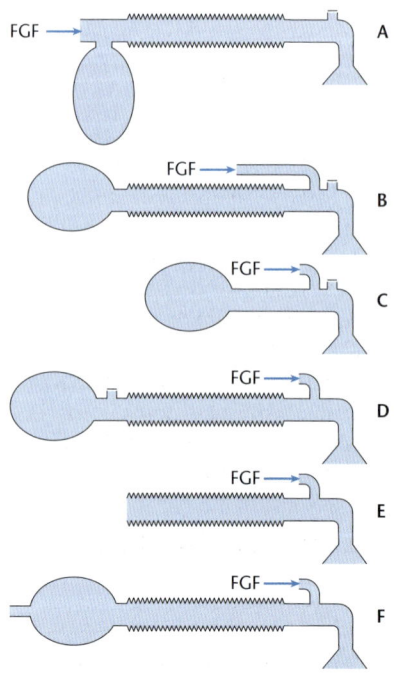

FGF → A
FGF → B
FGF → C
FGF → D
FGF → E
FGF → F

▮ Abb. 2: Klassifizierung der halboffenen Narkosesysteme nach Mapleson; FGF = Frischgaszufuhr. [10]

für sind Kreissysteme, die heutzutage sehr häufig verwendet werden. Der grundsätzliche Aufbau ist in ▮ Abbildung 3 dargestellt. Vorteile dieses Systems sind Konservierung von Feuchtigkeit und Wärme in der Atemluft und der deutlich geringere Verbrauch an Narkose- und Frischgas. Allerdings ist der Aufbau komplexer als bei offenen oder halboffenen Systemen. So muss z.B. die Zusammensetzung der Inspirationsluft kontinuierlich überwacht werden. Auch reagiert das System deutlich träger auf Veränderungen der Narkosegaszusammensetzung aufgrund des niedrigeren Frischgasflusses.

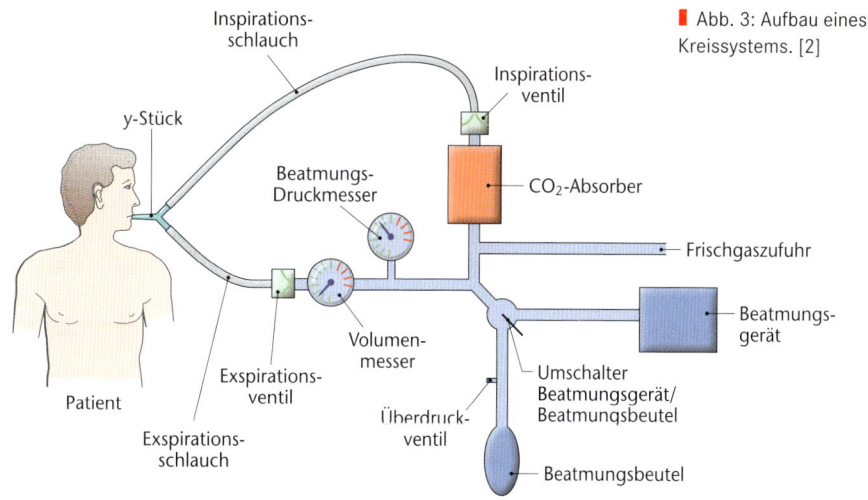

▮ Abb. 3: Aufbau eines Kreissystems. [2]

Low-flow und Minimal-flow

Durch die Rückatmung kann man die Frischgaszufuhr deutlich reduzieren, einem Fluss < 1 l/min bezeichnet man als Low-flow-Anästhesie, unterhalb von 0,5 l/min handelt es sich um eine Minimal-flow-Anästhesie.

Frischgasentkoppelung

Bei älteren Narkosegeräten wie z.B. dem Sulla 808 V® der Firma Dräger® wird das Frischgas kontinuierlich dem Inspirationsschenkel zugeführt. Erhält der Patient einen Atemhub über den Ventilator oder Beatmungsbeutel, addiert sich der Frischgasfluss zum eingestellten Volumen. Das Atemzugvolumen erhöht sich deshalb bei alten Narkosegeräten in Abhängigkeit vom Frischgasfluss. Praktisches Beispiel: Bei einer Atemfrequenz von 10/min stehen pro Atemzug 6 s zur Verfügung, davon entfallen auf die Inspiration 2 s (bei einem Verhältnis von Inspiration : Exspiration = 1:2). Ist ein Frischgasfluss von 3 l/min eingestellt (d.h. dem System werden 50 ml Frischgas pro Sekunde hinzugefügt), erhält der Patient pro Atemzug 100 ml zusätzlich durch den Frischgasfluss, bei einem Frischgasfluss von 6 l/min sind es 200 ml pro Atemzug. Bei moderneren Geräten wird das Frischgas während der Inspiration in einem Reservoir gespeichert und erst in der Exspirationsphase dem Atemsystem zugeführt. Das Atemzugvolumen ist unabhängig vom Frischgasfluss, man bezeichnet dies als Frischgasentkoppelung.

Kohlendioxidabsorption

Bei halbgeschlossenen und geschlossenen Narkosesystemen wird das Kohlendioxid aus der Exspirationsluft eliminiert, bevor der Patient die Luft wieder einatmet. Hierfür sind in den Narkosegeräten Kohlendioxid-Absorber vorhanden. Die Absorber sind mit Atemkalk gefüllt, der überwiegend aus Calciumhydroxid [$Ca(OH)_2$] besteht. Außerdem enthält er Wasser und Natriumhydroxid (NaOH). Folgende chemische Reaktionen laufen ab:

▶ $CO_2 + H_2O \leftrightarrow H_2CO_3$
▶ $H_2CO_3 + 2\ NaOH \leftrightarrow Na_2CO_3 + 2\ H_2O + Wärme$
▶ $Na_2CO_3 + Ca(OH)_2 \leftrightarrow CaCO_3 + 2\ NaOH$

Durch die Anwesenheit eines Farbindikators kommt es bei zunehmendem Verbrauch des Atemkalks zum Farbumschlag (da eine Rückgewinnung des NaOH nicht mehr stattfinden kann). Achtung: Diese Verfärbung kann aber nach einiger Zeit wieder verschwinden.
Moderne Narkosegeräte verfügen außerdem über eine Kohlendioxidmessung in der Ex-

spirations- und Inspirationsluft. Überschreiten die Inspirationswerte eine Grenze oder hat sich ein Großteil des Atemkalks verfärbt, ist dieser auszutauschen.
Trocknet der Atemkalk vollständig aus, kann Kohlenmonoxid entstehen.

Geschlossene Systeme

Geschlossene Systeme sind ähnlich aufgebaut wie halbgeschlossene. Beim geschlossenen System atmet der Patient die Exspirationsluft nach Kohlendioxidabsorption vollständig wieder ein. Der Frischgasfluss ist so niedrig, dass nur der Verbrauch ersetzt wird. Aus dem System entweicht kein überschüssiges Gas. Der technische Aufwand ist dementsprechend nochmals größer als bei halbgeschlossenen Systemen, der Frischgas- und Narkosegasverbrauch ist geringer als bei den anderen Systemen.

Zusammenfassung

✖ Offene Narkosesysteme werden heutzutage kaum noch verwendet. Der Beatmungsbeutel ist das bekannteste halboffene System und wird in den Industrienationen meist nur kurzfristig sowie in der Notfallmedizin eingesetzt. Auch Intensivrespiratoren werden zu den halboffenen Systemen gerechnet.

✖ Halbgeschlossene Systeme sind in der westlichen Welt am häufigsten anzutreffen. Sie helfen, Frisch- und Narkosegas einzusparen, die Wärme- und Feuchtigkeitsabgabe ist geringer, das Atemgas ist besser akklimatisiert.

✖ Bei geschlossenen Narkosesystemen wird nur das verbrauchte Atemgas ersetzt, der technische Aufwand ist im Vergleich zu anderen Narkosegeräten am größten.

P. Keppeler

Atemwegssicherung

Die zentrale Aufgabe der Anästhesie ist die Sicherung der Sauerstoffversorgung des Patienten. Wenn der Patient nicht selbst atmet, stehen verschiedene Systeme zur Atemwegssicherung zur Verfügung. Das Wichtigste ist, dass der Anästhesist die Maßnahmen und die richtige Reihenfolge der Anwendung beherrscht. Das Vorgehen bei unerwartet schwierigem Atemweg wird auf Seite 76/77 dargelegt.

Maskenbeatmung

Indikationen
▶ kurze Eingriffe (< 20 min) bei nüchternen Patienten (Abrasio, Abszessspaltung)
▶ Präoxygenierung vor Intubation bzw. Larynxmaske.

Kontraindikationen
▶ nichtnüchterner Patient
▶ Adipositas permagna
▶ besondere Lagerungen des Patienten (Seitenlage, extreme Kopftieflage).

Vorgehen
▶ leicht erhöhte Lagerung des Kopfs (verbesserte Jackson-Position)
▶ Überstreckung des Halses
▶ Umfassen der Beatmungsmaske am Übergang zwischen Maske und Beatmungsschlauch mit Daumen und Zeigefinger („C-Griff")
▶ dichtes Aufsetzen der Maske über Mund und Nase – am besten von oben (Nasenwurzel) oder unten (Unterlippe) ansetzen
▶ Einhaken von Mittel-, Ring- und kleinem Finger am Unterkiefer
▶ Überstreckung des Halses beibehalten und beatmen, den Beatmungsbeutel langsam und gleichmäßig ausdrücken (▌ Abb. 1)
▶ Kontrolle des Erfolgs durch sichtbare Thoraxexkursionen.

Risiken
▶ Luftinsufflation in den Magen, Aspiration
▶ Kontamination der Raumluft mit Anästhesiegasen.

> Niemals Maskenbeatmung bei nichtnüchternen Patienten, sei der Eingriff noch so kurz!

Larynxmaske

Die Larynxmaske (LMA) ist ein oropharyngealer Tubus mit einem Cuff am distalen Ende, der in geblocktem Zustand den Kehlkopfeingang wie eine Maske umschließt.

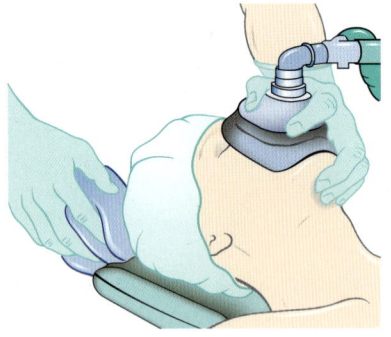

▌ Abb. 1: Maskenbeatmung. [2]

Indikationen
▶ Eingriffe, für die eine endotracheale Intubation (Relaxierung) nicht erforderlich ist
▶ Operationsdauer bis 2 h
▶ unerwartet schwierige Intubation
▶ Notfallbeatmung.

Größenauswahl
Die Auswahl der LMA-Größe erfolgt entsprechend dem Patientengewicht (▌ Tab. 1).

Kontraindikationen
▶ Nichtnüchternheit bzw. erhöhtes Aspirationsrisiko, **die LMA bietet keinen Aspirationsschutz!**
▶ anatomische Verhältnisse, welche die Platzierung der LMA nicht zulassen
▶ Bauchlagerung

Größe	Anwendung
1	Säuglinge bis 6,5 kg
2	Kleinkinder bis 20 kg
2,5	Kinder 20 – 30 kg
3	Jugendliche/Erwachsene 30– ca. 50 kg
4	Erwachsene
5	Große Erwachsene > 90 kg oder schlechter Sitz der Größe 4

▌ Tab. 1: Einteilung der Larynxmaskengrößen nach Patientengewicht.

▶ thorakale und intrakranielle Eingriffe
▶ Adipositas permagna (BMI > 35).

Vorgehen
▶ Auswahl der richtigen LMA-Größe (▌ Tab. 1).
▶ Die Einführung der LMA verlangt tief sedierte Patienten, um Würgen und Laryngospasmen zu verhindern.
▶ Nach Narkoseeinleitung, Lagerung des Kopfs in verbesserter Jackson-Position und Überstreckung des Halses, Öffnen des Munds
▶ Die LMA wird wie ein Bleistift und mit der schwarzen Linie zur Nase gehalten.
▶ Mit dem Zeigefinger wird die LMA am harten Gaumen entlang hinter die Zunge geführt.

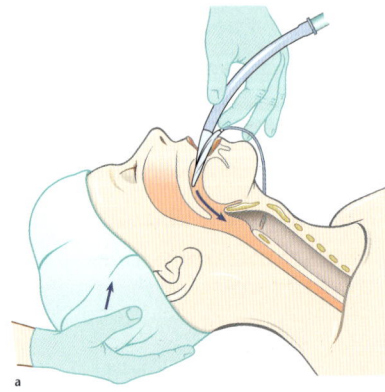
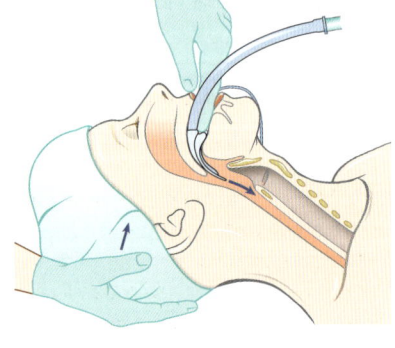
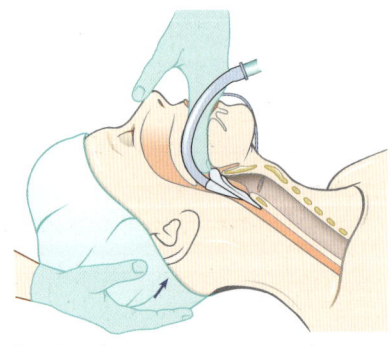
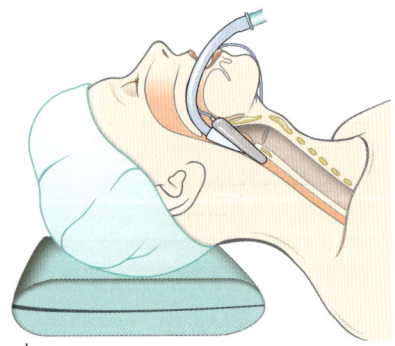
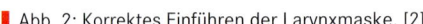

▌ Abb. 2: Korrektes Einführen der Larynxmaske. [2]

▶ Wenn die LMA mit einem federnden Widerstand aufsitzt, ist die richtige Position erreicht (**■** Abb. 2).
▶ Dann wird der Cuff geblockt (max. 60 mmHg), dabei hebt sich die LMA etwas an.
▶ Patient beatmen, Kontrolle durch Thoraxexkursionen.

Risiken
▶ Aspiration
▶ Verletzung des Zungenbands durch „Stopfen" der LMA
▶ Zahnschäden.

Larynxtubus

Der Larynxtubus® (LTS) der Firma VBM stellt eine Alternative zur Larynxmaske dar und soll als blockbarer supraglottischer Atemweg die einfache Anwendung der LMA mit einem höheren Aspirationsschutz der Intubationsnarkose kombinieren (**■** Abb. 3). Die Größe wird anhand des Körpergewichts bzw. der Körpergröße des Patienten mithilfe einer farblichen Kodierung der Larynxtuben® ermittelt (**■** Tab. 2).

Indikationen
▶ Eingriffe, für die eine endotracheale Intubation nicht erforderlich ist
▶ unerwartet schwierige Intubation
▶ Notfallbeatmung, auch präklinisch.

Kontraindikationen
▶ nichtnüchterne Patienten (geplante Narkose)
▶ Unmöglichkeit der Applikation.

Vorgehen
▶ Auswahl der korrekten Größe (**■** Tab. 2)
▶ Lagerung des Kopfs in Jackson-Position
▶ Entblocken des Cuffs
▶ Einführen des Larynxtubus in den Mund, bis dieser mit einem federnden Widerstand aufsitzt

▶ Blocken des Cuffs mit dem am Ansatzstück angegebenen Volumen
▶ Kontrolle der suffizienten Beatmung
▶ Über das tracheale Lumen kann beatmet werden, während über das ösophageale eine Magensonde zur Absaugung gelegt werden kann (LTS II).

Risiken
▶ Verletzung von Zungenband, Schleimhaut durch zu grobes Einführen
▶ Unmöglichkeit der Beatmung durch Wahl der falschen Größe.

Endotracheale Intubation

Indikationen
▶ Notfalleingriffe/nichtnüchterne Patienten
▶ Operation an Kopf, Hals, Thorax, im Bauchraum.

Kontraindikationen
Im Notfall keine.

Tubusgröße
Die Auswahl des Tubus richtet sich bei Erwachsenen nach dem Geschlecht. Frauen werden standardmäßig mit einem Tubus mit 7 oder 7,5 mm Innendurchmesser (ID), Männer mit Tubusgröße 8 – 8,5 mm ID intubiert. Bei Kindern dient der kleine Finger als zuverlässiger Anhaltspunkt für die Tubusdicke.

Vorgehen
▶ Lagerung des Patienten mit erhöhtem Kopf (verbesserte Jackson-Position)
▶ Nach Maskenbeatmung und Gabe eines Muskelrelaxans Öffnen des Munds mit der rechten Hand
▶ Einführen des Laryngoskops mit der linken Hand rechts an der Zunge vorbei, bis die Epiglottis sichtbar wird
▶ Anheben der Epiglottis durch Anheben des gesamten Laryngoskops fußwärts-him-

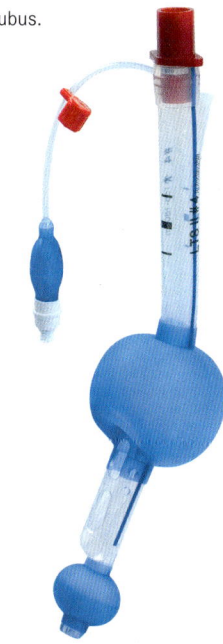

■ Abb. 3: Larynxtubus. [11]

melwärts (**Nicht am Griff hebeln,** sonst besteht hohe Verletzungsgefahr für die Schneidezähne!)
▶ Hat man freie Sicht auf die Stimmbänder, wird der Tubus unter Sicht in die Trachea vorgeschoben und der Cuff geblockt (max. 30 mmHg).
▶ Sieht man trotz korrekter Haltung die Stimmritze nur teilweise oder gar nicht, kann der Helfer durch vorsichtiges Schieben des Kehlkopfs nach oben und rechts (**BURP,** Backwards upwards rightwards pressure) die Sicht verbessern.
▶ Nach Intubation erfolgt die Lagekontrolle des Tubus. **Sichere Intubationszeichen** sind:
– Intubation der Trachea unter Sicht
– exspiratorisch gemessenes Kohlendioxid.
▶ Einführung eines Beißschutzes (Mullbinde, Guedeltubus etc.) neben dem Tubus zur Verhinderung des Zubeißens des Patienten
▶ Fixierung des Tubus durch Pflaster oder Band eng am Mundwinkel („21 cm sind immer gut").

Größe	Gewicht bzw. Größe des Patienten	Farbcodierte Spritze und Beißblock
0	Neugeborene < 5 kg	Transparent
1	Babys 5 – 12 kg	Weiß
2	Kinder 12 – 25 kg	Grün
2,5	Kinder 125 – 150 cm	Orange
3	Erwachsene < 155 cm	Gelb
4	Erwachsene 155 – 180 cm	Rot
5	Erwachsene > 180 cm	Violett

■ Tab. 2: Größentabelle VBM-Larynxtubus®.

Zusammenfassung
✖ Die Sicherung der Atemwege ist die Hauptaufgabe des Anästhesisten.
✖ Je nach Eingriff können verschieden invasive Atemwegssicherungssysteme eingesetzt werden.
✖ Für Kurznarkosen bei nüchternen Patienten eignet sich eine einfache Maskennarkose.
✖ Bei Eingriffen unter 2 h Dauer kann eine LMA eingesetzt werden. Alternativ kann man einen Larynxtubus nutzen.
✖ Für Notfalleingriffe und Operationen an Kopf, Hals und im Bauchraum ist die Intubationsnarkose das adäquate Mittel zur Atemwegssicherung.

Basismonitoring

Es ist schon ein paar Jahrzehnte her, als die Patienten in der Anästhesie sprichwörtlich „mit der Hand am Puls" überwacht wurden. Seitdem hat sich die Überwachung der Vitalparameter durch ein nichtinvasives Basismonitoring etabliert.

> Zum apparativen Basismonitoring, das bei jeder Allgemein- und Regionalanästhesie sowie bei Analgosedierung und zum anästhesiologischen „Standby" durchgeführt wird, zählen:
> ▶ EKG
> ▶ nichtinvasive Blutdruckmessung (NIBP)
> ▶ Messung der Sauerstoffsättigung (SpO$_2$)
> ▶ Messung der Körpertemperatur
> ▶ Relaxometrie bei Anwendung von Muskelrelaxanzien
> ▶ Messung von FiO$_2$, etCO$_2$
> ▶ ggf. Messung der Konzentration von Narkosegasen und des Atemwegsdrucks bei Beatmung.

Klinische Beobachtung

Trotz aller Fortschritte in der apparativen Überwachung sollte der Blick des Anästhesisten nicht nur dem Überwachungsmonitor, sondern v. a. dem Patienten selbst gelten. Die apparativ gewonnenen Messwerte unterliegen zahlreichen Fehlerquellen und müssen immer kritisch hinterfragt werden.

Sinnvoll ist es, intraoperativ regelmäßig Folgendes zu überprüfen:

▶ Beobachtung regelmäßiger seitengleicher Thoraxexkursionen und unauffälliger Auskultationsbefund als Hinweise für eine suffiziente Ventilation
▶ Veränderungen des Hautkolorits, z. B. Zyanose als (spätes) Zeichen einer unzureichenden Oxygenierung
▶ Hautturgor, Urinausscheidung, Blutverlust, Rekapillarisierungszeit und Gefäßinjektion der Konjunktiven als Hinweise auf Volumenstatus oder das Vorliegen einer Blutungsanämie
▶ vegetative Reaktionen wie Schwitzen, Augentränen oder weite Pupillen als Hinweis auf unzureichende Narkosetiefe
▶ Überprüfung der Lagerung des Patienten zum Schutz vor Nerven- und Plexusschäden.

Zusätzlich gibt es bei vielen Operationen eingriffsspezifische Merkmale, die besondere Aufmerksamkeit erfordern, wie das Einbringen von Knochenzement oder das Abklemmen großer Gefäße. Bei wachen Patienten können Komplikationen unter Regionalanästhesie oft frühzeitig im Gespräch bemerkt werden. Zusätzlich baut es Ängste ab, wenn der Patient erfährt, dass die Operation bereits begonnen hat, und er offensichtlich keine Schmerzen verspürt.

Apparatives Monitoring

Die apparative Überwachung bietet neben sinnvollen Alarmen auch immer Fehlerquellen. Diese können besser eingeordnet werden, wenn man die Messmethoden kennt. Außerdem müssen die Alarme immer eingeschaltet und die Alarmgrenzen sinnvoll eingestellt werden.

EKG

Das EKG dient mit der dreipoligen Ableitung der Überwachung von Herzfrequenz und Herzrhythmus. Meist bietet Einthoven II die besten Ableitungsbedingungen. Bei Patienten mit Herzerkrankung wird die Überwachung auf eine Analyse der ST-Strecke erweitert, um intraoperative Myokardischämien zu erkennen. Da ein 12-Kanal-EKG im Operationssaal nicht praktikabel ist, beschränkt man sich auf eine zusätzliche Ableitung von V$_5$ mit dem 5-Kanal-EKG, wodurch ein Großteil der Ischämien erfasst wird.

Im EKG werden Potenzialdifferenzen gemessen, die durch Erregungsbildung und -ausbreitung im Herzen verursacht werden. Störungen der EKG-Ableitung entstehen daher häufig beim Einsatz anderer elektrischer Geräte, wie dem Elektrokauter, aber auch durch Muskelzittern. Da elektrische, nicht aber mechanische Phänomene abgeleitet werden, ist ein normaler Rhythmus auf dem Bildschirm kein Garant für eine tatsächliche Herzaktion.

Nichtinvasive Blutdruckmessung (NIBP)

Zusammen mit der Herzfrequenz lässt die Messung des Blutdrucks einen Rückschluss auf die Perfusion zu. In vielen Fällen reicht die intermittierende (meist alle 5 min) automatische nichtinvasive Blutdruckmessung (engl. Non-invasive blood pressure, NIBP) an einer Extremität aus. Zu kurze Messintervalle können zu Druckläsionen führen. Die manuelle Messung nach Riva-Rocci mit Auskultation der Korotkow-Töne ist durch die automatische oszillometrische Messung abgelöst worden. Hier werden die Schwingungen gemessen, die beim Ablassen der mit Luft gefüllten Blutdruckmanschette durch arterielle Pulsationen entstehen. Die maximale Amplitude entspricht dabei dem arteriellen Mitteldruck (Mean arterial pressure, MAP). Eine Kompression der Blutdruckmanschette von außen, beispielsweise durch den Operateur oder Erschütterungen, ist die häufigste Ursache von Messfehlern. Zudem ist die Wahl der richtigen Manschettengröße entscheidend.

> Zu schmale Blutdruckmanschetten messen einen falsch hohen Blutdruck, zu breite einen falsch niedrigen. Die Manschettenbreite sollte zwei Drittel der Oberarmlänge betragen.

Sauerstoffsättigung (SpO$_2$)

Einen Fortschritt hat die anästhesiologische Überwachung durch die Messung der Sauerstoffsättigung (Normwert 95–99 %) erfahren. Sie wird peripher meist am Finger bestimmt, ebenso möglich sind Zehen, Nase und Ohrläppchen. Mit großer Genauigkeit entspricht sie der Sauerstoffsättigung des Hämoglobins im arteriellen Blut. Anästhesiemonitore sind so konfiguriert, dass die Sauerstoffsättigung durch die Tonhöhe angegeben wird. Bei Normalwerten ist der Ton hoch; sinkt die Sauerstoffsättigung, wird auch der Ton tiefer.

Das Messprinzip basiert auf der unterschiedlichen Lichtabsorption von oxygeniertem und nichtoxygeniertem Hämoglobin. Zur Messung wird Licht zweier Wellenlängen verwendet und

Anstieg	Abnahme
▶ Hypoventilation	▶ Hyperventilation
▶ Vermehrter CO$_2$-Anfall (z. B. maligne Hyperthermie, Öffnen eines Tourniquets)	▶ Diskonnektion, Leckage
	▶ Verlegung, Abknicken des Tubus
▶ HZV-Anstieg	▶ Perfusionsstörungen (z. B. Lungenarterienembolie,
▶ Kapnoperitoneum bei Laparotomie	HZV-Abfall, Herzstillstand)
	▶ Technischer Defekt, Kalibrierung

▌ Tab. 1: Ursachen von Veränderungen des etCO$_2$.

die gemessene Lichtabsorption in das Verhältnis gesetzt. Anhand von Eichdaten berechnet das Gerät hieraus einen Sättigungswert. Da nur pulsatile Flüsse betrachtet werden, wird die Sauerstoffsättigung in Venen und Kapillaren nicht berücksichtigt. Die Geräte mitteln die gemessene Sauerstoffsättigung der letzten 15–30 s, Veränderungen werden also mit dieser Verzögerung angezeigt.

Falsch hohe Werte zeigt das Pulsoxymeter bei Vergiftung mit Methämoglobin und Kohlenmonoxid an. Auch Nagellack und die i. v. Injektion von Farbstoffen wie Methylenblau können das Messergebnis beeinflussen. Fehlerhafte Messwerte ergeben sich ebenfalls durch Bewegungsartefakte und bei peripherer Minderperfusion, z. B. im Rahmen der Zentralisation bei Schockgeschehen.

Kapnometrie und Kapnografie

Die Kapnometrie misst die Kohlendioxidkonzentration der Ausatemluft. Da zu Beginn der Exspiration Totraumvolumen mit Frischluft abgeatmet wird, betrachtet man ausschließlich das endexspiratorische oder endtidale Kohlendioxid (etCO$_2$) als Ausdruck des alveolären Kohlendioxids. Wird zusätzlich

die Kurve des ausgeatmeten Kohlendioxid dargestellt, spricht man von Kapnografie.

Ein über mehrere Atemzüge bestehendes Kohlendioxid bzw. die typische Kohlendioxidkurve in der Kapnografie gehören zu den sicheren Zeichen der endotrachealen Tubuslage. Intraoperativ wird die Beatmung anhand der etCO$_2$-Konzentration gesteuert werden. Meist wird eine Normokapnie (4,6–6,0 kPa bzw. 35–45 mmHg) angestrebt. Langsame Veränderungen werden sehr häufig durch die Beatmung hervorgerufen, plötzliche Änderungen sind Hinweise auf Komplikationen (▌ Tab. 1). Die Kapnografie gibt durch die Kurvenform zusätzliche Informationen (▌ Abb. 1).

Temperaturmessung

Bei Operationen über 30 min Dauer gilt die Temperaturmessung als Standard-Monitoringverfahren. Geeignete und gut zugängliche Messorte sind Nasopharynx und Ösophagus. Durch Messung der Rektaltemperatur wird nicht in allen Fällen die korrekte Körperkerntemperatur ermittelt. Kinder kühlen während einer Operation schneller aus als Erwachsene, entsprechend sollte die Temperatur möglichst bei jedem Eingriff gemessen werden.

Neuromuskuläres Monitoring (Relaxometrie)

Durch die Relaxometrie werden Wirkung und Abbau von Muskelrelaxanzien überwacht. Intraoperativ wird überprüft, ob die erforderliche chirurgische Relaxierung erreicht wurde, während vor der Narkoseausleitung die sichere Rückkehr der Schutzreflexe im Vordergrund steht.

> Jeder Patient, der ein Muskelrelaxans erhalten hat, muss durch neuromuskuläres Monitoring überwacht werden. Dies gilt auch nach Gabe von kurzwirksamen Substanzen, da es nach wiederholter Gabe zur Kumulation gekommen oder der Abbau durch eine veränderte Metabolisierung verlängert sein kann.

Exkurs

In einem Selbstversuch ließ sich der Brite Dr. Prescott im Jahr 1944 bei vollem Bewusstsein ein Muskelrelaxans spritzen. Das Erlebnis war traumatisch: Er hatte das Gefühl, sich an seinem eigenen Speichel zu verschlucken und daran zu ersticken. Die Umstehenden gingen davon aus, alles sei in Ordnung, doch der Wissenschaftler konnte sich nur niemandem bemerkbar machen. Seine Atemfrequenz stieg so stark an, dass sich einer der Beobachter schließlich ein Herz fasste, Prescott beatmete und ihm ein Antidot verabreichte. Nach weiteren 10 min voller Angst konnte er wieder ohne Unterstützung Luft holen. Ganz Wissenschaftler wiederholte Prescott das Experiment mit einer anderen Dosierung, allerdings erst nach einer mehrwöchigen Erholungspause.

Es ist Aufgabe des Anästhesisten, derartige Ereignisse durch Einsatz des neuromuskulären Monitorings zu verhindern. Ein postoperativer Relaxansüberhang

[handschriftliche Notiz: Intraoperativ sollten die Schutzreflexe aussetzen, postoperativ aber wieder einsetzen, damit der Pat. wieder spontan atmet! => PORC - Messung]

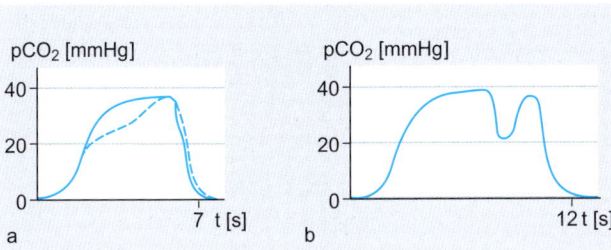

pCO$_2$ [mmHg]

a   7 t [s]

pCO$_2$ [mmHg]

b   12 t [s]

▌ Abb. 1: Kapnografiekurven. [12]

a) Normales Kapnogramm (durchgezogene Linie) und verzögerter Anstieg des etCO$_2$ bei Atemwegsobstruktion.

b) Zwischenatmen während der Beatmung.

(PORC) führt nicht nur zu einer psychischen Traumatisierung, sondern erhöht wegen der eingeschränkten Schutzreflexe auch die Rate pulmonaler Komplikationen.

Früher wurde das Abklingen der neuromuskulären Blockade ausschließlich klinisch beurteilt. Das Herausstrecken der Zunge, ein weites Öffnen der Augen oder das Anheben des Kopfs über 5 s galten als Zeichen der abgeklungenen Blockade. Doch allein die Relaxometrie erlaubt die sichere Beurteilung des Relaxationsgrads vor Narkoseausleitung. Für die Relaxometrie werden zwei Elektroden im Abstand von 2–4 cm am distalen Unterarm über den Verlauf des N. ulnaris aufgeklebt (■ Abb. 2). Nach Anschluss des Stimulators (meist: schwarz = distale und weiß = proximale Elektrode) wird der Nerv supramaximal elektrisch stimuliert und die Kontraktion des M. adductor pollicis (Beugung und Adduktion des Daumens) ausgewertet. Da die Kraft nur durch aufwendige Apparaturen messbar ist, bedient man sich in der Praxis der Messung der Beschleunigung (Akzelerometrie). Diese ist zur Kraft proportional. Die Stimulation ist schmerzhaft und sollte erst am narkotisierten Patienten durchgeführt werden.

Train-of-four-Stimulation (TOF)

Es existieren mehrere Stimulationsmuster, von denen die TOF-Stimulation am häufigsten eingesetzt wird. Dabei werden vier Einzelreize im Abstand von 0,5 s (2 Hz) appliziert.

Nichtdepolarisierende Muskelrelaxanzien (NDMR) blockieren neben den postsynaptischen auch präsynaptische

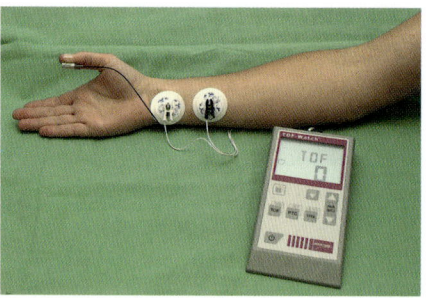

■ Abb. 2: Relaxometer mit korrekter Platzierung der Elektroden. [13]

Acetylcholin-Rezeptoren. Diese sorgen für die Bereitstellung von Acetylcholin, wenn die Speicher aufgebraucht sind. Wird kurz nach einer Kontraktion ein zweiter Reiz ausgelöst, ist die Kontraktionskraft nach Gabe eines NDMR geringer. Bei der TOF-Stimulation spiegelt sich dies in einem Fading wider. Das bedeutet, der erste der vier Reize ist am stärksten, die nachfolgenden fallen immer schwächer aus. Aus dem Quotienten der Kontraktionsamplitude der vierten und der ersten Zuckung wird der TOF-Quotient berechnet.

Wird dem narkotisierten Patienten ein NDMR verabreicht, nimmt der TOF-Quotient von 1,0 (d. h., alle vier Reize sind gleich stark auslösbar) zunächst ab (■ Abb. 3a). Bei tiefer neuromuskulärer Blockade ist keine Kontraktion nachweisbar. Lässt die Blockade schließlich nach, sind wieder Kontraktionen auslösbar, und der TOF-Quotient steigt. Dabei reicht die Relaxierung für die meisten chirurgischen Eingriffe noch aus, wenn ein oder zwei Reizantworten gemessen werden. Zur Extubation ist ein TOF-Quotient von > 0,9 erforderlich.

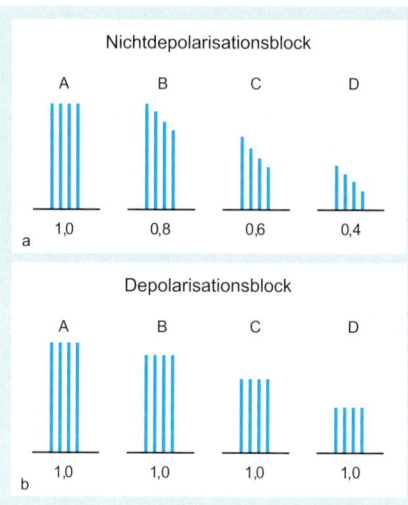

■ Abb. 3: TOF-Stimulation nach Gabe eines NDMR (a) und von Succinylcholin (b). [12]

Nach Gabe eines depolarisierenden Muskelrelaxans (Succinylcholin) bleibt ein Fading aus, die Kontaktionsamplituden sind also gleich stark vermindert (■ Abb. 3b). Der TOF-Quotient zeigt den Wert 1 bei beginnender oder nachlassender Blockade bzw. den Wert 0 bei tiefer Relaxation.

Zusammenfassung

✖ EKG, NIBP und Pulsoxymetrie gehören zum Standardmonitoring einer Anästhesie und ergänzen die klinische Beurteilung.

✖ Zusätzlich werden je nach Notwendigkeit die Messung von Körpertemperatur, Beatmungs- und Gaskonzentrationen eingesetzt.

✖ Durch Relaxometrie mit Beschleunigungsmessung kann eine PORC mit dem Risiko schwerer pulmonaler Komplikationen ausgeschlossen werden. Meist wird hierfür die TOF-Stimulation eingesetzt.

Im Rahmen ausgedehnter Operationen, insbesondere bei Patienten mit multiplen (kardialen) Vorerkrankungen und auf Intensivstationen reicht das Standardmonitoring mit EKG, nichtinvasiver Blutdruckmessung (NIBP) und Pulsoxymetrie häufig nicht aus. Auch die Furcht vor unerwünschten Vorkommnissen während der Narkose zwingt den Anästhesisten zu weiteren Monitoringverfahren.

Messung der Narkosetiefe mittels EEG

Das EEG zeichnet die Hirnströme des Menschen auf. Diese ändern sich unter dem Einfluss von Narkotika. Aus den Veränderungen lassen sich Rückschlüsse auf Hirnperfusion und Narkosetiefe des Patienten ziehen, ferner können auftretende Krampfpotenziale frühzeitig entdeckt und behandelt werden.

Indikationen
▶ kritisch kranke Patienten, bei denen wenig Narkotika eingesetzt werden können
▶ total-intravenöse Anästhesie (TIVA): erhöhte Inzidenz von Awareness beschrieben
▶ Operation an hirnversorgenden Gefäßen.

Kontraindikationen
Keine.

Störungseinflüsse
▶ Muskelzittern (Ableitung eines EMG)
▶ monopolarer Elektrokauter.

Methoden
Ein auf anästhesiologische Erfordernisse angepasstes EEG-Monitoringverfahren stellt der **BIS**® (bispektraler Index) der Firma Aspect dar. Er ermittelt aus 2–4 frontolateralen Ableitungen (▌ Abb. 1) den **Sedierungsgrad** des Patienten. Dazu wird eine spezielle vierteilige Elektrode von Stirnmitte bis zu einem Augenwinkel aufgeklebt. Die Skala des BIS® reicht von 0–100. Bei 70–100 ist der Patient wach bis leicht sediert, zwischen 30 und 69 hat man eine ausreichende Narkosetiefe erreicht, und Werte unter 30 entsprechen einer zu tiefen Narkose (Burst-suppression-EEG). Das **Narcotrend**®-Verfahren ermittelt aus einem EEG, unter Berücksichtigung von Alter und Geschlecht des Patienten, dessen Narkosetiefe und teilt diese von A (wach) bis F (sehr tiefe Narkose) ein. Hierbei werden drei Elektroden an der Stirn befestigt, und das EEG mit einer speziellen Software analysiert.

Invasive Blutdruckmessung (IBP)

Durch die ständige Messung des intraarteriellen Drucks können selbst kleinere Schwankungen registriert und Tendenzen früher erkannt werden als bei der 3- bis 5-minütigen Messung mittels Blutdruckmanschette.

Indikationen
▶ Patienten mit instabilen Kreislaufverhältnissen (Anlage der arteriellen Druckmessung bereits vor Narkoseeinleitung [sog. „Wach-Arterie"])
▶ bei Eingriffen mit erhöhtem Blutungsrisiko oder unter Katecholamintherapie
▶ Kardiochirurgie, Neurochirurgie, Thoraxchirurgie, Operation an großen Gefäßen
▶ Unmöglichkeit der indirekten RR-Messung (ausgedehnte Verbrennungen)
▶ ggf. Patienten mit lang dauernder maschineller Beatmung und eingeschränktem Gasaustausch zur Beurteilung der arteriellen Blutgasanalyse.

Kontraindikationen
Im Notfall keine.

Risiken
▶ Gefäßverletzung (Aneurysma)
▶ Ischämie des Endglieds
▶ Infektion (sehr selten wegen geringem Keimeintritt ins Hochdrucksystem).

Punktion
▶ Am häufigsten wird die **A. radialis** punktiert.
▶ A. brachialis am Oberarm, wenn A. radialis nicht möglich
▶ A. femoralis in der Leiste (letzte Alternative oder für PICCO®-Katheter).

Vorgehen
Die Hand liegt mit der Palmarseite nach oben, das Handgelenk wird unterpolstert (z. B. Watterolle), dorsal flektiert. Unter Palpation des Pulses führt man die Punktionsnadel im 30°-Winkel unter die Haut ein. Wenn hellrotes Blut zurückläuft, hat man die Arterie sicher punktiert. Je nach Verfahren schiebt man entweder einen Seldinger-Draht in die Kanüle vor und wechselt dann auf eine Kunststoffkanüle **(Don't lose the wire!)**, oder man zieht den Stahlmandrin unter Vorschieben des bereits angebrachten Kunststoffkatheters zurück. Schließlich wird das **Druckmesssystem** angeschlossen und ein **Nullabgleich** mit dem Umgebungsdruck durchgeführt. Erst danach sind die angezeigten Blutdruckwerte verlässlich.
Der **Druckaufnehmer** besteht aus einer Membran, welche die Druckschwankungen aus der Arterie (übertragen von der Flüssigkeitssäule im Messsystem) aufnimmt und in ein elektrisches Signal umwandelt. Das elektrische Signal wird über einen Verstärker geleitet und analog (Kurve) und digital (Zahlenwerte) ausgegeben.

Zentraler Venenkatheter (ZVK)

Indikationen
▶ Gefäßzugang bei schwieriger oder unmöglicher peripherer Punktion
▶ parenterale Ernährung
▶ Katecholamintherapie
▶ Infusion gefäßreizender Pharmaka (Kaliumchlorid, hyperosmolare Lösungen etc.)
▶ in Form eines großlumigen Shaldon-Katheters zur Hämodialyse und Volumentherapie bei Schock oder Trauma
▶ Messung von zentralvenösem Druck (ZVD) und zentralvenöser Sauerstoffsättigung ($ScvO_2$) beim kritisch kranken Patienten.

Kontraindikationen
▶ Verletzung, Tumor oder Infektion im Punktionsgebiet
▶ Stenose/Verschluss A. carotis kontralateral (V. jugularis)
▶ Pneumothorax kontralateral (V. subclavia).

Risiken
▶ Punktion der A. carotis (V. jugularis)
▶ Pneumothorax (V. subclavia)
▶ Nervenläsion
▶ Infektion
▶ Luftembolie (besonders V. subclavia bei Hypovolämie).

▌ Abb. 1: Patient mit BIS®-Elektrode. [2]

Punktion

▸ V. jugularis interna
▸ V. subclavia
▸ V. jugularis externa, V. anonyma
▸ V. femoralis
▸ V. basilica.

Vorgehen

Die Anlage eines ZVK erfolgt durch **Seldinger-Technik** in die V. jugularis oder V. subclavia durch direkte Punktion der Vene und Vorschieben eines Drahts über die Stahlkanüle (▋ Abb. 2).
Dann wird die Einstichstelle durch einen Dilatator erweitert und anschließend der ZVK über den Draht eingeführt (Draht niemals loslassen: **Don't lose the wire!**).
Bei Punktion der **V. subclavia** wird die Klavikula mit der Kanüle touchiert und anschließend unterfahren, Stichrichtung zum Jugulum. Ein Vorteil dieser Methode ist, dass auch bei schlechtem Volumenstatus die Vene stets durch ihre **bindegewebige Fixierung** offengehalten wird.
Zur besseren Venenfüllung Punktion in Kopftieflage, die Lagekontrolle erfolgt bei Patienten mit Sinusrhythmus mittels **EKG-Ableitung** über den noch liegenden Seldinger-Draht (hohe P-Welle → Katheterspitze liegt im Vorhof → Zurückziehen bis P-Welle wieder normal → zentralvenöse Position).

Messung der Parameter

Zentraler Venendruck (ZVD)

Dieser kann mit einer der folgenden Methoden gemessen werden:

▸ **mechanisch** über eine **Wassersäule**
▸ **elektronisch** als kontinuierliche Messung über ein **Druckaufnehmersystem** (s. o.) mit Aufzeichnung der Venendruckkurve.

Die Messwerte stellen keine Absolutwerte zur Beurteilung des Volumenstatus dar (Ausnahme: negativer ZVD bei schwerer Hypovolämie) und müssen im Verlauf beurteilt werden. Der ZVD hängt vom intrathorakalen Druck ab und wird daher durch viele Faktoren verfälscht (Pulmonalarterienhochdruck, Herzinsuffizienz oder auch Erkrankungen der Herzklappen, hohe PEEP-Werte, Katecholamine).

Zentralvenöse Sauerstoffsättigung (ScvO$_2$)

Die gemischtvenöse Sättigung (SVO$_2$) spiegelt das Verhältnis von Sauerstoffangebot und Sauerstoffverbrauch (Sauerstoffextraktion) wider.
Die ScvO$_2$ kann **analog zur gemischtvenösen Sauerstoffsättigung** beurteilt werden. Die normale ScvO$_2$ ist 70–75 %, da bei regulären Kreislaufverhältnissen nicht mehr Sauerstoff vom Körper ausgeschöpft wird. Besonders in der Frühphase der Sepsis (Sauerstoffmangel in der Peripherie durch Volumenmangel) ist der ScvO$_2$ ein gesicherter Parameter für die Beurteilung der peripheren Sauerstoffversorgung (hier sollte der ScvO$_2$ > 70 % gehalten werden).
Zur Messung wird ein spezieller Katheter (z. B. Cevox®-Katheter) in den distalen Schenkel des ZVK eingelegt. Zur Kalibration wird eine zentralvenöse BGA abgenommen und der gemessene ScvO$_2$-Wert eingegeben.

5-Kanal-EKG mit ST-Strecken-Analyse

Indikationen

Patienten mit hohem Risiko für intraoperatives kardiales Ereignis (Myokardischämie).

Vorgehen

▸ Anlegen eines 5-Kanal-EKGs: linke und rechte Schulter, linker und rechter Unterbauch, Herzspitze
▸ kontinuierliche Aufzeichnung der **Ableitungen II und V$_5$** ("Poor-man's ECG"): Diese Ableitungen sind am sensibelsten für Myokardischämien.

Moderne Überwachungssysteme analysieren die **ST-Strecke** dieser Ableitungen **automatisch** und alarmieren bei signifikanten ST-Hebungen oder -Senkungen. Dies bietet den Vorteil, dass der Anästhesist nicht während der ganzen Operation an den EKG-Monitor gebunden ist.

Transösophageale Echokardiografie (TEE)

Indikationen

▸ Kardiochirurgie (Klappenoperationen)
▸ Operationen oberhalb des Herzens in **sitzender Position** (Erkennen eingeschwemmter Luftblasen)
▸ Monitoring kardial vorerkrankter Patienten zusätzlich zur ST-Strecken-Analyse zur frühzeitigen **Detektion regionaler Wandbewegungsstörungen**
▸ Beurteilung der **kardialen Pumpfunktion** im Schock.

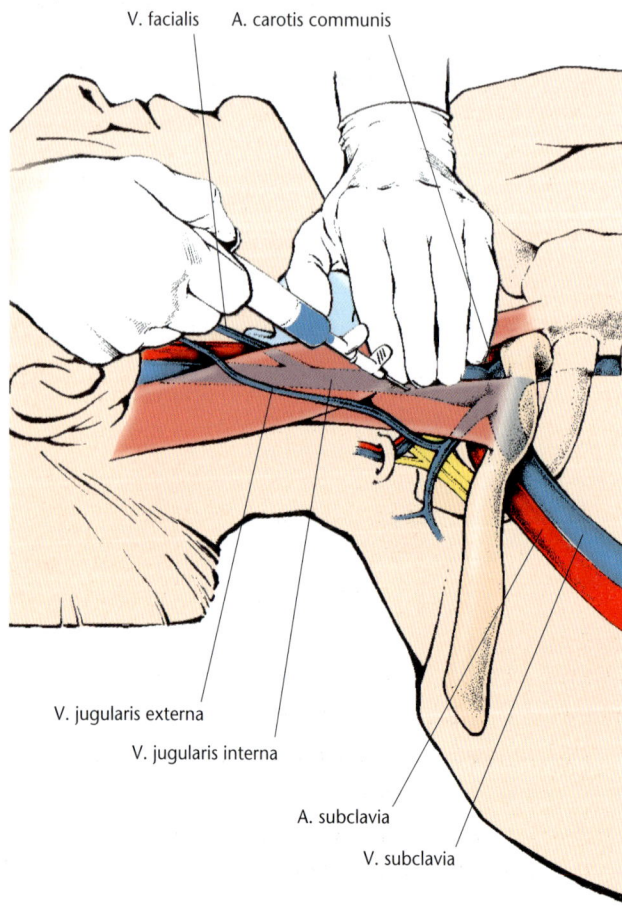

V. facialis   A. carotis communis

V. jugularis externa
V. jugularis interna
A. subclavia
V. subclavia

▋ Abb. 2: Anlage eines ZVK in die V. jugularis interna. Die Abbildung zeigt die Beziehung der Punktionsstelle zu benachbarten Strukturen. [3]

Kontraindikationen

▶ Fehlbildungen am Ösophagus, Ösophagusvarizen, Gastrektomie
▶ Ablehnung durch den Patienten.

Risiken

▶ Ösophagusruptur
▶ Magenperforation
▶ Zahnschäden, Pharynxverletzung
▶ Ablenkung des Anästhesisten (TEE sollte von einem zweiten Anästhesisten durchgeführt werden).

Vorgehen

Vor Operationsbeginn wird eine **transösophageale Ultraschallsonde** durch den Mund in die Speiseröhre vorgeschoben und hinter dem Herzen platziert (ca. 30 cm). Aufgrund der unmittelbaren Nachbarschaft kann man mit der TEE die Pumpfunktion des Herzens, die Herzklappen und den Blutfluss im Herz überwachen. Ferner kann das TEE zur Diagnostik eines Aortenaneurysmas, eines Perikardergusses und reginaler Wandbewegungstörungen bei myokardialer Ischämie herangezogen werden.

Messung des Herzzeitvolumens (HZV)

Vor allem bei Patienten in der Sepsis und im Schock reicht die normale Blutdruckmessung nicht aus. Es hat sich gezeigt, dass die kontinuierliche Messung von Parametern wie **HZV**, systemischem Widerstand **(SVR)**, Schlagvolumenvarianz **(SVV)**, intrathorakalem Blutvolumen **(ITBV)** etc. und die entsprechende Therapieanpassung das **Outcome von kritisch Kranken verbessern** können.

PiCCO®-System

PiCCO® (Pulse contour continuous cardiac output) der Firma Pulsion ist eine weniger invasive Methode zur kontinuierlichen Messung des HZV und zur Beurteilung des Volumenstatus des Patienten.

Vorgehen

Das HZV wird mittels **transpulmonaler Thermodilution** berechnet.
Dabei wird ein vorher festgelegtes Volumen einer kalten isotonischen Kochsalzlösung schnell zentralvenös injiziert. Es entsteht eine Thermodilutionskurve (▌Abb. 3) vom zentralvenösen Injektionsort bis zum Messpunkt (idealerweise an der Femoralarterie). Die Geschwindigkeit des Weitertransports des Injektats ist vom **Cardiac output** abhängig.

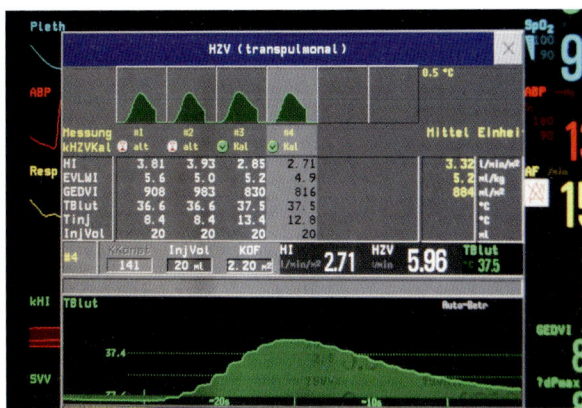

Bei der **Pulskonturanalyse** werden das HZV und einige andere Parameter auf Basis von arterieller Druckkurve sowie mathematischer Algorithmen berechnet. Von besonderem Interesse sind hier der **systemische Widerstand (SVR)** und die **Schlagvolumenvarianz (SVV)**, da diese Parameter für therapeutische Entscheidungen relevant sind.

LiDCO®

Das LiDCO®-System (Lithium cardiac output) der LiDCO Group bestimmt das HZV und weitere Parameter mittels **Indikatorverdünnungsverfahren von injiziertem Lithiumchlorid.**
Nach zentralvenöser Applikation von 0,3 mmol (2 ml) Lithiumchlorid wird dessen transpulmonale Dilutionskurve aufgezeichnet und das Herzzeitvolumen durch Analyse der Dilutionskurve an einem speziellen arteriellen Katheter mit lithiumsensitiver Membran ermittelt.

Vigileo®

Das Vigileo®-System der Firma Edwards Lifesciences besteht aus dem FloTrac-Sensor und dem Edwards Vigileo-Monitor, der unter Verwendung des „FloTrac-Algorithmus" (einem komplexen mathematischen Algorithmus) **aus der arteriellen Druckkurve** eines normalen arteriellen Zugangs **HZV, SVV, SVR, CO** etc. berechnet wird. Dazu analysiert der FloTrac-Algorithmus die Druckkurve für 20 s hundertmal pro Sekunde und erfasst 2000 Datenpunkte für die Analyse. Eine manuelle Kalibrierung ist nicht notwendig.

Pulmonalarterienkatheter (PAK)

Der PAK hat in der Anästhesie und operativen Intensivmedizin nur noch bei kardiochirurgischen Patienten Bedeutung. Zur Bestimmung von HZV etc. haben sich die risikoärmeren und einfacher handhabbaren Verfahren (s. o.) durchgesetzt.

Zusammenfassung

✖ Bei zunehmend komplexen Eingriffen müssen auch die intraoperativen Monitoringsysteme diffiziler werden. Diese Patientensicherheit geht mit einem erhöhten Bedarf an Geräten und gut geschultem ärztlichem Personal einher.

✖ Zur Überwachung der Narkosetiefe gibt es verschiedene Systeme, die mit modifizierten EEG eine intraoperative Awareness verhindern.

✖ Die invasive Blutdruckmessung ermöglicht die kontinuierliche Überwachung des Blutdrucks.

✖ Außer zu diagnostischen Zwecken dient der ZVK auch der Infusionstherapie (parenterale Ernährung, Katecholamine etc.).

✖ Mittels PiCCO® o.ä. kann die Kreislaufsituation durch Pulskonturanalyse differenziert untersucht und in der Folge adäquat therapiert werden.

✖ Zum erweiterten Monitoring bei kreislaufinstabilen Patienten oder komplexen Operationen gehören IBP, ZVD und TEE.

B Spezieller Teil

Präoperative Visite

P. Keppeler

Anamneseerhebung

Bei der Anamnese achtet der Anästhesist besonders auf Erkrankungen von:

▶ **Herz:** koronare Herzkrankheit (KHK), Hypertonie, Herzinsuffizienz, Klappenvitien, Rhythmusstörungen
▶ **Lunge:** COPD, Asthma, Fibrose, Tuberkulose
▶ **Magen/Darm:** Ulkusanamnese, Magenresektion, Refluxkrankheit
▶ **Leber/Nieren:** Zirrhose, portokavale Hypertonie, Niereninsuffizienz, Dialysepflicht
▶ **Blutungsanamnese:** Hämophilien, Gerinnungsfaktorenmangel, Thrombozytopenie
▶ **Stoffwechsel:** Diabetes mellitus, Hypo-/Hyperthyreose, Adipositas permagna
▶ **ZNS:** Epilepsie, psychische Erkrankungen, Apoplexie, multiple Sklerose
▶ **Familienanamnese:** Disposition für maligne Hypertermie.

Wichtig sind auch Fragen nach **Allergien** (Medikamente [bestimmte Antibiotika], Latex [wg. Operationshandschuhen, Kathetern etc.]), **Suchtverhalten** (Alkohol, Nikotin, Drogen), Familienanamnese (Muskelerkrankungen, maligne Hyperthermie [MH]) und **regelmäßiger Medikamenteneinnahme** (auch Phytopharmaka, wie Ginkgo oder Johanniskraut!). Aus all diesen Angaben erschließt sich die Einordnung in die ASA-Klassifikation der **A**merican **S**ociety of **A**nesthesiology (▪ Tab. 1).
Diese Einteilung soll das perioperative Mortalitätsrisiko bewerten, d. h. je höher die ASA-Klassifikation des Patienten, desto höher das Risiko für ein intraoperatives (evtl. tödliches) Ereignis und desto komplexer muss das perioperative Monitoring ausfallen (s. S. 40–45).

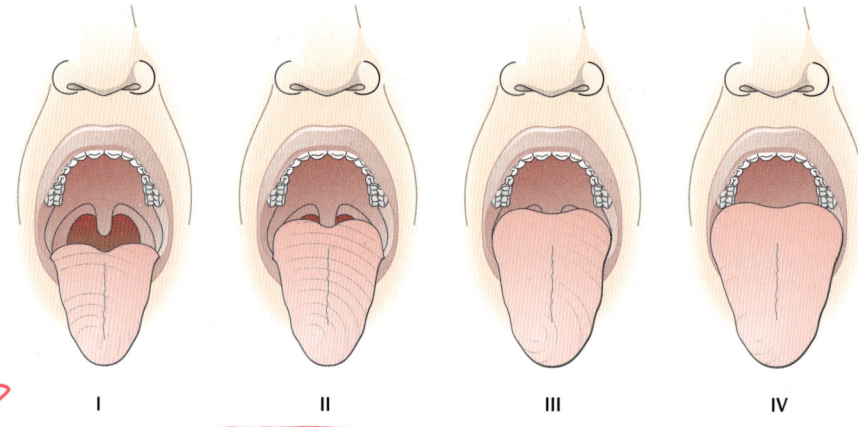

▪ Abb. 1: Einteilung nach Mallampati und Samsoon. Grad I: weicher Gaumen und Rachen sichtbar, Grad II: weicher Gaumen und Uvula sichtbar, Grad III: nur Basis der Uvula sichtbar, Grad IV: nur harter Gaumen und Zunge sichtbar. [3]

Körperliche Untersuchung

Bei der orientierenden körperlichen Untersuchung werden neben der Auskultation von Herz und Lunge auch Größe und Gewicht bestimmt und wird die anästhesiespezifische Anatomie kontrolliert: Bei geplanter Vollnarkose werden Mundöffnung (nach Mallampati, ▪ Abb. 1, Weite der Mundöffnung), Halswirbelsäulen-Reklinationsfähigkeit und Zahnstatus überprüft. Bei geplanter Regionalanästhesie wird der **Zustand der geplanten Punktionsstelle** (Infektionen, Punktionshindernis durch Fettschürze, Wirbelsäulendeformitäten, Voroperationen im Punktionsgebiet) inspiziert. Es empfiehlt sich, auch nach vorhergehenden Narkosen und evtl. aufgetretenen Komplikationen zu fragen (v. a. **PONV**, s. S. 87–89). => Prophylaxe sinnv. Med. z. Bsp. mit Vomex

> Sämtliche anästhesierelevanten Befunde werden im Narkoseprotokoll dokumentiert!

Apparative Untersuchungen

Laboruntersuchungen Diese sollten bei ausgedehnten Operationen und bekannten Veränderungen bestimmter Laborparameter gemacht werden. Bei gesunden Patienten (ASA I und II) ohne Blutungsanamnese (insbesondere Kinder!) ist für einen Routineeingriff keine Blutabnahme nötig!

EKG Es ist routinemäßig bei Patienten über 45 Jahren und bei allen Patienten mit kardialen Vorerkrankungen (hypertensive Herzkrankheit, Herzrhythmusstörungen, KHK) erforderlich.

Röntgen-Thorax Geröntgt werden sollte routinemäßig bei Patienten über 65 Jahren, bei allen Patienten mit chronischen Herz- oder Lungenerkrankungen und bei Patienten mit Tbc-Anamnese, wenn Voraufnahmen zum Vergleich vorliegen.

Lungenfunktionstest Er ist bei pulmonal deutlich eingeschränkten Patienten (langjährige COPD, Lungenemhysem, Fibrose) und vor Lungenoperationen durchzuführen.

Echokardiografie Sie erfolgt bei kardial stark eingeschränkten Patienten zur Beurteilung der Klappenfunktion und der Pumpleistung des Herzens. Die Echokardiografie ist nur sinnvoll, wenn sich daraus eine therapeutische Konsequenz ergibt!

Festlegung des Anästhesieverfahrens

Auf Grundlage von Anamnese und geplanter Operation wird nun das Anästhesieverfahren mit dem Patienten besprochen:

▶ Vorbereitung auf die Narkose (Nüchternheit ▪ Tab. 2, Medikamenteneinnahme, Medikamentenabsetzung ▪ Tab. 3)
▶ Vorgehen bei der Anästhesiedurchführung (Prämedikation, Lagerung)
▶ spezielle Risiken des jeweiligen Verfahrens (s. S. 22/23 und 30/31)
▶ zusätzliche Verfahren (Anlage von zentralem Venenkatheter [ZVK], Magensonde, invasive RR-Messung, transösophageale Echokardiografie [TEE], Bluttransfusion)
▶ postoperative Verfahrensweisen (patientenkontrollierte Analgesie [PCA], Schmerzkatheter, Intensivstation).

ASA I	Keine Vorerkrankungen
ASA II	Systemische Erkrankung ohne Einschränkungen
ASA III	Systemische Erkrankung mit körperlicher Einschränkung
ASA IV	Schwere Erkrankung, die auch durch die Operation nicht behoben wird
ASA V	Tod mit oder ohne Operation innerhalb von 24 h
ASA VI	Hirntod (zur Organentnahme)

▪ Tab. 1: ASA-Klassifikation.

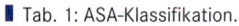

Präoperative Nüchternheit

Nahrungsmittel	Nüchternheit bis OP
Feste Nahrung	Mindestens 6 h
Muttermilch	4 h
Klare Flüssigkeiten	2 h

■ Tab. 2: Perioperative Nüchternheit nach der Deutschen Gesellschaft für Anästhesiologie und Intensivmedizin (DGAI).

Perioperativ weiter verabreichte Medikamente

▶ α-Rezeptoren-Blocker und α₂-Rezeptor-Agonisten
- α-Rezeptoragonisten (Clonidin) senken zentral Herzfrequenz und Blutdruck. Bei Absetzen kann es zu Tachykardie und Hypertonie kommen.
- α-Rezeptorenblocker (Doxazosin, Prazosin) wirken direkt an den glatten Gefäßmuskelzellen dilatierend und senken Vor- und Nachlast.

▶ β-Blocker: Durch die Dauertherapie kommt es zu einer Vermehrung (Up-Regulation) von β-Rezeptoren am Herzen, ein abruptes Absetzen kann zu einem sog. Rebound-Phänomen mit Tachykardie und hypertensiver Entgleisung führen.

▶ Antiarrhythmika: Gefahr einer lebensbedrohlichen Arrhythmie bei Absetzen

▶ Antiepileptika: Diese Medikamente erhöhen die Krampfschwelle des Gehirns, bei abruptem Absetzen ist das Auftreten eines Krampfanfalls möglich.

▶ inhalative Antiasthmatika (β-Mimetika, inhalative Kortikoide): Intubation, maschinelle Beatmung, Absaugen sind starke Reize für die hyperreagible Scheimhaut von Asthmatikern. Wenn der „Schutz" der Schleimhaut durch diese Sprays fehlt, kann es intra- oder postoperativ zum Anfall kommen.

▶ Nitrate und Koronardilatanzien: Das Absetzen dieser Medikamente kann intraoperativ zu Myokardischämien führen.

▶ Kortikoide: Unter Kortikoid-Dauertherapie ist die Neusynthese möglicherweise gehemmt und eine evtl. notwendige „Stressdosis"-Produktion nicht ausreichend möglich. Sie müssen präoperativ in höherer Dosis substituiert werden.

▶ Anti-Parkinson-Mittel: Vor allem Levodopa muss bis unmittelbar vor der Operation gegeben werden, um eine Parkinson-Krise zu vermeiden.

▶ Thyreostatika: Verhinderung einer thyreotoxischen Krise intra- oder postoperativ

▶ selektive Serotonin-Rezeptor-Antagonisten (SSRI): erhöhen bei Depression den Serotoninspiegel im synaptischen Spalt. Ein Absetzen kann zu Entzugserscheinungen führen.

Präoperativ abzusetzende Medikamente

Siehe ■ Tabelle 3.

PONV-Prophylaxe

Fast 10 % der Patienten leiden an **postoperativer Übelkeit und Erbrechen** (Ü/E, *engl.* **PONV**). Dadurch kommt es gehäuft zu postoperativen Komplikation und verlängertem Krankenhausaufenthalt. Zur Beurteilung des Patientenrisikos für das Auftreten wurde ein inzwischen allgemeingültiger Score, der **„Apfel-Score"** entwickelt. PONV-Risikofaktoren sind:

▶ weibliches Geschlecht
▶ Nichtraucherstatus
▶ zu erwartender hoher intra- oder postoperativer Opioidbedarf
▶ vorangegangene PONV oder bekannte Reisekinetose.

Den vier nachweislich am PONV beteiligten Risikofaktoren wird bei Zutreffen zum Patienten jeweils ein Punkt gegeben und die medikamentöse Prophylaxe danach stufenweise ausgerichtet. Ein beispielhaftes PONV-Prophylaxeschema ist im Anhang dargestellt (■ Abb. 5, S. 130).

Prämedikation

Etwa 30 min vor Anästhesiebeginn erhalten die Patienten ein anxiolytisches Medikament.

Erwachsene
▶ Midazolam-Lacktabletten: 3,75 – 7,5 mg p.o.
▶ Lorazepam (Tavor® Expidet): 2,5 – 4 mg s.l.
▶ ggf. PONV-Prophylaxe.

Kinder
▶ Midazolam-Saft: 0,5 – 1 mg/kg KG
▶ zusätzlich EMLA®-Pflaster auf Handrücken und Ellbogen der zu punktierenden Seite.

Ebenso wichtig wie die medikamentöse ist die psychische Prämedikation durch den Anästhesisten. Ist der Patient gut informiert, sinkt die Angst vor der Narkose deutlich. Auch Kindern kann man den Sinn einer Narkose erklären. Dies führt zu signifikant weniger „gewaltsamen" Einleitungen mit Geschrei und Traumatisierung des Kinds.

Medikament	Karenzzeit	Risiko
Thrombozytenaggregationshemmer (Clopidogrel, ASS > 100 mg, Tirofiban)	Absetzen 5 – 7 d präoperativ	Gefahr der Blutung
Orale Antidiabetika (Metformin)	48 h präoperativ	Gefahr der Laktatazidose
Orale Antikoagulanzien (Marcumar®)	Umstellung auf niedermolekulare Heparine	Blutungsgefahr
ASS 100	Bei Risikooperationen 2 d vor Operation	Blutungsgefahr
Monoaminoxidasehemmer (MAO-Hemmer) der ersten Generation	14 d	Hypertonie, Exzitationen

■ Tab. 3: Präoperativ abzusetzende Medikamente.

Zusammenfassung

✖ Die wichtigsten Informationen vor der Operation für den Anästhesisten:
- Ort, Art und Ausmaß der Operation
- Vormedikation
- Vorerkrankungen von Herz, Kreislauf, Lunge, Leber, Niere, Stoffwechsel, Blut
- Hinweise auf schwierige oder unmögliche Narkoseführung.

✖ Nach der Aufklärung über Art und Risiken des Narkoseverfahrens dokumentiert der Patient sein Einverständnis schriftlich.

Ablauf einer Vollnarkose

Jeder Anästhesist sollte sich im Laufe seiner Tätigkeit einen Standardablauf für die Narkoseführung zulegen, der, von wenigen Ausnahmen abgesehen, auch eingehalten wird. So ist er vor Fehlern, wie „Übersehen" oder „Vergessen", weitgehend geschützt. Zudem sollte er bestens mit dem Narkosegerät vertraut sein, um auf technische Fehler und Artefakte adäquat reagieren zu können.

Vorbereitung

Vor Beginn der Einleitung muss bei jedem Patienten Folgendes überprüft werden:

▶ Name, Geburtsdatum des Patienten
▶ Vollständigkeit der anästhesierelevanten Unterlagen:
– unterschriebenes Einverständnis zur Narkose
– Laborwerte inkl. Blutgruppenschein
– EKG
– Röntgen-Thorax
– Anzahl der gekreuzten Erythrozytenkonzentrate.
▶ nochmals **Kontrolle des richtigen Operationsgebiets,** der richtigen Seite etc.

Standardmonitoring

Die Überwachungsgeräte des Standardmonitorings (EKG, SpO_2, RR-Messung) sind grundsätzlich vor **jeder** Form der Narkose oder Analgosedierung am Patienten anzubringen (s. S. 40–42).

Venöse Zugänge

Jeder Patient, der in der Obhut der Anästhesie steht, erhält vor Beginn der Narkose grundsätzlich mindestens einen peripher-venösen Zugang. Die Größe des verwendeten Zugangs richtet sich nach Alter, Venenstatus und geplanter Operation.
Bei Kindern sollte bereits vorher die zu punktierende Stelle mit anästhesierender Salbe bestrichen werden, um den Punktionsschmerz zu reduzieren.
Wichtig ist auch die **sichere Fixierung** der Venenverweilkanüle (besonders vor extremen Lagerungsmaßnahmen).

[handschriftliche Notiz: erst nach Narkoseeinleitung?]

Arterielle Punktion

▶ bei Eingriffen an Herz und Thorax
▶ bei initialer hämodynamischer Instabilität bereits vor Narkoseeinleitung
▶ bei zu erwartenden hohen Blutverlusten (zur zeitnahen Blutdrucküberwachung)
▶ bei geplanter Nachbeatmung auf der Intensivstation
▶ Technik siehe Seite 43–45.

[handschriftliche Notiz: erst nach Narkoseeinleitung?]

Zentraler Venenkatheter (ZVK)

▶ bei erwarteter postoperativer Nüchternheit länger als drei Tage (zur parenteralen Ernährung)
▶ bei hämodynamischer Instabilität, zur Katecholamingabe
▶ hochdosierte Elektrolytsubstitution (z. B. Kaliumchlorid)
▶ ggf. bei sehr schlechtem Venenstatus und zu erwartenden häufigen i. v. Medikamentengaben oder Blutabnahmen
▶ Technik siehe Seite 43–45.

Shaldon-Katheter (großlumiger ZVK)

Ein Shaldonkatheter ist ein sehr großlumiger ZVK (12–14 F), über den große Volumina infundiert oder aus dem Körper herausgebracht werden können. Die Anlage erfolgt wie bei einem ZVK.

▶ bei zu erwartenden massiven Blutverlusten
▶ bei blutenden abdominellen Traumen
▶ bei zu erwartender postoperativer Dialysepflichtigkeit
▶ Technik siehe Seite 43–45.

Schmerzkatheter

Im Rahmen von Fast-Track-Chirurgie und stationären Schmerzdiensten werden zunehmend **Katheterverfahren zur postoperativen Schmerztherapie** eingesetzt. Diese werden bei geplanter Allgemeinanästhesie vor Narkoseeinleitung (Wegfall der muskulären Reizantwort nach Relaxation), bei rückenmarksnaher Anästhesie auch nach der neuroaxialen Blockade eingebracht (Muskelaxion erhalten, schonender für Patienten; **Cave:** Nervenverletzung wird nicht bemerkt!). Die Technik der peripheren und rückenmarknahen Nervenblockaden wird auf Seite 68–75 beschrieben.

Narkoseeinleitung

Präoxygenierung

Die Präoxygenierung des Patienten durch dichtes Vorhalten der Beatmungsmaske für mindestens 3 min dient der Verbesserung der Intubationsbedingungen. Bereits vor der Medikamentengabe wird der Patient über die Beatmungsmaske mit Sauerstoff versorgt. Die normale Raumluft enthält 21 % Sauerstoff und 78 % Stickstoff. Werden die in der Lunge enthaltenen 78 % Stickstoff durch Sauerstoff ersetzt, verlängert sich die Zeit bis zum Sättigungsabfall beim Erwachsenen von ca. 30 s (Raumluft) auf ca. 3 min (100 % Sauerstoff). Nach Narkoseeinleitung bzw. nach Eintreten des Bewusstseinsverlusts wird der nüchterne Patient bis zur endgültigen Atemwegssicherung (Intubation, Larynxmaske [LMA]) über die Maske mit reinem Sauerstoff beatmet. Besonders wichtig ist das **dichte Vorhalten der Maske** für einige Minuten vor einer Ileuseinleitung (Rapid sequence induction [RSI], s. S. 52/53), da hier eine Maskenbeatmung nicht möglich ist.

Medikamentenapplikation

Sind alle Vorbereitungen abgeschlossen, und liegt die exspiratorische Sauerstoff-Fraktion des Patienten bei über 80 %, werden die Medikamente (Hypnotikum s. S. 16/17, Opiat s. S. 22/23) i. v. verabreicht. Erst wenn der Patient mit der Maske beatmet werden kann, wird bei geplanter Intubation das Muskelrelaxans (s. S. 20/21) gespritzt. Eine Ausnahme ist die inhalative Narkoseeinleitung bei Kindern oder Erwachsenen ohne Gefäßzugang.

> Niemals Muskelrelaxanzien injizieren, wenn der Patient mit der Maske nicht zu beatmen ist!

Atemwegssicherung

Dieses Thema wird ausführlich auf den Seiten 38/39 behandelt.

Freigabe zur Operation

Nach Narkoseeinleitung und Sicherung der Atemwege werden die weiteren Gefäßzugänge (Arterie, ZVK) gelegt und sicher befestigt. Danach wird der Patient zügig in den Operationssaal gefahren.
Nach Auffahren auf die Operationssäule und Anschluss aller Monitoring- und Beatmungsgeräte erfolgt die Freigabe zur Operation durch den Anästhesisten. Nach ggf. erfolgten Umlagerungsmaßnahmen muss die korrekte Tubuslage nochmals kontrolliert werden.

Aufrechterhaltung der Narkose

Monitoring

Die **Vitalparameter** (RR, Herzfrequenz, EKG-Rhythmus, SpO_2, CO_2) **werden kontinuierlich überwacht** und konsequent im Narkoseprotokoll dokumentiert. Die ▮ Abbildung 1 zeigt beispielhaft einen Narkosemonitor mit allen aufgezeichneten Werten während einer Vollnarkose.

Treten intraoperativ Tachykardien, RR-Anstieg oder ein Schluckauf auf, sind dies Hinweise auf eine zu flache Narkose oder Schmerzen!

P. Keppeler

Allgemeinanästhesie

50 | 51

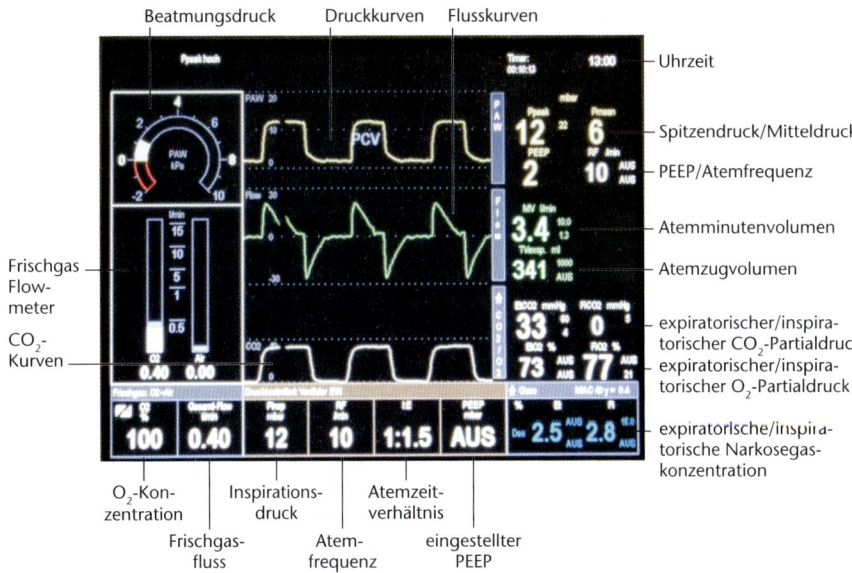

Beatmungsdruck · Druckkurven · Flusskurven

Frischgas-Flow-meter

CO₂-Kurven

- Uhrzeit
- Spitzendruck/Mitteldruck
- PEEP/Atemfrequenz
- Atemminutenvolumen
- Atemzugvolumen
- expiratorischer/inspiratorischer CO₂-Partialdruck
- expiratorischer/inspiratorischer O₂-Partialdruck
- expiratorische/inspiratorische Narkosegaskonzentration

O₂-Konzentration · Inspirationsdruck · Atemzeitverhältnis

Frischgasfluss · Atemfrequenz · eingestellter PEEP

■ Abb. 1: Monitor eines Narkosegeräts. [6]

Beatmung

Die wichtigsten Parameter der maschinellen Beatmung muss der Anästhesist immer im Blick haben: Sauerstoffsättigung, exspiratorische Kohlendioxidkonzentration, Beatmungsdruck.
Steigt der **CO₂-Wert** an, ist dies ein Zeichen für Stress, Schmerzen oder zu niedrige Atemfrequenz. Fällt der CO₂-Wert plötzlich ab, ist meist der Tubus geknickt oder der Beatmungsschlauch diskonnektiert. Schlimmstenfalls ist es ein Hinweis auf eine **fulminante Lungenembolie.**
Ein plötzlicher **Abfall der Sauerstoffsättigung** kann viele Ursachen haben: abgefallener SpO₂-Sensor, zu niedrige Atemfrequenz oder Beatmungsdrücke, Atelektase, Bronchospasmus, Nachlassen der Muskelrelaxation.

Medikamente

Die Dosierungen der intravenösen und volatilen Anästhetika zur Narkoseaufrechterhaltung richten sich individuell nach den Gegebenheiten des Patienten. In- und exspiratorische Narkosegaskonzentrationen werden kontinuierlich auf dem Monitor des Narkosegeräts angezeigt.
Der Patient sollte zu keinem Zeitpunkt erwachen oder Schmerzen haben. Plötzliche **Tachykardie, Blutdruckanstiege oder Schluckauf sind Hinweise auf zu flache Narkose oder Schmerzen.** Äußert der Operateur den Wunsch nach mehr Entspannung, möchte er nicht massiert werden, sondern der Patient ist vermutlich nicht mehr ausreichend relaxiert.

Bilanz

Der Anästhesist muss die Flüssigkeitsbilanz des Patienten im Auge behalten, um eine Überwässerung oder eine Hypovolämie und Blutdruckabfall zu vermeiden. Bilanziert werden:

Einfuhr:
▶ Infusionen (kolloidale und kristalloide Lösungen)
▶ Blutprodukte
▶ Medikamente, die in größeren Flüssigkeitsmengen gelöst werden (Antibiotika).

Ausfuhr:
▶ Diurese (wenn vorhanden, ist der Urinbeutel immer für den Anästhesisten sichtbar aufzuhängen)
▶ Blutverlust (im Sauger gut nachvollziehbar, in den Operationstüchern und am Boden Schätzung erforderlich)
▶ evtl. starkes Schwitzen.

Narkoseausleitung

Nach der Narkoseeinleitung ist der **zweite kritische Zeitpunkt** der Narkose die Ausleitung.

Atmet der Patient **nicht ausreichend,** lässt sich die Ursache relativ leicht finden:
▶ Bei einem **Opiatüberhang** atmet der Patient mit einer sehr niedrigen Atemfrequenz und macht tiefe Atemzüge. Das exspiratorische Kohlendioxid ist hoch, bis ein Atemantrieb einsetzt.
▶ Bei **Relaxanzienüberhang** ist der Patient sehr unruhig, das exspiratorische Kohlendioxid steigt kontinuierlich an. Die Atemfrequenz ist sehr hoch, die Atemzüge sind jedoch äußerst flach, sodass eine Totraumventilation vorliegen kann. Hat man eine Relaxometrie angeschlossen, lässt sich der Relaxansüberhang damit verifizieren.
▶ Zeigt der Patient keine Reaktion auf äußere Stimuli, oder atmet er sehr flach bei normaler Atemfrequenz, ist die **Narkose** einfach **noch zu tief.**

Kriterien einer wahrscheinlich „sicheren" **Ausleitung** sind (■ Abb. 2, S. 127):
▶ Normothermie (Körpertemperatur > 35 °C)
▶ ausreichende Spontanatmung
▶ kompletter Wirkungsabbau von Muskelrelaxanzien (TOF-Ratio von ≥ 90 %), der Patient kann den Kopf für mehr als 3 s anheben
▶ kein Opiatüberhang (Atemfrequenz > 8 /min)
▶ Hypnotika sind vollständig abgebaut, der Patient öffnet auf Ansprache die Augen.

Sind diese Kriterien erfüllt, wird erst der Mundraum abgesaugt, um Speichel- und Blutreste zu entfernen, die einen Laryngospasmus auslösen können. Dann wird ein steriler Absaugkatheter in den Endotrachealtubus eingeführt, der Cuff entblockt und der Tubus unter Sog entfernt.

> Für den Fall etwaiger Atemstörungen muss immer ein komplettes Intubationsset bereitliegen!

Atmet der Patient nach der Extubation ausreichend spontan, und bleibt die Sauerstoffsättigung ohne Sauerstoffgabe konstant, wird er in den Aufwachraum verlegt.

Zusammenfassung

✖ Ablauf der Standardnarkose:
– Monitoring anschließen und i. v. Zugang legen.
– Präoxygenierung
– Narkoseinduktion und Atemwegssicherung
– Zusätzliche Zugänge und Überwachungskatheter legen.
– Vor Extubation muss der Patient ausreichend am Tubus atmen.

Rapid sequence induction (RSI)

L. Scholz

Eine RSI (Synonyme: Ileuseinleitung, Blitzeinleitung, Crush-Einleitung) wird bei Patienten mit erhöhtem Aspirationsrisiko durchgeführt (▌ Tab. 1). Ziel ist es, die Atemwege nach Gabe des Hypnotikums schnellstmöglich durch Intubation zu sichern (▌ Abb. 3, S. 128).

Ablauf und Besonderheiten

Aspirationsprophylaxe

Steht ausreichend Zeit zur Verfügung, wird eine medikamentöse Säuresekretionshemmung des Magens (s. S. 78/79) durchgeführt. Anderenfalls sollte der Patient kurz vor Narkoseeinleitung 30 ml 0,3-molare Natriumzitratlösung p. o. erhalten, um den pH-Wert im Magen über den kritischen Wert von 2,5 anzuheben.

Vorbereitung

Eine RSI erfordert eine optimale Vorbereitung, um auch im Falle von Komplikationen sicher und schnell reagieren zu können. Sämtliche Medikamente inklusive der wichtigsten Notfallmedikamente müssen aufgezogen bereitliegen. Ebenso werden ein funktionsfähiges Laryngoskop und Tuben mehrerer Größen, die bereits mit einem Führungsstab versehen sind, vorbereitet. Für den Fall einer Regurgitation wird die Absaugvorrichtung des Narkosegeräts oder besser ein chirurgisches Absauggerät mit einem großlumigen Absaugkatheter versehen, in unmittelbarer Reichweite des Anästhesisten platziert und eingeschaltet. Der venöse Zugang muss sicher intravasal liegen. Mit Ausnahme von Schwangeren erhalten die Patienten vor Narkoseeinleitung eine Magensonde, und der Mageninhalt wird abgesaugt. Allerdings können nur flüssige und bestenfalls kleine feste Partikel erfasst werden. Da die Magensonde bei Narkoseeinleitung als Schiene für einen passiven Reflux von Mageninhalt in den Pharynx dienen kann, wird sie vorher entfernt und erst nach erfolgreicher Intubation und Sicherung der Atemwege erneut platziert.

Lagerung

Wie bei jeder Intubation ist die Lagerung des Kopfs in verbesserter Jackson-Position Grundvoraussetzung für eine erfolgreiche Intubation. Um das Risiko einer passiven Regurgitation von Magensaft zu senken, wird der Operationstisch fußwärts gekippt (Anti-Trendelenburg-Lagerung). Einige Anästhesisten bevorzugen allerdings auch die Kopftieflage, damit sich Erbrochenes im Pharynx sammelt und nicht in die Lunge hinabläuft. Überdies wirkt diese Lagerung einem Blutdruckabfall nach Narkoseeinleitung entgegen.

Präoxygenierung

Um eine ausreichende Sauerstoffreserve bis zum Wirkungseintritt des Muskelrelaxans und für den Fall eines schwierigen Atemwegs zu schaffen, wird der Patient für mindestens 3 min oder für vier Atemzüge maximaler Vitalkapazität mit dicht sitzender Maske und 100 % Sauerstoff präoxygeniert. Die Maske verbleibt dann bis zur Intubation dicht auf dem Gesicht des Patienten.

Medikamente

Eine unzureichende Narkosetiefe ist einer der größten Risikofaktoren für eine Aspiration. Zur Narkoseeinleitung müssen die Medikamente daher in einer Dosierung verabreicht werden, die sicher eine tiefe Bewusstlosigkeit und Muskelrelaxation hervorrufen. Die Einleitungsmedikamente werden in rascher Folge hintereinander verabreicht.

Opioid
Ob ein Opioid zur RSI gegeben werden sollte, ist umstritten. Gegner führen das emetogene Potenzial oder einen Hustenreiz nach Opioidgabe an. Befürworter sehen die Kombination mit einem Hypnotikum als Garant für eine tiefe Narkose.

Hypnotikum
Prinzipiell können alle schnellwirksamen Hypnotika verwendet werden, z. B. Thiopental 5 mg/kg KG oder Propofol 2–2,5 mg/kg KG.

Muskelrelaxans
Das Muskelrelaxans der Wahl ist bei fehlenden Kontraindikationen Succinylcholin (1–1,5 mg/kg KG). Es steht kein anderes Muskelrelaxans mit ähnlich schnellem Wirkeintritt zur Verfügung. Alternativ ist eine RSI auch mit Rocuronium, das nichtdepolarisierende Muskelrelaxans (NDMR) mit der kürzesten Anschlagzeit möglich. Der Nachteil von Rocuronium in einer Dosis von 1,0 mg/kg KG ist die lang andauernde Paralyse, die verhindert, dass bei Intubationsproblemen durch Einsetzen der Spontanatmung eine Oxygenierung des Patienten möglich wird.

Sellick-Handgriff

Mit Eintritt des Bewusstseinsverlusts soll der Ösophagus durch Druck auf den Ringknorpel des Larynx gegen die harten Strukturen der zervikalen Wirbelsäule verschlossen und so eine passive Regurgitation von Mageninhalt verhindert werden (▌ Abb. 1). Kommt es zu aktivem Erbrechen, ist eine sofortige Druckentlastung erforderlich, da sonst eine Ösophagusruptur droht.

Viele Anästhesisten verzichten allerdings mittlerweile auf den Krikoiddruck. Er wurde 1961 unkritisch aus einer einzigen Publikation übernommen, und es konnte bislang nicht nachgewiesen werden, dass er das Aspirationsrisiko tatsächlich senkt. Darüber hinaus ist die korrekte Durchführung nicht ganz einfach. Ein zu starker Druck erschwert die Laryngoskopie erheblich und kann das Lumen im Kehlkopfbereich sogar vollständig verlegen. MRT-Untersuchungen zeigen außerdem, dass der Ösophagus in einigen Fällen nicht blockiert wird, sondern dem Druck seitlich ausweicht.

Patient/Erkrankung	Ursache
Ileus, gastrointestinale Tumoren, Hiatushernie, Refluxerkrankung, Blutung im oberen Gastrointestinaltrakt SHT, erhöhter intrakranieller Druck Kinder nach Trauma Schwangerschaft (s. u.)	Verzögerte Magenentleerung/Regurgitation
Adipositas, Schwangere (ab 20. SSW bis 2 Wochen nach Entbindung) Aszites Unzureichende Nahrungskarenz	Erhöhter intraabdomineller Druck

▌ Tab. 1: Indikationen für eine RSI.

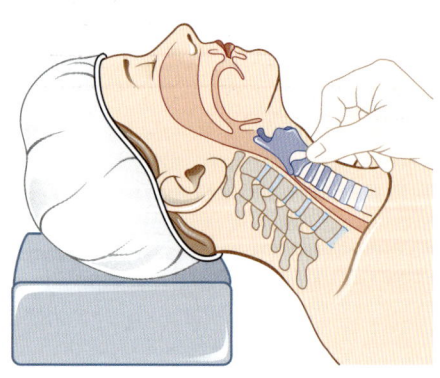

▌ Abb. 1: Durchführung des Sellick-Handgriffs. [12]

	Erwachsene	Kinder
Narkoseeinleitung	Intravenös	Intravenös, zuvor EMLA®-Pflaster
Muskelrelaxans	Succinylcholin, wenn keine Kontraindikationen, sonst Rocuronium hoch dosiert	Jedes NDMR möglich; Succinylcholin nur in seltenen Ausnahmefällen
Zwischenbeatmung	Nein	Ja
Sellick-Handgriff	Häufig empfohlen	Nicht empfohlen

▌ Tab. 2: Unterschiede zwischen der RSI bei Kindern und Erwachsenen.

Verzicht auf Zwischen-
beatmung und Intubation

Nach Gabe des Muskelrelaxans muss der Wirkungseintritt abgewartet werden (Succinylcholin 30–60 s, Rocuronium 60–90 s). Anders als üblich, wird bei der RSI während dieser Zeit nicht über die Gesichtsmaske zwischenbeatmet. Der Patient wird dann intubiert, der Tubus sofort geblockt und die Tubuslage kapnographisch und auskultatorisch überprüft. Ein eventueller Krikoiddruck kann nach Feststellung der sicheren Tubuslage gelöst werden.

Narkoseführung

Nach Intubation kann die Narkose wie gewohnt mit Opioiden, volatilen Anästhetika oder als totale intravenöse Anästhesie (TIVA) und nötigenfalls mit NDMR weitergeführt werden. Um Patienten mit Cholinesterasemangel zu identifizieren, sollte ein NDMR erst nach Abklingen der Succinylcholinwirkung appliziert werden.

Narkoseausleitung

Obwohl bei nichtnüchternen Patienten meist viel Wert auf die sichere Einleitung der Narkose gelegt wird, stellt die Ausleitung ein ebenso großes Risiko dar. Auch hier ist eine gute Vorbereitung durch Vorhalten des eingeschalteten Absauggeräts und Bereitlegen aller Utensilien für eine evtl. notwendige Reintubation sinnvoll. Vor Narkoseausleitung wird der Magen erneut abgesaugt, und die Magensonde wird entfernt. Eine Extubation in tiefer Narkose ist nach einer RSI kontraindiziert.

Maßnahmen bei schwierigem
Atemweg und Fehlintubation

Da bei einer RSI bewusst auf eine Zwischenbeatmung verzichtet wird, ist das Risiko für das Eintreten einer „Cannot-intubate-cannot-ventilate"-Situation erhöht. Zur Vermeidung einer Hypoxämie muss ggf. auch bei einer RSI überbrückend eine Maskenbeatmung mit niedrigen Beatmungsdrücken evtl. unter Beibehaltung des Sellick-Handgriffs durchgeführt werden.

Im Fall einer ösophagealen Fehlintubation kann der Tubus bis zur erfolgreichen endotrachealen Intubation geblockt im Ösophagus belassen werden, da er so einen gewissen Aspirationsschutz bietet. Allerdings beeinträchtigt er dabei auch häufig die Sicht auf den Larynx.

Bei zu erwartenden Intubationsschwierigkeiten ist eine Regionalanästhesie oder eine fiberoptische Wachintubation zu erwägen.

RSI bei Kindern

Da sich nach einem Trauma die Magenentleerung bei Kindern unberechenbar verzögert, ist ein Abwarten der üblichen Nüchternheitsgrenze nicht sinnvoll. Für die Nüchternheit ist der Zeitraum zwischen letzter Nahrungsaufnahme und dem Unfall maßgeblich. Liegt diese unter 6 h für Milch und feste Nahrung bzw. 2 h für klare Flüssigkeit, oder liegen andere Indikationen vor, muss eine RSI durchgeführt werden. Wegen der geringen Sauerstoffreserven würde eine „klassische" RSI bei Kindern schnell zu einer bedrohlichen Hypoxämie führen. Da zudem auf den Einsatz von Succinylcholin verzichtet werden soll, wird die RSI in modifizierter Form durchgeführt (▌ Tab. 2). Größter Unterschied zur Erwachsenen-RSI ist die schonende Zwischenbeatmung nach Gabe des Muskelrelaxans bis zur Intubation. Um den Magen nicht aufzublähen, sollte während der Maskenbeatmung ein möglichst geringer Druck aufgebaut werden. Schonender als die manuelle Beatmung ist eine druckkontrollierte Maskenbeatmung über das Narkosegerät mit einem Inspirationsdruck von 10–12 mbar. Da die Zeit bis zur Intubation nicht entscheidend ist, kann jedes NDMR eingesetzt werden. Eine ausreichende Narkosetiefe muss aber, wie bei Erwachsenen, auch immer sichergestellt sein. Der Sellick-Handgriff wird für Kinder nicht empfohlen.

Zusammenfassung

✖ Eine RSI ist bei Patienten mit erhöhter Aspirationsgefahr indiziert.

✖ Die Narkoseeinleitung erfolgt bei Erwachsenen intravenös unter Verzicht auf Maskenbeatmung.

✖ Zur Muskelrelaxation wird ein Präparat mit kurzer Anschlagzeit, meist Succinylcholin, eingesetzt.

✖ Im Fall einer unmöglichen Intubation muss die Oxygenierung des Patienten notfalls unter vorsichtiger Maskenbeatmung sichergestellt werden.

✖ Die Extubation nach einer RSI sollte nur bei sicher zurückgekehrten Schutzreflexen erfolgen.

✖ Bei Kindern wird eine modifizierte RSI durchgeführt. Entscheidende Unterschiede sind eine sanfte Zwischenbeatmung mit der Beatmungsmaske und die Gabe eines NDMR statt Succinylcholin.

Intraoperative Lagerung

Lagerungsschäden machen ca. 12 % der anästhesiebedingten Schäden aus. Zusätzlich kommt es zur **Beeinträchtigung von Kreislauf und Beatmung.**
Wenn die Lagerungsmaßnahmen intraoperativ stattfinden, kann es zu **Dekonnektion von Leitungen** und **Dislokation von Kathetern, Tubus** etc. kommen.
Aufgabe des Anästhesisten ist es, durch Wissen um Risiken und Anatomie Schäden am Patienten von vornherein zu verhindern.

Häufige Lagerungsarten und deren Risiken

Rückenlage

Einsatzgebiet Die gängigste Lagerungsart für fast alle Fachgebiete (▌ Abb. 1a).

Risiken und Gegenmaßnahmen

▶ leichte **Abnahme der FRC** durch Verdrängung des Zwerchfells durch die Bauchorgane (**Cave:** Schwangere, Adipositas permagna!) → ausreichend hohe Beatmungsdrücke (PEEP)
▶ verstärkter venöser Rückstrom zum Herzen mit RR-Anstieg → keine Maßnahmen erforderlich, gibt sich wieder
▶ Schäden am Plexus brachialis durch Abduktion der Schultern über 90 °.

Bauchlage

Einsatzgebiet Operationen an der Wirbelsäule, Rückseite von Arm oder Bein (▌ Abb. 1b).

Risiken und Gegenmaßnahmen

▶ Gefahr der Entfernung von Tubus und Infusionsleitungen bei der **Umlagerung** → Anästhesist bleibt am Kopf und hält den Kopf, sonst nichts; nach Umlagerung Tubuskontrolle.
▶ **Druckschäden** der Augen, Ohren, Nase sowie des N. ulnaris → peinlichst auf freie Lagerung derselben achten; Verwendung spezieller Lagerungskissen für Becken, Thorax und Kopf.

Seitenlage

Einsatzgebiet Thorakotomie oder Thorakoskopie, lumbale Nieren-Operationen (▌ Abb. 1c).

Risiken und Gegenmaßnahmen

▶ **Verletzung** des N. axillaris durch Druck auf den unten liegenden Arm → Kissen bzw. aufblasbare Rolle unter den Thorax legen
▶ **Druckschaden** des N. radialis oder N. ulnaris der oberen Arms durch mangelhafte Lagerung → Arm großzügig unterpolstern

▶ massive **Störung von Ventilation und Perfusion der Lunge:** Die obere Lunge wird gut belüftet und schlecht durchblutet, die abhängige Lunge gut durchblutet und schlecht belüftet → Balance zwischen ausreichend hohem positvem endexspiratorischem Druck (PEEP) und ausreichender Volumengabe, um sowohl Ventilation als auch Perfusion zu gewährleisten; regelmäßige arterielle Blutgasanalysen während der Operation.

Steinschnittlage

Einsatzgebiet Gynäkologische Eingriffe, transanale Operationen (▌ Abb. 1d).

Risiken und Gegenmaßnahmen

▶ durch Hochlagerung der Beine Dehnung von N. femoralis, N. obturatorius und N. ischiadicus → keine Flexion der Beine mit mehr als 90 °; besonderes Augenmerk auf Patienten mit Hüftprothesen
▶ durch zu geringe Polsterung der Beinschale Gefahr von Druckschäden des N. fibularis in Höhe des Fibulaköfchens → Operateur auf Lagerungsprobleme aufmerksam machen
▶ Bei **extremer Flexion in der Hüfte** wird der Bauchraum komprimiert und in Richtung Zwerchfell gedrückt, dadurch nehmen FRV und V_T ab und der Beatmungsdruck muss er-

höht werden → Anpassung der Beatmung, bei Ventilationsstörungen **(Hypoxie) Lagerung entschärfen** oder aufheben lassen!

Sitzende Position

Einsatzgebiet Neurochirurgie für Eingriffe an der hinteren Schädelgrube und der zervikalen Halswirbelsäule (▌ Abb. 1e); dadurch bessere Erreichbarkeit des Operationsgebiets. Durch die oberhalb des Herzens gelegene Position ist die Blutung geringer ausgeprägt.

Risiken und Gegenmaßnahmen

▶ Durch die **völlige Abdeckung des Kopfs** hat der Anästhesist keine Möglichkeit, dislozierte oder dekonnektierte Tuben, Katheter etc. neu zu positionieren → maximale Sicherheit bei der Fixierung der Leitungen; auf patientenferne i. v. Zuspritzmöglichkeiten (Dreiwegehahn) achten
▶ Durch die Lage des Operationsgebiets oberhalb der Herzhöhe besteht bei Eröffnung venöser Gefäße die Gefahr der **venösen Luftembolie** (VLE) → PEEP-Beatmung, ausreichende Volumengabe, TEE-Kontrolle (transösophageale Echokardiografie); präoperativ Anlage eines zentralen Venenkatheters (ZVK), um evtl. Luftblasen aus dem rechten Vorhof absaugen zu können; bei Auftreten

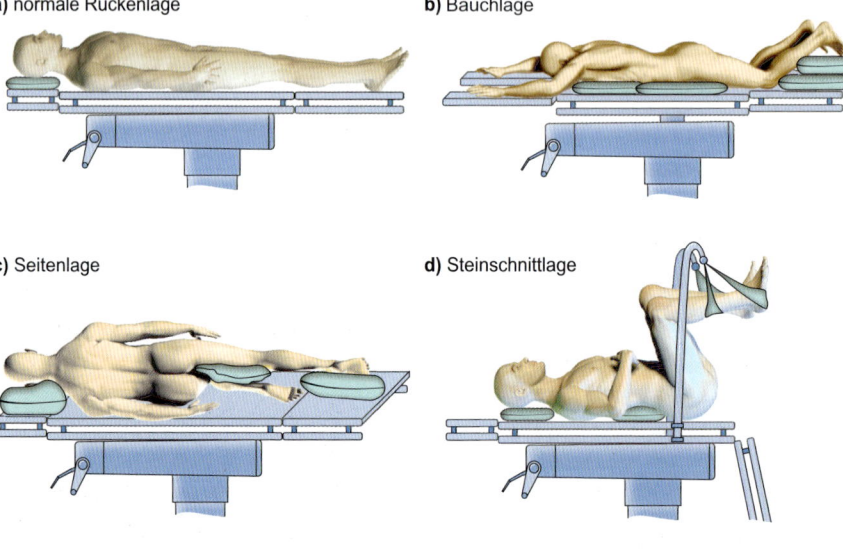

a) normale Rückenlage

b) Bauchlage

c) Seitenlage

d) Steinschnittlage

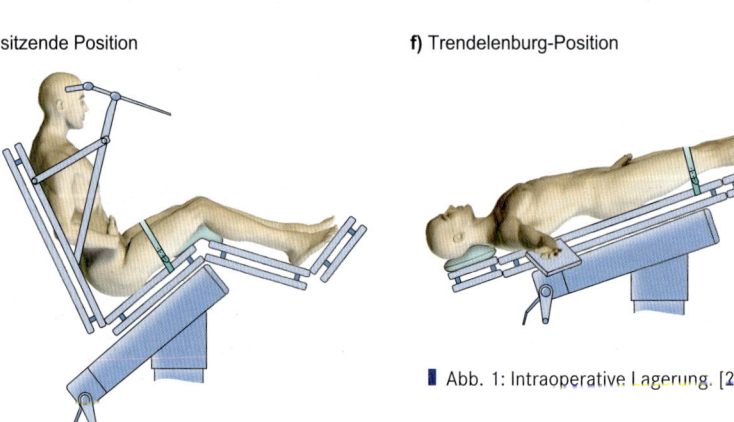

e) sitzende Position

f) Trendelenburg-Position

▌ Abb. 1: Intraoperative Lagerung. [2]

von Luftblasen im TEE oder einer VLE sofortige Information des Operateurs (Verschluss des venösen Gefäßes) und symptomatische Therapie.

Trendelenburg-Position

Einsatzgebiet Operationen am Unterbauch, inneren Genitale (▌ Abb. 1f). Die starke Kopftieflage führt zu ausgeprägten Veränderungen an Kreislauf und Lunge.

Risiken und Gegenmaßnahmen

▶ Blutdruckanstieg durch hohen venösen Rückstrom

▶ Gefahr der **kardialen Dekompensation** durch zu hohe Vorlast → bei Problemen die Lagerung entschärfen oder aufheben

▶ Anstieg des Beatmungsdrucks durch massiven Druck der Bauchorgane auf die Lunge → Änderung des Atemzeitverhältnisses, der Atemfrequenz, Spitzendrücke vermeiden; ggf. Lagerung entschärfen

▶ Anstieg des intrakraniellen Drucks **(ICP)**, Gefahr von Hirnödem und intrazerebraler Blutung → v. a. bei lang dauernden Operationen intermittierend die Kopftieflage aufheben

▶ Anstieg des intraokularen Drucks, Korneaödem → leider nicht zu ändern; Panthenol-Salbe in die Augen geben, den Patienten darüber aufklären

▶ Schwellung von Schleimhäuten kann nach der Extubation zu Atemnot führen → erhöhte Aufmerksamkeit bei der Extubation

▶ Druckschädigung des Plexus brachialis durch Schulterstützen → großzügige Polsterung der Stützen.

Anti-Trendelenburg-Position

Einsatzgebiet Operationen an Oberbauch, Brust und Hals.

Risiken und Gegenmaßnahmen

▶ RR-Abfall durch „Versacken" des Bluts in die Beine → präoperativ ausreichend Volumen substituieren, ggf. Vasokonstriktoren einsetzen.

Beach-Chair-Position

Einsatzgebiet Operationen an Schulter, Oberarm, Hals seitlich.

Risiken und Gegenmaßnahmen

▶ Bei der Umlagerung kommt es häufig zu RR-Abfall und Reflextachykardie → Bei allen Patienten (aber v. a. Patienten mit KHK, Herzinsuffizienz, Klappenvitien) sollte die **Umlagerung** behutsam **stufenweise** vorgenommen werden.

▶ Das Operationsgebiet befindet sich in der unmittelbaren Umgebung des Kopfs, Gefahr

der Tubusokklusion und -entfernung → Tubus auf der Gegenseite fixieren und abpolstern; Augen und Nase polstern; darauf achten, dass das Gesicht des Patienten keine Ablagefläche ist; Kopf fixieren, der Patient kann sonst durch operative Manipulation am Arm von der Unterlage rutschen.

Häufige Lagerungsschäden

Augen

Das **Korneaödem** entsteht entweder durch konstant hohen intraokularen Druck (Kopftieflagerungen) oder durch intraoperativ offen stehende Augen (Austrocknung). Es kann zur Erblindung des Patienten führen und wird durch Salbeneinlage in die Augen und Verschluss der Augen mit einem Pflaster vermieden.

Periphere Nerven

N. ischiadicus, N. femoralis und **N. obturatorius** werden durch Überdehnung bei der Steinschnittlage geschädigt, was zu meist passageren sensiblen und motorischen Ausfällen führen kann. Um dies zu verhindern, soll der Rumpf maximal 90 ° gebeugt werden.

Der **N. fibularis communis** kann während der Steinschnittlagerung in den Beinschalen durch Druck dauerhaft verletzt werden und ist sorgfältig zu polstern.

Der **Plexus brachialis** wird durch übertriebene Abduktion der Schulter oder zu tiefe Position des Armhalters gedehnt. Es sollte keine Abduktion der Schulter über 90 °

erfolgen, die Arme immer oberhalb des Operationstischs lagern, alle Stützen abpolstern. Eine Schädigung des **N. ulnaris** ist die häufigste Nervenläsion in der Anästhesie durch falsch gelagerten Arm. Der Arm muss sorgfältig auf der Armbank gelagert werden, spezielle Polster verwenden.

Extremitäten

Da während der Operation, besonders bei Lageveränderungen, die Gefahr besteht, dass die Arme herunterfallen, müssen sie sicher fixiert werden. Aber auch sicher befestigte Arme laufen Gefahr, intraoperativ Druckschäden zu erleiden. Der Arm ist kein Sitzplatz für Chirurgen!

Intraoperative Umlagerung

Gelegentlich muss der Patient vor, während oder nach der Operation in Narkose umgelagert werden. Dabei treten häufig Komplikationen auf:

▶ Abknicken/Dekonnektion der Beatmungsschläuche

▶ Extubation bzw. Tieferrutschen des Tubus nach bronchial

▶ Abknicken/Entfernung von Gefäßkanülen.

> Verantwortung für den Kopf des Patienten sowie den „Anästhesie-Arm" trägt der Anästhesist, für die intraoperative Lagerung der restlichen Extremitäten etc. der Operateur.

Zusammenfassung

✶ Die am häufigsten angewendete Lagerung ist die Rückenlage, die am wenigsten problemträchtig ist.

✶ Bei Bauch- und Seitenlage kann es bei der Umlagerung zur akzidenziellen Extubation, und danach zu Lagerungsschäden an Gesicht und Nerven kommen.

✶ Bei der sitzenden Lagerung und in Anti-Trendelenburg-Position droht dem Patienten massiver Blutdruckabfall.

✶ Steinschnittlage und Trendelenburg-Position führen zu erhöhtem Druck auf die Lunge und evtl. dadurch zu Beatmungsschwierigkeiten.

✶ Grundsätzlich sprechen sich Operateur und Anästhesist bezüglich der Lagerung des Patienten ab.

✶ Für den Kopf und den „Anästhesiearm" hat der Anästhesist die alleinige Verantwortung und muss sich daher nach jeder Lagerungsmaßnahme von der korrekten Patientenposition überzeugen.

✶ Nach jeder Umlagerung muss sich der Anästhesist von der korrekten Lage aller seiner „Schläuche" überzeugen.

Perioperatives Flüssigkeitsmanagement

J. Vater

Physiologische Grundlagen

Der menschliche Organismus besteht etwa zu 60 % aus
Wasser. Etwa zwei Drittel des Gesamtkörperwassers liegen
intrazellulär, das intravasale Wasser (Plasma) macht nur
knapp ein Zehntel (ca. 4 %) aus (▮ Abb. 1). Die beiden Extra-
zellulärkompartimente (Interstitium und Intravasalraum)
werden durch die Gefäßbarriere getrennt. Bei Blutverlust
kann Flüssigkeit aus dem Interstitium zum Ausgleich herangezogen werden. Der Körper beantwortet einen chirurgischen oder traumatischen Stimulus i. d. R. mit einer Kombination aus entzündlicher und endokrinologischer Reaktion, die
das Ziel hat, die Flüssigkeitsräume des Körpers zu erhalten.
Eine Abnahme der Diurese, wie sie oft intraoperativ zu beobachten ist, scheint als physiologische Reaktion auf die un-
physiologischen Rahmenbedingungen durchaus sinnvoll zu
sein. Wird einem normovolämen Patienten ein Flüssigkeitsbolus appliziert, kommt es durch Freisetzung von artrialem
natriuretischem Peptid (ANP) zu einer erhöhten Natrium-
und Wasserexkretion über die Niere. Iatrogene Hypervolämie
(z. B. als prä- oder intraoperativer Flüssigkeitsbolus) ist somit
ein Antagonist der physiologischen Reaktion des Körpers auf
chirurgischen Stress.

> Das Gesamtblutvolumen macht etwa 6 – 7 % des Körpergewichts
> aus.

Flüssigkeits- und Volumenverluste

Flüssigkeitsverluste (Urin, Atemluft) treten physiologisch und
intraoperativ auf und gehen aus dem extrazellulären Wasser
verloren (▮ Tab. 1). Diese Verluste werden über die Nahrungsaufnahme gedeckt. Perioperativ müssen sie mit Kristalloiden
ersetzt werden, die sich entsprechend zu vier Fünftel im
Interstitium und einem Fünftel im Gefäß verteilen.
Volumenverluste beziehen sich rein auf den Intravasalraum
(Blutung etc.). Diese Verluste werden mit isoonkotischen
Kolloiden ersetzt.

Art	Komponente	Quantifizierbar
Flüssigkeitsverlust	Perspiratio insensibilis	Nein
	Urinproduktion	Ja
Volumenverlust	Exsudation über chirurgische Wunden	Nein
	Blutverlust	Eingeschränkt

▮ Tab. 1: Perioperativer Flüssigkeits- und Volumenverlust.

Beurteilung des Flüssigkeitsstatus

Nichtapparative Möglichkeiten

Um einen Überblick über den **extrazellulären Flüssigkeits-
status** zu erhalten und somit einen eventuellen Mangel
feststellen zu können, reicht ein gezielter Blick völlig aus.
Blutdruck, Herzfrequenz/Pulsqualität, Füllungszustand der
Jugularvenen, Menge und Beschaffenheit des Harns (Poly-
urie – Oligurie/Anurie; wasserhell – konzentriert/dunkel),
trockene Schleimhäute oder Stauungszeichen und Ödeme
können innerhalb weniger Sekunden erfasst werden und
ohne apparative Methoden zu einer Diagnose führen.
Zur Einschätzung des **Intrazellularraums (IZR)** betrachtet
man das mittlere **Erythrozytenvolumen (MCV)**.

Apparative Möglichkeiten

Wird ein Patient mittels invasiver Blutdruckmessung (IBP)
über eine arterielle Kanüle (s. S. 40 – 42) überwacht, deutet
ein atemabhängiges Undulieren der Kurve (**„Swing"**) auf
einen Volumenmangel hin (▮ Abb. 2).
Mittels **transthorakaler (TTE)** oder **transösophagealer
Echokardiografie (TEE)** lässt sich die Füllung der Herz-
kammern darstellen. Kommt ein **Pulmonaliskatheter** oder
das PiCCO®-System zur Anwendung, werden hier Füllungs-
drücke gemessen bzw. errechnet.

Gesamtkörperwasser

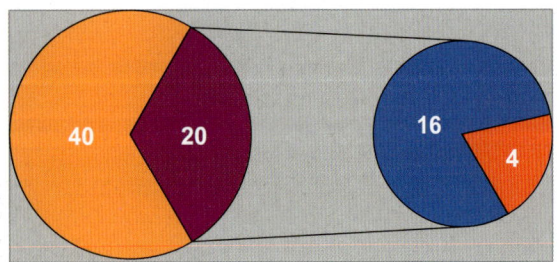
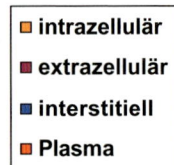

- intrazellulär
- extrazellulär
- interstitiell
- Plasma

▮ Abb. 1: Kompartimente des Gesamtkörperwassers. [1]

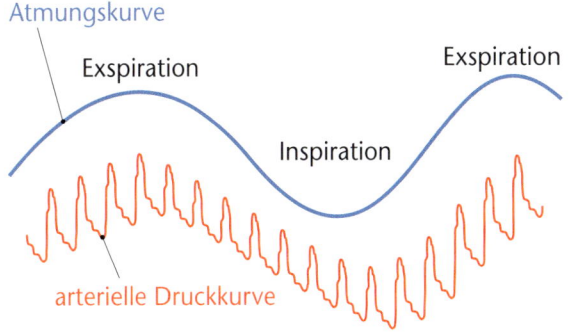

Atmungskurve

Exspiration

Exspiration

Inspiration

arterielle Druckkurve

■ Abb. 2: Atemsynchroner arterieller Swing bei intravasalem Volumenmangel; blau = Respiration, rot = IBP. [2]

Berechnung des Flüssigkeitsbedarfs

Präoperatives Flüssigkeitsdefizit

Vorbestehende, z. T. krankheitsbedingte Mangelzustände aufgrund von Durchfällen, Erbrechen, Fieber, Traumata (Blutung, Verbrennung etc.) und Verlusten über Drainagen oder Fisteln sollten bereits vor Beginn des Eingriffs ausgeglichen werden. Häufig sind die genauen Mengen jedoch nicht bekannt oder werden nur grob geschätzt. Vor größeren geplanten Eingriffen am Darm wird häufig eine Darmreinigung durch Trinken größerer Mengen Flüssigkeit und ggf. auch Einsatz abführender Medikamente durchgeführt, auch wenn dies im Zeitalter von Fast-track-Chirurgie nicht mehr dem Stand von Wissenschaft und Technik entspricht. Dies verstärkt das präoperative Defizit zusätzlich.

Obwohl nach den gültigen Kriterien das Trinken klarer Flüssigkeiten (Wasser, Tee) bis zu 2 h vor einer Operation gestattet ist, schränken sich die meisten Patienten bereits am Vorabend der Operation mit der Nahrungsaufnahme ein und trinken bis zu 12 h vor einem chirurgischen Eingriff nur wenig oder gar nichts mehr. Zur Begrenzung dieses Defizits sollte präoperativ ggf. 1 ml/kg/h über eine Infusionslösung verabreicht werden.

Flüssigkeitsgrundbedarf von Kindern und Erwachsenen

Für Kinder gilt die 4-2-1-Regel:
▶ Für die ersten 10 kg KG werden je 4 ml Flüssigkeitsgrundbedarf pro Stunde veranschlagt.
▶ Für die zweiten 10 kg KG werden je 2 ml veranschlagt.
▶ Für jedes weitere kg KG wird je 1 ml veranschlagt.

Beispiel: Kind mit 27 kg KG.
4 ml/kg/h × 10 kg + 2 ml/kg/h × 10 kg + 1 ml/kg/h × 7 kg = 67 ml/h.
Bei Erwachsenen gilt diese Formel zwar auch, jedoch wird meist vereinfacht von einem Grundbedarf von 2 ml/kg KG ausgegangen.

Intraoperativer Erhaltungsbedarf

Eine bedarfsadaptierte kristalloide Infusionsrate zur Deckung der laufenden Flüssigkeitsverluste (Perspiratio insensibilis und Urinausscheidung) liegt zwischen 0,5 – 1 ml/kg/h plus der gemessenen Urinmenge.

Perioperative Flüssigkeitstherapie bei Kindern

Die Vorstellungen von einer kindgerechten perioperativen Flüssigkeitstherapie haben sich in den vergangenen Jahren stark gewandelt. Lange Zeit wurden hypotone Infusionslösungen mit 5 %-Glukosezusatz eingesetzt, die jedoch nicht selten zu unerwünschten Hyperglykämien und Hyponatriämien geführt haben. Nach neueren Empfehlungen sollen deshalb auch bei Kindern plasmaisotone Vollelektrolytlösungen verwendet werden, um das Risiko einer Hyponatriämie zu vermindern. Durch Zusatz von 1 – 2 % Glukose können besonders im Neugeborenen- und Säuglingsalter Hypo- oder Hyperglykämien sowie katabole Stoffwechsellagen vermieden werden. Bei großen Volumenumsätzen kann durch zusätzliche Infusion von Kolloiden das kolloidosmotische System und damit auch das Plasmavolumen stabilisiert werden. Die früher häufig verwendeten Albumin- oder Plasmaproteinlösungen sind inzwischen auch bei Kindern durch künstliche Kolloide, z. B. Hydroxyethylstärke (HES)-Präparate der zweiten und dritten Generation oder Gelatine ersetzt worden. Postoperativ ist eine enterale Flüssigkeits- und Substratzufuhr für Kinder physiologischer und sicherer als eine Infusionstherapie und sollte, wenn immer möglich, bevorzugt werden.

Zusammenfassung

✖ Wasser macht 50 – 60 % des Körpergewichts aus. Das Blutplasma hat jedoch nur einen Anteil von 4 % am Körpergewicht.

✖ Präoperative Flüssigkeitsdefizite sollten noch vor einem chirurgischen Eingriff ausgeglichen werden.

✖ Der Grundbedarf an Flüssigkeit beträgt bei einem Erwachsenen näherungsweise 2 ml/kg KG. Bei Kindern gilt die 4-2-1-Regel.

Kinder und ältere Menschen

L. Scholz

Kinder

Die Versorgung von Kindern ist einer der interessantesten Aspekte der Anästhesie, stellt aber gleichzeitig hohe Ansprüche an Wissen, manuelles Geschick und Empathie. Der häufig zitierte Satz „Kinder sind keine kleinen Erwachsenen" stellt heraus, dass einige Unterschiede zu beachten sind (❙ Abb. 1 und ❙ Tab. 1).

Prämedikation

Kinder erhalten ab dem sechsten Lebensmonat eine medikamentöse Prämedikation. Gut geeignet ist z. B. Midazolam (0,5 mg/kg KG oral als Saft, max. 15 mg). Da ältere Kinder die Substanzen schneller als Erwachsene metabolisieren, ist das richtige Timing entscheidend. Kinder unter einem Jahr dürfen

noch bis 4 h vor dem Eingriff Muttermilch trinken.

Ist eine intravenöse Narkoseeinleitung geplant, wird den Kindern 90 min vor dem Eingriff an geeigneten Punktionsstellen EMLA®-Pflaster auf die Haut geklebt. Durch die enthaltenen Lokalanästhetika ist die Punktion nach dem „Zauberpflaster" fast nicht mehr zu spüren.

Narkoseführung

Bei Säuglingen empfiehlt sich ein präkordiales Stethoskop (❙ Abb. 2) als zusätzliches Überwachungsinstrument. Der Anästhesist kann damit ohne Blick auf den Monitor Herz- und Atemfunktion beurteilen.
Die Narkose kann sowohl inhalativ als auch intravenös eingeleitet und dann als totale intravenöse Anästhesie (TIVA) oder balanciert

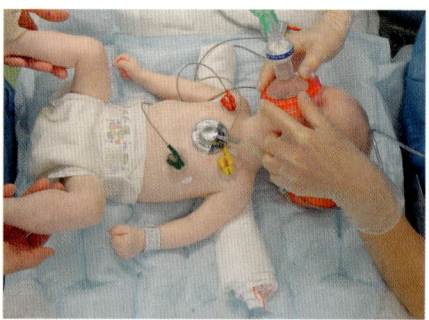

❙ Abb. 2: Schnüffelstellung. [14]

mit volatilen Anästhetika aufrecht erhalten werden. Ältere Kinder brauchen wegen der hohen Medikamentenclearance häufig hohe Dosierungen. Opioide und nichtdepolarisierende Muskelrelaxanzien (NDMR) werden nach Bedarf appliziert.
Zur Maskenbeatmung oder Intubation werden die Kinder in Schnüffelstellung gelagert (❙ Abb. 2). Der Kopf ist dabei nur gering überstreckt, die Schultern sind mit einer Rolle unterpolstert. Die passende Größe des Endotrachealtubus kann berechnet oder durch Vergleich mit dem kleinen Finger des Kinds abgeschätzt werden. Geblockte Tuben sind erst ab dem achten Lebensjahr notwendig, da zuvor der Ringknorpel die engste Stelle des Larynx ist. Viele Eingriffe können auch mit der Larynxmaske durchgeführt werden, die in passenden Größen bereits ab dem Säuglingsalter verfügbar ist. Zur Rapid sequence induction (RSI) siehe Seite 52/53. Die Temperatur sollte wegen der Gefahr der Auskühlung gemessen und dem Wärmeerhalt große Beachtung geschenkt werden.

Schmerztherapie

Kinder jeden Alters nehmen Schmerzen wahr. Werden sie nicht suffizient behandelt, drohen schwere physische und psychische Auswirkungen. Postoperativ sind neben Opioiden (z. B. Piritramid 0,05–0,1 mg/kg KG) auch Nichtopioidanalgetika (Metamizol, Paracetamol, Ibuprofen) sowie Clonidin als Adjuvans sinnvoll. Regionalanästhesieverfahren bieten wegen ihrer langen Wirkdauer eine gute Alternative. Anders als bei Erwachsenen werden sie meist unter Narkose durchgeführt.

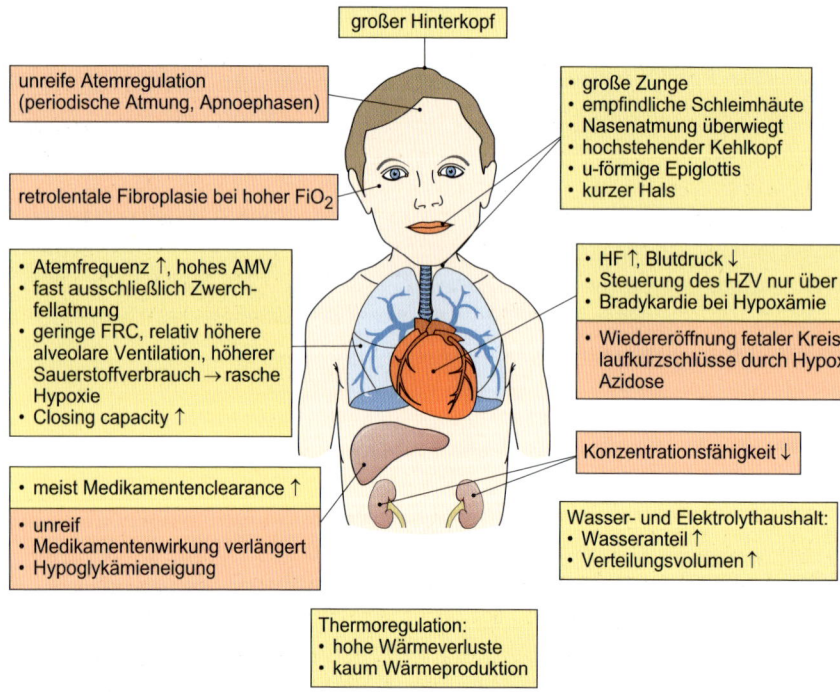

großer Hinterkopf

unreife Atemregulation (periodische Atmung, Apnoephasen)

retrolentale Fibroplasie bei hoher FiO_2

- Atemfrequenz ↑, hohes AMV
- fast ausschließlich Zwerchfellatmung
- geringe FRC, relativ höhere alveolare Ventilation, höherer Sauerstoffverbrauch → rasche Hypoxie
- Closing capacity ↑

- große Zunge
- empfindliche Schleimhäute
- Nasenatmung überwiegt
- hochstehender Kehlkopf
- u-förmige Epiglottis
- kurzer Hals

- HF ↑, Blutdruck ↓
- Steuerung des HZV nur über HF
- Bradykardie bei Hypoxämie

- Wiedereröffnung fetaler Kreislaufkurzschlüsse durch Hypoxie, Azidose

Konzentrationsfähigkeit ↓

- meist Medikamentenclearance ↑
- unreif
- Medikamentenwirkung verlängert
- Hypoglykämieneigung

Wasser- und Elektrolythaushalt:
- Wasseranteil ↑
- Verteilungsvolumen ↑

Thermoregulation:
- hohe Wärmeverluste
- kaum Wärmeproduktion

❙ Abb. 1: Physiologische Unterschiede zwischen Kindern und Erwachsenen. Rot unterlegte Kästen zeigen Besonderheiten Früh- und Neugeborener. [2]

Lebensalter	Bezeichnung	Herzfrequenz (/min)	Blutdruck (mmHg)	Atemfrequenz (/min)	Tubusgröße (ID in mm)
< 36. SSW	Frühgeborenes	150	50/30	50 – 60	2,5 – 3,0
1.–28. Lebenstag	Neugeborenes	130	75/50	40 – 50	3,0 – 3,5
2.–12. Lebensmonat	Säugling	125	80/50	25 – 40	3,5 – 4,0
2.–5. Lebensjahr	Kleinkind	110	90/50	20 – 30	Formel: Alter/4 + 4
6.–14. Lebensjahr	Schulkind	90	95/55	12 – 20	

❙ Tab. 1: Normwerte und Tubusgrößen (ID = Innendurchmesser) in verschiedenen Altersklassen.

Ältere Menschen

Eine verbesserte medizinische Versorgung
hat die Lebenserwartung in den letzten
Jahrzehnten erhöht. Außerdem erlauben
schonendere Operationsverfahren und eine
fortentwickelte operative Intensivmedizin
Eingriffe bei Patienten, bei denen dies vor
Jahren undenkbar gewesen wäre.
Da das Altern mit starken individuellen
Unterschieden einhergeht, hat ein hohes
Lebensalter an sich wenig Krankheitswert.
Vielmehr determiniert das „biologische
Alter", also das Ausmaß (patho)physio-
logischer Veränderungen (█ Abb. 3) und
bestehender Begleiterkrankungen das
Narkoserisiko.

Prämedikation

Der Anästhesist versucht, den Zustand des
Patienten anhand von Krankenakte, Anamnese und körperlicher Untersuchung ein-
zuschätzen. Einfache Fragen nach der körperlichen Leistungsfähigkeit erlauben eine
gute Orientierung, ggf. sind weitere apparative oder invasive Untersuchungen oder
eine Umstellung der Dauermedikation notwendig.
Eine medikamentöse Prämedikation sollte
auch betagten Patienten nicht verwehrt werden; die Dosis wird aber meist reduziert.
Nicht immer leicht anzusprechen, aber sinnvoll ist auch die Frage nach einer Patientenverfügung.

Narkoseführung

Grundsätzlich können sowohl Allgemein-
als auch Regionalanästhesie durchgeführt
werden. Die Regionalanästhesie bietet
wegen ihrer geringeren Auswirkungen auf
Hämodynamik und zentrales Nervensystem
womöglich Vorteile, nachgewiesen ist dies
aber nicht.
Medikamente wie Propofol, Desfluran,
Remifentanil und Cis-Atracurium werden
nur gering metabolisiert und sind daher gut
steuerbar. Die Einleitungsmedikamente werden nach Wirkung verabreicht, um hämodynamische Nebenwirkungen zu minimieren. Meist ist eine deutliche niedrigere Dosis
notwendig. Die Indikation zur invasiven
Blutdruckmessung sollte großzügig gestellt,
und Blutdruckschwankungen rasch therapiert werden.

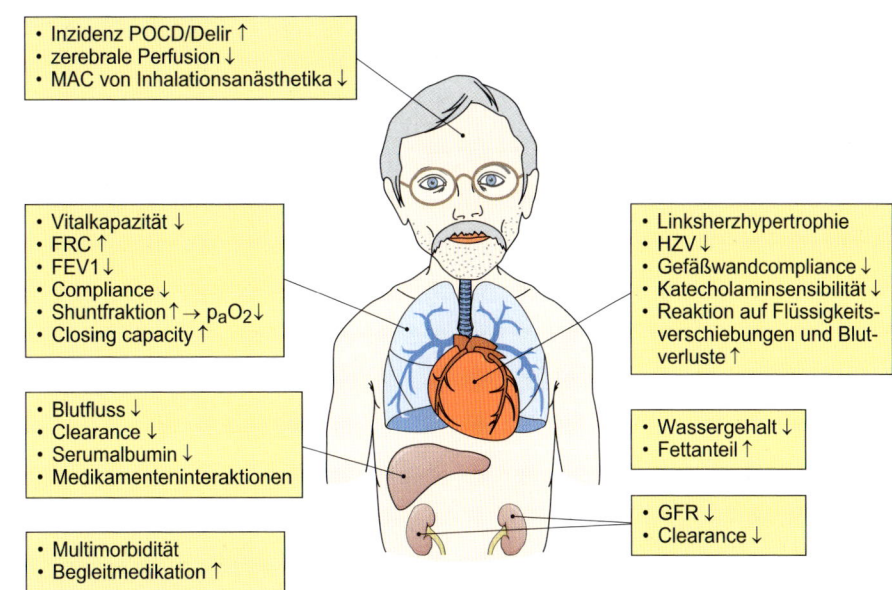

- Inzidenz POCD/Delir ↑
- zerebrale Perfusion ↓
- MAC von Inhalationsanästhetika ↓

- Vitalkapazität ↓
- FRC ↑
- FEV1 ↓
- Compliance ↓
- Shuntfraktion ↑ → p_aO_2 ↓
- Closing capacity ↑

- Linksherzhypertrophie
- HZV ↓
- Gefäßwandcompliance ↓
- Katecholaminsensibilität ↓
- Reaktion auf Flüssigkeits-
  verschiebungen und Blut-
  verluste ↑

- Blutfluss ↓
- Clearance ↓
- Serumalbumin ↓
- Medikamenteninteraktionen

- Wassergehalt ↓
- Fettanteil ↑

- GFR ↓
- Clearance ↓

- Multimorbidität
- Begleitmedikation ↑

█ Abb. 3: Physiologische Veränderungen im hohen Lebensalter. [2]

Postoperative Betreuung

Eine Verlegung auf eine Überwachungs-
station ist häufig sinnvoll. Die Kreislaufüberwachung wird fortgesetzt, zur Vermeidung
von Atelektasen ist eine CPAP-Beatmung
(Continuous positive airway pressure) über
eine Gesichtsmaske möglich. Eine rasche
Mobilisation verhindert nicht nur die Mus-
kelatrophie, sondern senkt auch die Throm-

bosegefahr. Schmerzen haben auch bei
älteren Patienten zahlreiche negative Auswirkungen und müssen suffizient therapiert
werden. Bei bis zu 25 % der älteren Patienten tritt nach einem Eingriff ein postopera-
tives kognitives Defizit (POCD) auf, das in
einigen Fällen monatelang fortbestehen
kann. Auch ein Delir ist nicht selten. Beide
sind mit einer erhöhten Mortalität asso-
ziiert.

Zusammenfassung

✖ Kinder weisen zahlreiche physiologische Unterschiede zu Erwachsenen
auf: Herz- und Atemfrequenz sind erhöht, der Blutdruck niedriger, die
Sauerstoffreserven gering. Eine gute medikamentöse Prämedikation sorgt
für eine entspannte Narkoseeinleitung bei Patient und Personal. EMLA®-
Pflaster nicht vergessen!

✖ Die Narkose wird inhalativ oder intravenös eingeleitet. Zur Beatmung dienen Gesichtsmaske, Larynxmaske oder Endotrachealtubus. Das Auskühlen
während der Narkose muss unbedingt vermieden werden.

✖ Die Leistungsfähigkeit sämtlicher Organsysteme nimmt mit zunehmendem
Alter ab. Zur Einschätzung dient die präanästhesiologische Visite.

✖ Durch Titration der Narkotika nach Wirkung können die Auswirkungen
auf den Organismus minimiert werden.

✖ Grundsätzliches Ziel ist die Aufrechterhaltung der Homöostase vor,
während und nach der Operation. Eine suffiziente Schmerztherapie gehört
unbedingt dazu.

Anästhesie spezieller Fachgebiete I

Gynäkologie

Gynäkologische Eingriffe am Unterleib finden meist in **Steinschnittlagerung** statt. Außerdem werden die Patienten oft zusätzlich in Kopftieflage (**Trendelenburg-Position,** s. S. 54/55) gebracht, um die Darmschlingen aus dem Operationsgebiet der inneren Genitalorgane zu verlagern.

Dadurch kommt es zu folgenden Besonderheiten:

▶ deutlicher Blutdruckanstieg
▶ Anstieg des Beatmungsdrucks durch die in Richtung Lunge drängenden Eingeweide
▶ Abfall der funktionellen Residualkapazität (FRC).

Bei Manipulationen an den mit Peritoneum überzogenen Genitalorganen kann es durch den **Zug am Peritoneum** zu starken, therapieresistenten vegetativen Reaktionen (Hypertonie, Tachykardie oder Bradykardie) kommen. Daher ist es wichtig, über den Fortgang der Operation Bescheid zu wissen, um Überreaktionen zu vermeiden. So kann beispielsweise der Zug am Uterus bei einer Hysterektomie einen Blutdruckanstieg und eine Tachykardie verursachen. Ist der Uterus entfernt, fallen Blutdruck und Herzfrequenz schnell wieder ab.
Bei **ausgedehnten Karzinomoperationen** können präsakrale Venengeflechte oder Iliakalgefäße verletzt werden, was zu massiven Blutungen führen kann. Es sollte also mindestens ein großlumiger Venenzugang (14G), bei ausgedehnten „Exenterationen" evtl. ein **Shaldonkatheter** zur schnellen Volumenersatztherapie gelegt werden.
Da gynäkologische Tumoren häufig in **harnableitende Organe** einbrechen und diese mitoperiert werden müssen, ist intra- und besonders postoperativ Augenmerk auf die Ausscheidung zu legen.
Bei **Operationen an den Brüsten** (Mammakarzinom, kosmetische Operationen) werden die Patienten intraoperativ häufig aufgesetzt, um ein kosmetisch korrektes Ergebnis erzielen zu können. Folgende Auffälligkeiten können auftreten:

▶ schwere **Blutdruckabfälle** (besonders bei Volumenmangel)
▶ **Dislokation** des Endotrachealtubus oder der Gefäßzugänge.

Bei **Mammakarzinomen** werden gelegentlich die axillären Lymphknoten auf der betroffenen Seite mitentfernt. Dieser Arm steht für die Anästhesie nicht zur Verfügung, sodass die Zugänge auf der Gegenseite definitiv intravasal liegen und sehr gut fixiert sein müssen.

Geburtshilfe

> Schwangere Patientinnen jenseits der 20. SSW und bis einschließlich 14 Tage nach Entbindung sind ausnahmslos als nichtnüchtern zu betrachten! Daher verbietet sich die Maskenbeatmung bei diesen Patientinnen auch für kurze Eingriffe.

Anästhesieverfahren der Wahl ist die **Regionalanästhesie.**
Hierbei sind folgende Unwägbarkeiten zu beachten:

▶ erschwerter Tastbefund am Rücken bei Spinalanästhesie und Periduralanästhesie (PDA) durch **Wassereinlagerung**
▶ evtl. fehlender „Loss of resistance" bei der PDA-Anlage (s. S. 68–71)
▶ Unfähigkeit zur Krümmung des Rückens wegen des **Bauchs**
▶ unter Geburtsbedingungen **schwierige Compliance durch Wehenschmerzen** (Unruhe)
▶ bei Prä-Eklampsie und Eklampsie (HELLP-Syndrom) **evtl. beeinträchtigte Blutgerinnung.**

Muss jedoch eine Vollnarkose durchgeführt werden, findet die Einleitung immer als Rapid sequence induction (RSI) statt (s. S. 52/53). Hierbei sind noch zusätzliche Schwierigkeiten zu erwarten:

▶ Große Brüste können per se eine Intubation erschweren.
▶ Durch Flüssigkeitseinlagerungen im Pharynxbereich weisen Schwangere auch ein signifikant höheres Risiko für **Intubationsschwierigkeiten** auf.
▶ Durch konstant erhöhten Druck des Kinds auf den Magen besteht **hohe As-**pirationsgefahr bei der Narkoseeinleitung.
▶ Bei Vollnarkose zur **Notsektio** wird zur Einleitung nur Hypnotikum und kurz wirksames Muskelrelaxans gespritzt, um das Kind nicht zu gefährden. Das Opiat wird erst nach Abnabelung gegeben, daher besteht ein gewisses Risiko für ein **intraoperative Wachheit** (s. S. 87–89).

HNO- und Mund-Kiefer-Gesichts-Chirurgie

Diese Disziplinen zeichnen sich ebenfalls dadurch aus, dass sie mit dem Anästhesisten um den „Arbeitsplatz" Kopf konkurrieren. Eine sorgfältige und „bombensichere" Fixierung des Tubus und der Verbindungsstellen des Beatmungssystems ist also unerlässlich. Das Narkosegerät steht oft – anders als sonst – am Fußende des Patienten, ebenso wie der Anästhesist. Medikamente können oft nur über Verlängerungen injiziert werden, was eine längere Zeitspanne bis zum Wirkeintritt bedeutet.
Operationen in der **HNO-Heilkunde** sind häufig sehr kurz, d. h.:

▶ Relaxierung mit kurz wirksamen, nichtdepolarisierenden Muskelrelaxanzien (NDMR, z. B. Mivacurium)
▶ zur Operation kurz wirksame Opioide, rechtzeitige Gabe von Piritramid (Dipidolor®), da z. B. Tonsillektomien postoperativ extrem schmerzhaft sind.

Operative Eingriffe können im HNO-Bereich häufig sehr blutreich (Adenotomie, Tonsillektomie) sein. Besonders bei Kindern kann es daher postoperativ durch nachlaufendes Blut zu **schweren Laryngospasmen** kommen. Eine Extubation darf also nur beim sehr wachen Kind mit kräftigem Hustenstoß und guter Spontanatmung erfolgen.
Patienten mit **HNO-Tumoren** sind besonders komplikationsträchtig durch:

▶ **Schwellung der Halsweichteile** durch Tumor, Lymphknoten, Abszesse
▶ häufig **vorbehandelt mit Bestrahlung** (narbige Veränderung des Pharynx → schwierige Intubation) oder **Chemo-**

therapie (schwierige Venenverhältnisse).

Bei Hinweisen auf eine schwierige Intubation sollte man primär fiberoptisch intubieren oder zumindest das Airway-Management-Equipment bereithalten. In der **Mund-, Kiefer- und Gesichts-Chirurgie** müssen die Patienten oft **nasal intubiert** werden, um das Operationsgebiet Mund für den Operateur frei zuhalten. Die nasale Intubation birgt folgende Schwierigkeiten:

▶ aufwendiger als die orotracheale Intubation
▶ birgt die Gefahr einer Verletzung der Nasenschleimhaut mit Nachblutung und Infektion
▶ verlangt eine Extubation nur bei voll wiedergekehrten Schutzreflexen, da die oberen Atemwege durch operative Manipulationen geschwollen sein können.

Auch hier kann es zu **erschwerten Intubationsbedingungen** (durch Tumore, Abszesse, Frakturen) kommen. Wegen möglicher Komplikationen (Schwellung, Blutung, evtl. Verdrahtung des Kiefers) gilt: Nur beim wachen Patienten mit voll zurückgekehrten Schutzreflexen extubieren! Kieferchirurgen nehmen oft bei **geistig behinderten Patienten** Untersuchung und Gebisssanierungen in Vollnarkose vor, da diese Patienten in der Praxis wach nicht zu behandeln sind. Diese Patienten haben gelegentlich Missbildungen im Gesichtsbereich sowie kardiovaskuläre Begleiterkrankungen. Auch die Narkoseeinleitung kann durch Angst und Nichtverstehen der Situation schwierig sein.

Urologie

Für große urologische Operationen an Blase oder Prostata gilt bezüglich Lagerung und Nebenwirkungen das Gleiche wie für die Gynäkologie:

▶ Trendelenburg-Lagerung (s. S. 54/55)
▶ Gefahr der **Blutung**
▶ schwierige intraoperative Beatmung
▶ bei offenen Prostataoperationen Gefahr der **Luftembolie** bei Eröffnung von Venenplexus der Prostata

▶ evtl. Freisetzung von **Aktivatoren der Fibrinolyse** (Urokinase) aus der Prostata, die postoperativ zu massiven Nachblutungen durch Blutgerinnselauflösung führen können.

Ein Sonderfall sind **transurethrale Resektionen (TUR)** an Blase (TUR-B) und Prostata (TUR-P). Um Schleimhautblutungen zu verhindern, werden eröffnete Blutgefäße elektrisch koaguliert. Damit der Strom aber in das Gewebe fließt und nicht durch die Spüllösung abgelenkt wird, werden spezielle, elektrolytfreie Lösungen verwendet. Gelangen große Mengen (> 230 ml/min) dieser Spüllösungen durch eröffnete Venensinus der Prostata oder die Blasenschleimhaut in den Blutkreislauf, kann es durch akute Hyponatriämie und Hypervolämie zum **TUR-Syndrom** kommen. Symptome des TUR-Syndroms sind:

▶ zentralnervöse Störungen (Verwirrtheit, Krampfanfälle, Bewusstlosigkeit)
▶ Hypertonie

▶ kardiale Dekompensation, Lungenödem
▶ Gerinnungsstörungen.

Die Therapie dieser Störungen ist symptombezogen, bei Auftreten sollte ein zentraler Venenkatheter (ZVK) gelegt werden, um Kreislauf, zentralen Venendruck (ZVD) und Elektrolyte engmaschig kontrollieren zu können. Vorbeugend kann man nur versuchen, den Blutdruck durch ausreichende Flüssigkeitsgabe zu optimieren. Außerdem ist eine **rückenmarksnahe Anästhesie** das Verfahren der Wahl, um neurologische Veränderungen, als Frühzeichen des TUR-Syndroms, sofort zu registrieren.
Bei **Nierenoperationen** wird häufig eine aufgeklappte Seitenlagerung verwendet, die den direktesten Zugang zur Niere bietet (▌ Abb. 1). Hier besteht Gefahr bei der Umlagerung (Tubusdislokation), und es drohen mögliche Nervenschädigungen der Arme durch Druck.

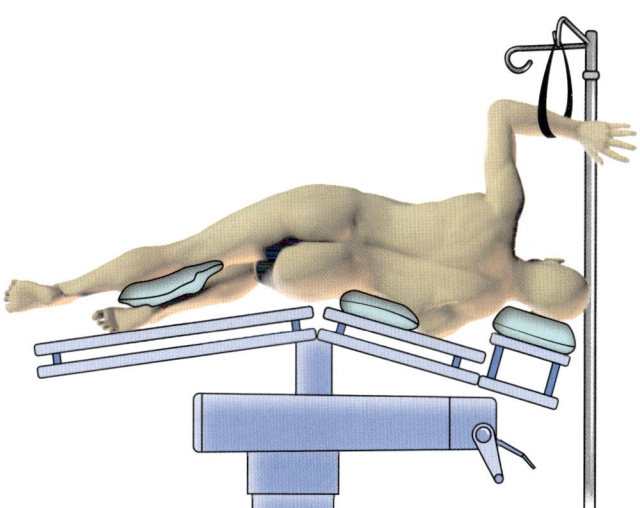

▌ Abb. 1: Lagerung für Nierenoperationen. [2]

Zusammenfassung

✖ Gynäkologische und urologische Operationen erfordern häufig die Trendelenburg-Position mit nachteiligen Auswirkungen auf Beatmung und Kreislauf, begleitet von hohem Blutungsrisiko.
✖ Eine spezielle Komplikation bei transurethralen Operationen ist das TUR-Syndrom.
✖ In der HNO-Heilkunde sowie in der Mund-Kiefer-Gesichts-Chirurgie konkurrieren Operateur und Anästhesist um den Kopf des Patienten, besondere Vorsicht und Sicherungsmaßnahmen sind hier geboten.

Anästhesie spezieller Fachgebiete II

Kardiochirurgie

Die häufigsten Eingriffe der Herzchirurgie stellen kardiale Bypassoperationen sowie Eingriffe an den Herzklappen dar.

Um das Herz während der Operation ruhigzustellen, wird ein großer Teil der Eingriffe unter Herzstillstand mit Unterstützung der Herz-Lungen-Maschine (HLM, ▮ Abb. 2) durchgeführt. Diese wird von speziell ausgebildeten Kardiotechnikern bedient. Wegen der häufig stark eingeschränkten Kompensationsmöglichkeiten der Patienten ist das Ziel des Anästhesisten, bei Narkoseein- und -ausleitung ebenso wie intraoperativ, eine größtmögliche hämodynamische Stabilität aufrechtzuerhalten (▮ Tab. 1). Die hämodynamische Situation unterliegt insbesondere bei Anschluss, Abgang aber auch während der HLM-Phase Schwankungen, die eine Therapie mit vasoaktiven Substanzen erforderlich machen. Bei komplexen Eingriffen ist eine erweiterte invasive Überwachung, heute meist durch die transösophageale Echokardiografie (TEE), notwendig.

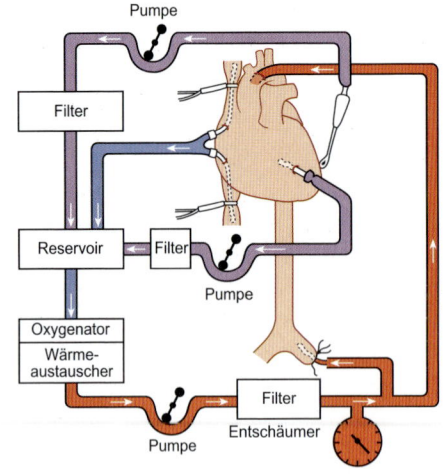

▮ Abb. 2: Schematische Darstellung der HLM. [12]

Funktion der Herz-Lungen-Maschine

Das venöse Blut wird aus beiden Hohlvenen über ein Reservoir in den Oxygenator geleitet, wo der Gasaustausch stattfindet. Ein Wärmeaustauscher ermöglicht die Temperaturregulation. Komplexere Eingriffe können so in Hypothermie durchgeführt werden. Über Pumpen wird das Blut durch einen Filter und Entschäumer geführt, der Zelltrümmer und Luftbläschen abscheidet. Das Blut wird dann distal der abgeklemmten Aortenwurzel über die Aorta ascendens in den Körperkreislauf zurückgepumpt. Während der HLM-Phase wird das Beatmungsgerät abgeschaltet. Am Herzen wurde durch Infusion einer kardioplegischen Lösung ein diastolischer Herzstillstand hervorgerufen.

Thoraxchirurgie

Neben der Therapie gutartiger Lungenerkrankungen liegt der Schwerpunkt thoraxchirurgischer Eingriffe auf der Diagnostik und Therapie maligner Prozesse. Die Eingriffe werden häufig als offene Thorakotomien durchgeführt, zunehmend gewinnen auch videoassistierte Thorakoskopien (VATS) an Bedeutung.

Die Patienten werden nach Narkoseeinleitung in Seitenlage verbracht, wobei die zu operierende Seite oben liegt (▮ Tab. 2). Der Operateur eröffnet die Pleura, die Lunge kollabiert auf dieser Seite. Um während des Eingriffs nur die unten liegende Lunge zu beatmen, werden die Patienten mit einem Doppellumentubus (DLT) intubiert.

Besonderheiten des Doppellumentubus

Der DLT besitzt zwei Lumina mit je einem eigenen Cuff. Das proximale Lumen (weiß) kommt in der Trachea oberhalb der Carina zu liegen, das distale (blau = bronchial) im Hauptbronchus. Je nach Lage des distalen Lumens unterscheidet man einen links- und rechtsläufigen DLT. Bis auf wenige Ausnahmen wird ein linksläufiger DLT eingesetzt (▮ Abb. 3). Die Lage des DLT wird fiberoptisch kontrolliert.

Ein-Lungen-Ventilation (ELV)

Beatmung, Umlagerung, Eröffnung des Thorax und ELV führen zu einer Vielzahl pathophysiologischer Veränderungen. Letztlich resultiert ein Rechts-links-Shunt mit Absinken des arteriellen Sauerstoffpartialdrucks (paO_2).

Kommt es unter ELV zu einem Sättigungsabfall oder einem Anstieg der Beatmungsdrücke, muss zuerst fiberoptisch eine Dislokation oder Sekretverlegung ausgeschlossen werden. War dies nicht die Ursache, können eine Erhöhung der inspiratorischen Sauerstoffkonzentration (FiO_2) oder eine Anwendung von CPAP (Continuous positive airway

Spezielle präoperative Untersuchungen	Echokardiografie, Koronarangiografie, Spirometrie, ggf. Karotis-Doppler
Narkoseführung	Intubationsnarkose Meist opioidbetont als TIVA oder balanciert (kardioprotektive Wirkung der Inhalationsanästhetika) Während der EKZ nur TIVA
Erweitertes Monitoring	Arterielle Kanüle (vor Narkoseeinleitung) ZVK ggf. TEE, PAK, PiCCO® ggf. Neuromonitoring
Lagerung	Rückenlage
Postoperativ	Frühzeitige Extubation auf Intensivstation

▮ Tab. 1: Anästhesiologische Eckpunkte der Kardiochirurgie.

Spezielle präoperative Untersuchungen	Spirometrie, Bodyplethysmografie, arterielle BGA, Szintigrafie (dienen bei geplanter Resektion zur Diagnostik, wie viel Lungengewebe entfernt werden kann)
Schmerztherapie	Bei Thorakotomien (ggf. auch Thorakoskopien) thorakale PDA
Narkoseführung	Intubationsnarkose Bei ELV: FiO_2 mind. 0,5, VT 5 – 8 ml/kg KG, Spitzendruck möglichst gering, PEEP 5 cmH$_2$O auf ventilierter Lunge TIVA oder balanciert
Erweitertes Monitoring	Arterielle Kanüle (Ausgangs-BGA und häufige Kontrollen während ELV) am unten liegenden Arm Bei Thorakotomien zusätzlich ZVK
Lagerung	Meist Seitenlage (zu operierende Seite oben)
Postoperativ	Extubation im OP, ansonsten Umintubation auf Einlumentubus Meist Überwachungsstation Liegende Thoraxdrainage(n) Frühmobilisation, Atemgymnastik, effizientes Abhusten wichtig

▮ Tab. 2: Anästhesiologische Eckpunkte der Thoraxchirurgie.

pressure, 5–10 cmH$_2$O) auf der nichtventilierten Lunge die Oxygenierung verbessern.

Neurochirurgie

Neben der Diagnostik und Therapie gutartiger oder maligner Raumforderungen des Gehirns führen Neurochirurgen Eingriffe im Bereich von Wirbelsäule und Rückenmark sowie an peripheren Nerven durch.

Intrakranielle Eingriffe

Nach Narkoseeinleitung, Anschluss des erweiterten Monitorings und eventuellen Umlagerungsmaßnahmen wird der Kopf des Patienten meist in einer Mayfield-Halterung fixiert (▌Abb. 4 und ▌Tab. 3). Das Einspannen ist eine der schmerzintensivsten Phasen des Eingriffs, nach Eröffnung der Dura mater ist das Schmerzniveau nur gering.

Der neurologische Status ist das beste Monitoringverfahren, um postoperative Komplikationen zu erkennen. Aus diesem Grund werden kurzwirksame Pharmaka eingesetzt und der Patient nach einem unkomplizierten Eingriff auf dem Operationstisch, möglichst ohne Husten und Pressen extubiert.

Intrakranieller Druck (ICP)
Der Hirndruck wird durch die drei Komponenten Hirnparenchym, intrakranielles Blut- und Liquorvolumen bestimmt. Eine Volumenzunahme einer Komponente kann durch Verringerung einer anderen kompensiert werden. Ist die Kompensationsfähigkeit

erschöpft, und steigt der ICP weiter an (> 15 mmHg), bietet der umgebende Schädelknochen dem Gehirn keine Möglichkeit, sich weiter auszudehnen. Dies führt zu Minderperfusion und Druckschädigung. Bei erhöhtem ICP ist das Aufrechterhalten eines suffizienten zerebralen Blutflusses (CBF) oberstes Therapieziel. Die zerebrale Autoregulation ist in geschädigten Hirnbereichen aufgehoben. Der CBF zeigt u. a. eine deutliche Kohlendioxidreagibilität, weshalb immer eine Normokapnie angestrebt wird. Eine Hyperventilation reduziert den ICP kurzzeitig, verringert durch Vasokonstriktion aber auch den CBF.

Der CBF ist nur schwer messbar, daher sollte als Anhaltspunkt der zerebrale Perfusionsdruck (CPP = mittlerer arterieller Druck (MAP) – ICP) im Bereich von 50–70 mmHg gehalten werden.

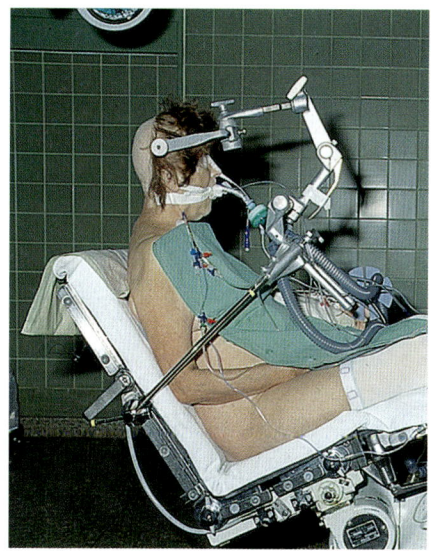

▌Abb. 4: Fixierung des Kopfs in der Mayfield-Klemme. [15]

Spezielle präoperative Untersuchungen	Unbedingt Dokumentation des neurologischen Status Ggf. Echokardiografie bei sitzender Lagerung (Ausschluss persistierendes Foramen ovale)
Narkoseführung	Intubationsnarkose, sichere Tubusfixation TIVA (balanciert möglich, Inhalationsanästhetika aber < 1 MAC dosieren) Normoventilation anstreben Extubation auf OP-Tisch (in Absprache mit Neurochirurg)
Erweitertes Monitoring	Arterielle Kanüle (Druckabnehmer auf Höhe des äußeren Gehörgangs) ZVK Bei sitzender Lagerung TEE (Detektion einer Luftembolie)
Lagerung	Abhängig von Lokalisation Meist Einspannen in Mayfield-Halterung
Postoperativ	Überwachungsstation Neurologische Beurteilung

▌Tab. 3: Anästhesiologische Eckpunkte intrakranieller Eingriffe.

▌Abb. 3: Aufbau eines linksläufigen DLT. [12]

Zusammenfassung

✖ Kardiochirurgische Patienten besitzen i. d. R. deutlich reduzierte Reserven. Umso mehr muss die Narkose mit dem Ziel größtmöglicher hämodynamischer Stabilität geführt werden.

✖ Die HLM ersetzt zwei Organfunktionen: kardiale Pumpfunktion und pulmonalen Gasaustausch.

✖ In der Thoraxchirurgie werden die Patienten meist mit einem linksläufigen DLT intubiert.

✖ Intraoperativ entsteht ein Rechts-links-Shunt mit Abfall des paO$_2$. Durch verschiedene Maßnahmen kann eine Hypoxämie vermieden werden. Eine Unterbrechung des Eingriffs mit Wechsel auf die Zwei-Lungen-Beatmung ist nur selten erforderlich.

✖ Bei unkomplizierten neurochirurgischen Eingriffen werden kurzwirksame Substanzen eingesetzt und der Patient noch im Operationsraum extubiert, um eine rasche neurologische Beurteilbarkeit sicherzustellen.

Anästhesie spezieller Fachgebiete III

Unfallchirurgie

Mit dem Verschmelzen der Fachgebiete Traumatologie und Orthopädie ist ein Fachgebiet entstanden, das sich akuten Verletzungen des Bewegungsapparats sowie erworbenen und angeborenen Deformitäten des Skelettsystems annimmt. Entsprechend vielfältig sind Krankheitsbilder, Eingriffe, Patienten und Anästhesieverfahren. Neben der Allgemeinanästhesie bieten sich Verfahren der Regionalanästhesie an (Tab. 4). Sie zeichnen sich nicht nur durch eine hämodynamische Stabilität aus, sondern sind als Katheterverfahren auch für die postoperative Analgesie sinnvoll. Die Entscheidung muss aber stets individuell mit dem Patienten und den intraoperativen Erfordernissen des Operateurs getroffen werden.

Blutsperre und Blutleere

Um ein blutleeres Operationsfeld herzustellen, werden zahlreiche Eingriffe an den Extremitäten mit einer proximal angelegten Blutsperre durchgeführt (Abb. 5). Die Manschette wird dabei über den systolischen Blutdruck aufgepumpt. Die perioperative Antibiotikaprophylaxe muss mindestens 5 min vor Anlegen der Blutsperre gegeben werden. Häufig steigen Blutdruck und Herzfrequenz des Patienten nach ca. 1 h als Ausdruck eines Tourniquetschmerzes an, der häufig nur schwer mit Opioiden zu therapieren ist.

> Wegen der Ischämiegefahr eine Blutsperre nie länger als 2 h angelegt lassen!

Das Öffnen einer Blutsperre führt oft zu hämodynamischen Veränderungen (typisch sind Hypotonie, Tachykardie) sowie zu einem Anstieg von Kohlendioxid, Kalium- und Laktatwerten.

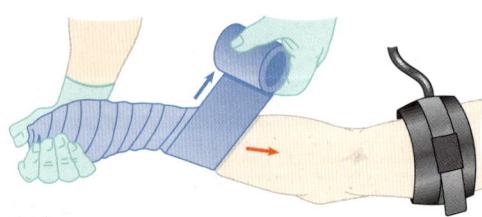

 Abb. 5: Anlegen einer Blutleere. [2]

Spezielle präoperative Untersuchungen	Nach Patientenzustand
	Bei Regionalanästhesie Gerinnungsanamnese
Narkoseführung	Regionalanästhesie (ggf. zusätzlich Sedierung)
	Intubationsnarkose, ggf. Larynxmaske
	TIVA oder balanciert
Erweitertes Monitoring	Nach Bedarf
Schmerztherapie	Regionalanästhesiekatheter oft vorteilhaft
Lagerung	Abhängig vom Eingriff
	Unbedingt Absprache mit dem Operateur (Hüft-TEP z. B. in Seiten- oder Rückenlage möglich)

 Tab. 4: Anästhesiologische Eckpunkte der Traumatologie bzw. Orthopädie.

Spezielle präoperative Untersuchungen	Nach Patientenzustand
	Bei PDK Gerinnungsanamnese
Narkoseführung	Meist Intubationsnarkose **Cave:** Bei Aspirationsgefahr RSI!
	TIVA oder balanciert
	Bei größeren Eingriffen zusätzlich PDK
	Relaxierung für spannungsfreies OP-Feld meist bis zum Ende des Eingriffs notwendig
	Bei Unterbaucheingriffen auch RM-nahe Anästhesie oder ggf. Larynxmaske möglich
	Häufig Magensonde
Erweitertes Monitoring	Nach Bedarf
	Bei Laparoskopien großzügige Indikation für arterielle Kanüle (kontinuierliche Blutdrucküberwachung, Kontrolle des Säure-Basen-Status, da etCO$_2$ bei Risikopatienten weniger zuverlässig)
Lagerung	Meist Rückenlage
	Bei Laparoskopien häufig extreme Lagerung (Kopf- oder Fußtieflagerung) vom Operateur gewünscht

 Tab. 5: Anästhesiologische Eckpunkte bei Laparotomien und Laparoskopien.

Polytraumaversorgung

Bei der Primärversorgung polytraumatisierter Patienten steht seit einigen Jahren nicht mehr die definitive Frakturversorgung, sondern der geringstmögliche stabilisierende Eingriff im Vordergrund. Dem Immunsystem des Patienten soll ein sog. „Second hit" erspart bleiben. Anfänglich werden nur lebensbedrohliche Verletzungen versorgt oder solche, die schwerwiegende Komplikationen hervorrufen können („Damage control surgery"). Wie auf Abbildung 6 zu sehen, werden Frakturen zunächst durch externe Verfahren transfixiert und erst mehrere Tage später nach Stabilisierung des Patienten definitiv versorgt.

Allgemeinchirurgie

Auch die Allgemeinchirurgie umfasst ein weites Feld von kleinen und elektiven Eingriffen wie Herniotomien bis zur komplexen Multiviszeraltransplantation und Notfall-Laparotomien. Eine Übersicht zu den anästhesiologischen wichtigen Eckpunkten der Allgemeinchirurgie bietet Tabelle 5. Für zahlreiche Eingriffe hat sich die „Fast-track-Chirurgie" durchgesetzt. Sie zielt in einem Gesamtkonzept darauf ab, die Selbstständigkeit eines Patienten nach einer Operation schnellstmöglich wiederherzustellen. Hierzu gehören beispielsweise kurze Nüchternzeiten, rasche enterale Ernährung und zügige Mobilisation. Von anästhesiologischer Seite erhalten die Patienten präoperativ einen Periduralkatheter (PDK) zur postoperativen Analgesie. Die intraoperative Flüssigkeits- und Volumenzufuhr soll

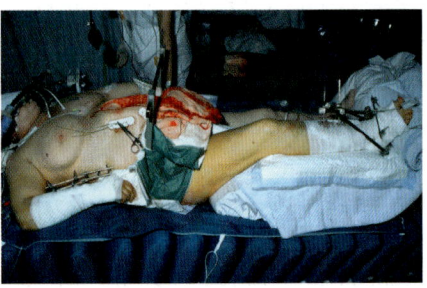

 Abb. 6: Polytraumatisierte Patientin nach Primärversorgung. [16]

dem Bedarf angepasst werden, der oft
deutlich geringer ist, als früher ange-
nommen. Auch Katheter wie Magensonden oder ein zentraler Venenkatheter (ZVK) zur parenteralen Ernährung
sind zum Operationsende nicht mehr
erforderlich.

Polytraumaversorgung

Das Prinzip der „Damage control surgery" gilt auch in der Allgemeinchirurgie. Statt langwährender Eingriffe sollen
bei der Erstversorgung im Operationsraum Blutungen notfalls durch ein
„Packing" (Ausstopfen des Bauchraums
mit sterilen Tüchern) gestillt werden.
Darmverletzungen werden wegen der
Sepsisgefahr versorgt. Häufig wird der
Bauchraum für eine im Verlauf anste-
hende Kontroll-Laparotomie nur tempo-
rär verschlossen (▮ Abb. 6).

Laparoskopische Eingriffe

Seit Mitte der 1980er-Jahre findet die
„Schlüssellochchirurgie" – nicht nur in
der Allgemeinchirurgie – immer stär-
kere Verbreitung und gilt beispielsweise
für Cholezystektomien als Standardverfahren. Zunehmend werden immer
komplexere Eingriffe minimalinvasiv
durchgeführt. Deren Dauer ist unterschiedlich und reicht von wenigen Minuten bis zu mehr als 6 h (▮ Tab. 5).
Um dem Operateur eine gute Sicht auf
das Operationsfeld zu bieten und die
Verletzungsgefahr benachbarter Organe
zu minimieren, wird die Bauchhöhle
bis zu einem Druck von 12–15 mmHg
mit Kohlendioxid aufgefüllt (▮ Abb. 7).
Dieses Pneumo- oder Kapnoperitoneum
wird während des gesamten Eingriffs
aufrechterhalten. Zum Operationsende
wird der Großteil des Gases wieder ab-
gelassen, der Rest resorbiert sich über
das Peritoneum. Klinisch manifestiert
sich das zurückgebliebene Kohlendioxid
gelegentlich in postoperativen Schulter-
schmerzen.
Die Annahme „kleine Schnitte gleich
einfache Narkoseführung" ist dabei
falsch. Das Kapnoperitoneum verursacht
umfangreiche hämodynamische und respiratorische Veränderungen (▮ Tab. 6).
Diese können von gesunden Patienten

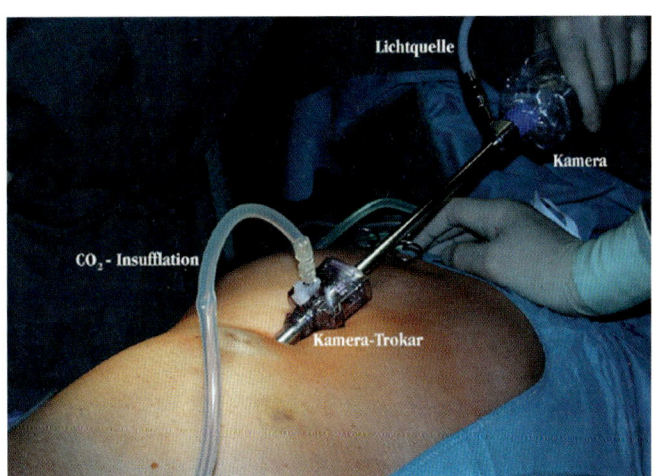

▮ Abb. 7: Laparoskopie.
[17]

Bildbeschriftungen: Lichtquelle, Kamera, CO₂ - Insufflation, Kamera-Trokar

Hämodynamisch	▶ Kardiale Vorlast ↓, kardiale Nachlast ↑
	▶ HZV ↓
	▶ Vagusreiz → Bradykardie, Hypotonie, Herzrhythmusstörungen
Respiratorisch	▶ Beatmungsdruck ↑
	▶ Resorption des insufflierten CO_2 → Hyperkapnie → SBH-Verschiebungen → AMV ↑ erforderlich
	▶ Zwerchfellbeweglichkeit ↓, FRC ↓, → Atelektasenbildung → ggf. PEEP ↑
	▶ Compliance ↓
Sonstiges	▶ Intraabdomineller Druck ↑
	▶ Insuffliertes CO_2 ist kalt → Temperaturerhaltung
	▶ Veränderungen durch unphysiologische Lagerungen

▮ Tab. 6: Auswirkungen der Laparoskopie.

tatsächlich kaum bemerkbar kompensiert werden. Bei Risikopatienten zeigen
sich jedoch gelegentlich deutliche hämodynamische Schwankungen mit ausgeprägter Hyperkapnie und auch Hypoxämie, die mitunter dazu zwingen, auf
ein offenes Operationsverfahren zu kon-

vertieren. Um die Auswirkungen zu
minimieren, sollte der intraabdominelle
Druck bei Risikopatienten nur langsam
gesteigert werden und auch Lagerungsmaßnahmen schrittweise und erst nach
vollständiger Anlage des Pneumoperito-
neums durchgeführt werden.

Zusammenfassung

✖ Die Traumatologie/Orthopädie ist die Domäne der Regionalanästhesie.
Über Katheterverfahren können auch postoperativ Vorteile erzielt werden.

✖ Bei größeren Eingriffen in der Allgemeinchirurgie hat sich die intra- und
postoperative Analgesie über einen PDK bewährt.

✖ In der initialen Polytraumaversorgung hat sich das Konzept der Damage
control surgery durchgesetzt. Ziel ist es, lebensbedrohliche oder kompli-
kationsträchtige Verletzungen mit dem geringstmöglichen Eingriff zu
versorgen.

✖ Bei laparoskopischen Eingriffen wird die Bauchdecke mit Kohlendioxid
aufgeblasen. Dieses Kapnoperitoneum sorgt über einen gesteigerten
intraabdominellen Druck und die Gasresorption für hämodynamische und
respiratorische Veränderungen. Bestimmte Lagerungsmaßnahmen können
diese Veränderungen verstärken.

Allgemeine Aspekte der Regionalanästhesie

Im Bereich der Regionalanästhesie sind v. a. rückenmarksnahe Verfahren weit verbreitet. Regionalverfahren der unteren Extremität spielen im Gegensatz zu jenen der oberen Extremität im Allgemeinen immer noch eine untergeordnete Rolle. Dies mag auch daran liegen, dass man aufgrund der anatomischen Verhältnisse (s. S. 74/75) zwei Techniken kombinieren muss, um das gesamte Bein zu anästhesieren. Der Zeitaufwand ist höher als die einmalige Punktion des Subarachnoidalraums zur Spinalanästhesie (SPA). Doch die Anwendung von Regionalverfahren der unteren Extremität hat klare Vorteile: Mit Blasenfunktionsstörungen ist nicht zu rechnen, außerdem ist die Hämodynamik geringer bis gar nicht beeinträchtigt (durch rückenmarksnahe Verfahren kommt es zu ausgeprägter Sympathikolyse der unteren Extremität mit konsekutivem Blutdruckabfall). Viele Verfahren sind auch unter Antikoagulanziengabe durchführbar. Im Gegensatz dazu müssen bei rückenmarksnahen Verfahren bestimmte Zeitabstände nach bzw. vor Antikoagulation eingehalten werden (▪ Tab. 1).

Häufig werden auch Lokalverfahren mit einer Allgemeinanästhesie kombiniert. Dadurch verringern sich der intra- und postoperative Analgetikabedarf z. T. erheblich. Die Patienten können frühzeitig mobilisiert werden, und physiotherapeutische Übungen sind durch die bedarfsgerechte Gabe weitgehend ohne schmerzbedingte Limitation möglich.

Kontraindikationen

Die folgenden Kontraindikationen gelten für alle Regionalverfahren, spezielle Kontraindikationen der einzelnen Verfahren sind dort beschrieben.

▶ Ablehnung durch den Patienten
▶ Infektion oder Hämatom im Bereich der Punktionsstelle
▶ klinisch manifeste Störungen der Blutgerinnung
▶ Vorbestehende neurologische Symptome gelten als relative Kontraindikation, Defizit unbedingt vorher dokumentieren, am besten neurologisches Konsil.

Komplikationen
▶ Intoxikationen durch die Lokalanästhetika (s. S. 26/27)
▶ Hämatome
▶ Infektionen
▶ Nervenschäden lassen sich durch eine sonografisch kontrollierte Anlage oder durch Verwendung eines Nervenstimulators und Beachtung der Schwellenstromstärke weitgehend vermeiden.

▶ bei Verwendung von Prilocain: Methämoglobinämie.

Anlage mittels Nervenstimulator

Durchführung
Der Patient wird an das Standardmonitoring (s. S. 40–42) angeschlossen, eine Venenverweilkanüle wird platziert und der Nervenstimulator (▪ Abb. 1) auf korrekte Funktionsweise geprüft. Danach wird das Punktionsgebiet steril abgewaschen und abgedeckt. Eine lokale Infiltration ist vorsichtig durchzuführen, da einige Nerven sehr oberflächlich verlaufen und die Gefahr besteht, diese schon vor Stimulation zu blockieren.

Der Nervenstimulator wird an die Punktionsnadel angeschlossen und diese in das Subkutangewebe vorgeschoben. Die Stromstärke wird je nach Nerv auf 1 mA bis max. 5 mA bei einer Stimulationsfrequenz von 2 Hz gesteigert und die Stimulationskanüle unter kontinuierlicher Aspiration langsam in Richtung Nerv vorgeschoben.

Durch Anpassung der Impulsdauer können überwiegend motorische Fasern (0,1–0,3 ms) oder auch sensible Nervenfasern (0,4–1 ms) stimuliert werden. Treten Muskelkontraktionen des gewünschten Kennmuskels auf, wird die Stromstärke schrittweise reduziert. Ziel ist es, bei einer Schwellenstromstärke von 0,2–0,3 mA gerade noch Kontraktionen auszulösen. Je

höher die Stromstärke ist, und je näher man sich am Nerv befindet, desto größer ist die motorische Antwort (Muskelkontraktion). Befindet man sich zu nahe am Nerv (Muskelkontraktionen bei < 0,2 mA auslösbar), besteht die Gefahr einer Nervenverletzung durch die Stimulationskanüle oder durch versehentliche intraneurale Injektion.

Nach negativer Aspiration (zum Ausschluss einer intravasalen Lage) wird das Lokalanästhetikum injiziert. Jeweils nach Injektion von 10 ml wird erneut kurz aspiriert. Da selbst eine negative Aspiration eine intravasale Injektion nicht sicher ausschließt, ist es wichtig, verbalen Kontakt zum Patienten zu halten, um neurologische Veränderungen (metallischer Geschmack, Unruhe, verwaschene Sprache) frühzeitig zu erkennen. Außerdem ist auf EKG-Veränderungen zu achten (kardiotoxische Nebenwirkungen der Lokalanästhetika s. S. 26/27).

Soll ein Schmerzkatheter platziert werden, geschieht dies im Anschluss an die Injektion des Lokalanästhetikums. Die Nadel wird zurückgezogen, sodass nur noch eine Hülse in situ verbleibt (ähnlich einer Venenverweilkanüle). Der Katheter wird einige Zentimeter über das Kanülenende hinaus vorgeschoben und die Hülse entfernt. Der Katheter wird durch eine Annaht fixiert und die Punktionsstelle verbunden.

Die Anschlagzeit muss nun abgewartet werden, und vor Operationsbeginn sollte die ausreichende Wirkung der Blockade ausge-

	Abstand zu Punktion oder Katheterentfernung		Laborkontrolle
	Vorher	Nachher	
UFH (Low dose) < 15 000 IE/d)	4 h	1 h	Thrombozyten, falls Therapie > 5 d
UFH (High dose)	4–6 h	1 h (kein i. v.-Bolus)	aPTT, (ACT), Thrombozyten
NMH (Low dose)	12 h	2–4 h	Thrombozyten, falls Therapie > 5 d
NMH (High dose)	24 h	2–4 h	Thrombozyten, (anti-Xa)
Fondaparinux (Prophylaxe < 2,5 mg/d)	36–42 h	6–12 h	(anti-Xa)
Kumarine	INR < 1,4	Nach Katheterentfernung	INR
Hirudine (Lepirudin, Desirudin)	8–10 h	2–4 h	aPTT, ECT
Argatroban	4 h	2 h	aPTT, ECT, ACT
ASS (100 mg)	Keine	Keine	Kein NMH 36–42 h vor der Punktion oder der geplanten Katheterentfernung
Clopidogrel	7 d	Nach Katheterentfernung	
Ticlopidin	10 d	Nach Katheterentfernung	
NSAR	Keine	Keine	

▪ Tab. 1: Empfohlene Zeitabstände vor/nach rückenmarksnaher Punktion/Katheterentfernung. [aus: Leitlinie „Rückenmarksnahe Regionalanästhesie und Thromboembolieprophylaxe/antithrombotische Medikation" der Deutschen Gesellschaft für Anästhesiologie und Intensivmedizin (DGAI)]

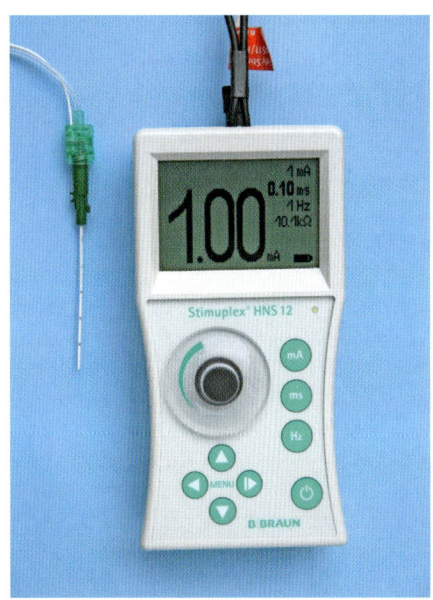

■ Abb. 1: Nervenstimulator. [13]

testet werden. Ungeduld seitens der Operateure oder des Anästhesisten sind häufige Gründe für eine unzureichende Wirkung. Die Verwendung eines Nervenstimulators ist heute Standard und hilft beim Auffinden des richtigen Orts für die Injektion und bei der Vermeidung von Nervenläsionen. Die Erfolgsrate mit Nervenstimulator ist auch für Ungeübte hoch.

Sonografisch kontrollierte Anlage

Seit einigen Jahren setzt sich in vielen Kliniken immer mehr die sonografisch kontrollierte Anlage von peripheren Nervenblockaden durch. Vorteile dieser Methode sind:

▶ Punktion unter Sicht
▶ genaue Identifikation der Strukturen (auch bei anatomischen Varianten)
▶ Kontrolle der Ausbreitung des Lokalanästhetikums am Zielort, dadurch oft Dosisreduktion möglich
▶ kürzere Anschlagzeiten
▶ hoher Blockadeerfolg
▶ Teaching gut möglich
▶ Vermeiden von Gefäß- und Nervenläsionen.

Allerdings sind hierfür eine entsprechende große Routine im Umgang mit dem Sonografiegerät und die genaue Kenntnis der dargestellten Sono-Anatomie notwendig.

Andere Regionalverfahren

Intravenöse Regionalanästhesie

Eine weitere Möglichkeit ist die Applikation eines Lokalanästhetikums in eine blutleere Vene des Arms. Hierzu wird der Patient an das Standardmonitoring angeschlossen, eine Venenverweilkanüle wird an der nicht zu operierenden Extremität und eine zweite dünne Infusionsnadel (20 G) am zu operierenden Arm möglichst weit distal gelegt. Nun legt man eine Doppelkammerdruckmanschette (unbedingt vorherige Funktionsprüfung!) an dem zu operierenden Arm an, hält ihn hoch und wickelt ihn mit einer Gummibinde von distal nach proximal aus. Danach pumpt man den proximalen Cuff auf (mindestens 100 mmHg oberhalb des systolischen Blutdrucks). Die peripheren Pulse an dieser Extremität dürfen nicht mehr tastbar sein. Nach Abwickeln der Gummibinde spritzt man das Lokalanästhetikum (z. B. 40 ml Prilocain 1 % bei Erwachsenen) langsam in die zu operierende Extremität und massiert es ein, damit es sich gleichmäßig verteilt. Der Wirkungseintritt erfolgt relativ schnell, nach 5 – 10 min kann man mit der Operation beginnen. Damit das Tourniquet nicht zu schmerzhaft ist, insuffliert man nach ca. 10 min die distale Manschette (diese liegt über dem anästhesierten Bereich) und lässt danach den Druck aus der proximalen ab. Der venöse Zugang kann nach Spritzen des Lokalanästhetikums entfernt werden. Auch bei kürzerer Operationsdauer darf der Cuff frühestens nach 30 min geöffnet werden, wenn der Umverteilungsvorgang in das Gewebe abgeschlossen ist, da sonst zu viel Lokalanästhetikum in den systemischen Kreislauf gelangt.

Die i. v. Regionalanästhesie ist bei korrekter Durchführung ein einfaches, sicheres Verfahren mit schneller Anschlagzeit. Allerdings sind die Wirkdauer und damit die Operationszeit begrenzt. Die häufigste Komplikation ist ein Tourniquetschmerz, aber auch die systemische Toxizität der Lokalanästhetika (s. S. 26/27) kann Probleme bereiten.

Blockade peripherer Nerven im Fuß- und Handwurzelbereich

Für den Fußblock werden die Nn. tibialis posterior, peronei profundus und superficialis, saphenus und suralis in ihrem Verlauf auf Höhe des Sprunggelenks blockiert. Dieses Verfahren ist relativ einfach durchzuführen, ein Nervenstimulator wird nicht benötigt. Insgesamt werden ca. 20 – 30 ml Lokalanästhetikum an mehreren Stellen in Nervennähe appliziert. Darunter lassen sich Operationen im Fuß- und Zehenbereich (z. B. Hallux valgus) problemlos durchführen. Die Hand kann durch Injektion von Lokalanästhetikum im Verlauf des N. medianus, des N. ulnaris sowie des N. radialis etwas proximal des Handgelenks blockiert werden. Wie der Fußblock ist der „Handblock" ein komplikationsarmes, einfaches Verfahren, etwa 15 – 20 ml Lokalanästhetikum sind insgesamt nötig.

Zusammenfassung

✖ Viele periphere Regionalanästhesieverfahren können im Gegensatz zu rückenmarksnahen Verfahren auch unter Antikoagulation durchgeführt werden.

✖ Häufig werden Regionalverfahren mit einer Allgemeinanästhesie kombiniert.

✖ Die Verwendung von Stimulationskanülen und Sonografie ist heute Standard und hilft beim Auffinden des richtigen Orts für die Injektion und bei der Vermeidung von Nervenläsionen. Die Erfolgsrate mit Nervenstimulator ist auch für Ungeübte hoch.

✖ Durch Einlage eines Schmerzkatheters ist die kontinuierliche Applikation von Lokalanästhetikum möglich, physiotherapeutische Maßnahmen können frühzeitig ohne Schmerzen durchgeführt werden.

Zu den rückenmarksnahen Anästhesieverfahren zählen **Spinalanästhesie (SPA)**, **Periduralanästhesie (PDA)** sowie die Kombination beider Verfahren **(CSE)** (❚ Tab. 1). Außerdem wird die **Kaudalanästhesie**, eine spezielle Form der PDA bei Säuglingen und Kleinkindern, eingesetzt. Durch die Ausschaltung der Erregungsleitung in den Spinalnervenwurzeln wird eine reversible sympathische, sensible und motorische Nervenblockade erzielt. Über Katheterverfahren ist eine nahezu beliebige Verlängerung der Anästhesie oder durch Verwendung niedriger Konzentrationen von Lokalanästhetika eine postoperative Analgesie möglich.

	SPA	PDA
Punktionshöhe	Ausschließlich lumbal unterhalb L2/3	Zervikal, thorakal, lumbal
Wirkeintritt	Sofort	Ca. 20 min, Blockadehöhe besser steuerbar
Durchführung	Fast immer Single-shot-Verfahren	Fast immer Katheterverfahren
Beeinträchtigung der Hämodynamik	Ausgeprägt	Geringer (abhängig von Dosis und Lokalisation)
Medikamente	Lokalanästhetikum, gelegentlich Opioid	Lokalanästhetikum, häufig Opioid, ggf. andere Zusätze
Dosis des LA	Niedrig	Hoch
Motorische Blockade	Ausgeprägt (dosisabhängig)	Geringer (dosisabhängig)

❚ Tab. 1: Unterschiede zwischen SPA und PDA.

Anatomische Grundlagen

Auch wenn im Volksmund häufig von einer „Rückenmarksnarkose" die Rede ist, wird das Rückenmark bei keinem der Anästhesieverfahren punktiert. Bei der SPA wird immer unterhalb des Rückenmarks eingestochen Die Spinalnerven verlaufen hier als Einzelfaserbündel in der Cauda equina und weichen der Nadelspitze aus. Das Lokalanästhetikum wird in den Liquor cerebrospinalis injiziert (❚ Abb. 1). Da das Rückenmark bei Erwachsenen oberhalb des Zwischenwirbelraums L2/L3 endet, sind nur die darunter liegenden Zwischenwirbelräume geeignete Punktionsorte.

Bei der PDA dagegen wird die Dura mater nicht durchstochen, sondern das Lokalanästhetikum in den Periduralraum injiziert. Sie kann daher auf jeder Höhe durchgeführt werden. Die Punktion zur PDA ist technisch anspruchsvoller als die SPA und muss entsprechend vorsichtig erfolgen; der Periduralraum ist im Bereich L3/L4 nur etwa 6 mm breit, im Thoraxbereich mit 2–3 mm sogar noch enger.

Zur Bestimmung der Punktionshöhe orientiert sich der Anästhesist an anatomischen Hilfslinien (❚ Abb. 2). Eine Linie zwischen den Beckenkämmen schneidet die Wirbelsäule auf Höhe von LWK4 bzw. L4/L5. Für die thorakale PDA wird eine Linie zwischen den Skapula-Unterrändern gezogen. Diese schneidet BWK7. Alternativ kann man auch direkt von HWK7, dem Vertebra prominens, aus abwärts zählen.

Kontraindikationen

Für sämtliche rückenmarksnahe Anästhesieverfahren gelten als absolute Kontraindikationen:

▶ Ablehnung des Verfahrens durch den Patienten, unkooperativer Patient
▶ Blutgerinnungsstörung oder therapeutische Antikoagulation (entsprechend den DGAI-Leitlinien, s. S. 66/67)
▶ lokale Infektion im Bereich der Einstichstelle, unbehandelte Bakteriämie
▶ unbehandelte Hypovolämie
▶ erhöhter intrazerebraler Druck (ICP)
▶ nachgewiesene Allergie gegen Lokalanästhetika.

Aus forensischen Gründen sollte eine vorbestehende neurologische Symptomatik vor Durchführung eines rückenmarksnahen Anästhesieverfahrens dokumentiert sein.

Spinalanästhesie (SPA)

Indikationen
Eingriffe in der unteren Körperhälfte, insbesondere an den Extremitäten, aber auch am Perineum und Unterbauch, können in

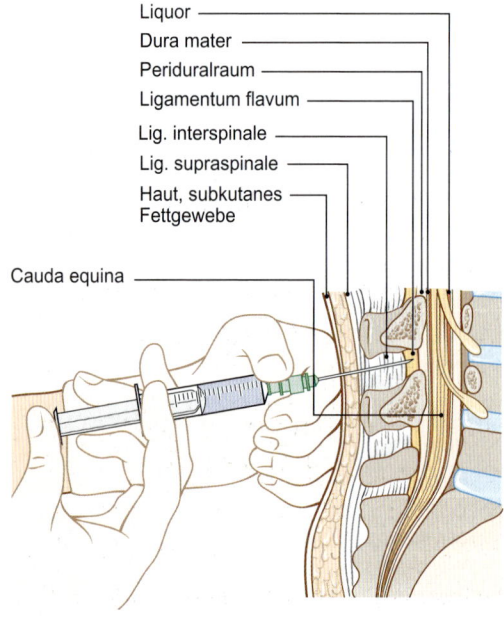

Liquor
Dura mater
Periduralraum
Ligamentum flavum
Lig. interspinale
Lig. supraspinale
Haut, subkutanes Fettgewebe

Cauda equina

❚ Abb. 1: Querschnitt durch die lumbale Wirbelsäule. [12]

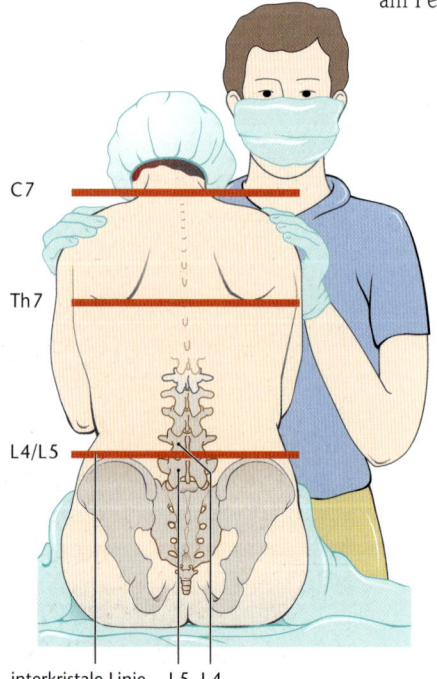

C7
Th7
L4/L5

interkristale Linie   L5 L4

❚ Abb. 2: Anatomische Hilfslinien für die rückenmarksnahe Regionalanästhesie. [2]

SPA durchgeführt werden. Für die Sectio caesarea hat die SPA die Allgemeinanästhesie als Standardverfahren abgelöst.

Vor- und Nachteile

Bei nichtnüchternen Patienten, erhöhtem Aspirationsrisiko oder schwierigem Atemweg können die Probleme der Atemwegssicherung einer Allgemeinanästhesie umgangen werden. Patienten mit schweren pulmonalen Vorerkrankungen können ebenfalls von dem Verzicht auf eine Beatmung profitieren. Andererseits kann die Interkostalmuskulatur bei einem hohen Aufsteigen der SPA ausfallen, was trotz erhaltener Zwerchfellfunktion zur pulmonalen Dekompensation führen kann. Aufgrund der hämodynamischen Veränderungen der SPA muss das Risiko bei Patienten mit schweren Herz-Kreislauf-Erkrankungen gegen das der Allgemeinanästhesie abgewogen werden. Im Gegensatz zu anderen regionalanästhesiologischen Verfahren zeichnet sich die SPA durch einen schnellen Wirkungseintritt und einfache Durchführbarkeit aus. Da heute fast ausschließlich eine Single-shot-Technik angewandt wird, sollte der operative Eingriff eine Dauer von ungefähr 2 h nicht überschreiten.

Medikamente

Eine SPA wird mit Lokalanästhetika durchgeführt, wobei neben zahlreichen anderen Faktoren dessen Gesamtdosis für die Höhenausbreitung entscheidend ist (▌ Tab. 2). Die erforderliche Höhe der Anästhesie hängt von der durchzuführenden Operation ab. Für Operationen an den unteren Extremitäten reicht ein Anästhesieniveau bis zum Dermatom Th10, also auf Höhe des Bauchnabels, aus; für einen Kaiserschnitt muss ein Niveau bis Th4 – 6 erreicht werden. Überprüft wird die Ausbreitung des sensiblen Anästhesieniveaus über Kältereize oder durch die Pin-Prick-Methode. Je nach Indikation werden isobare, hyperbare oder hypobare Lokalanästhetika verwendet.

Komplikationen

Kardiovaskuläre Nebenwirkungen

Wegen des Risikos vasovagaler Synkopen muss der sitzende Patient während des „Stechens" der SPA von einer Assistenzperson gesichert werden. Durch die Sympathikolyse sind im weiteren Verlauf erhebliche Blutdruckabfälle möglich. Das Risiko einer Hypotonie steigt bei vorbestehender Hypovolämie.

Außerdem kann es bei einer SPA zu Bradykardien, in seltenen Fällen zu Asystolien kommen.

Totale SPA

Die totale SPA ist eine lebensbedrohliche Komplikation, die auftritt, wenn das Lokalanästhetikum Strukturen des Hirnstamms erreicht. Es kommt zu Koma, Blutdruckabfall, Atemstillstand und u. U. zu einer Asystolie. Unter symptomatischer Therapie, ggf. mit Intubation und Reanimation, wird ein Abklingen der SPA abgewartet.

Harnverhalt

Da auch die für eine Miktion verantwortlichen Fasern blockiert werden, kommt es nach SPA öfter zu einer passageren Harnretention, die ggf. eine Einmalkatheterisierung erfordert.

Postspinaler Kopfschmerz

Ein starker Kopfschmerz ist bereits bei Durchführung der ersten SPA aufgefallen. Typisch sind ein Auftreten 24 – 48 h nach Punktion, eine Schmerzverstärkung in aufrechter Körperhaltung, eine okzipitale Schmerzlokalisation und ein oft vollständiges Verschwinden des Schmerzes nach dem Hinlegen. Als Ursache geht man von einem mechanischen Zug an Hirnstrukturen durch

Liquorverlust aus. Durch Verwendung dünnerer Kanülen konnte die Inzidenz postspinaler Kopfschmerzen gesenkt werden. Meist sistieren die Beschwerden spontan. Bis dahin genügt die Gabe von nichtsteroidaler Antirheumatika (NSAR) und ggf. Koffein. In schweren Fällen kann ein Therapieversuch mit einem Blutpatch erwogen werden, bei dem steril entnommenes Blut des Patienten in den Periduralraum injiziert wird. Bei der Diagnose postspinaler Kopfschmerzen ist Vorsicht geboten: Hinter jedem Kopfschmerz nach SPA können sich ernsthafte Komplikationen wie eine Meningitis, eine intrazerebrale Blutung oder eine Sinusvenenthrombose verbergen.

Neurologische Komplikationen

Spinale Hämatome, Meningitiden oder direkte Nervenschädigungen sind nach einer SPA glücklicherweise seltene Ereignisse. Spinalen Hämatomen kann operativ meist gut begegnet werden, doch können sie dramatische Konsequenzen bis hin zur Querschnittslähmung nach sich ziehen, wenn nicht rechtzeitig interveniert wird. Jede nicht zeitgerecht abklingende Blockade und neu aufgetretene motorische oder sensible Störungen müssen umgehend durch ein MRT evaluiert werden, um ggf. eine operative Entlastung einleiten zu können.

Lokalanästhetikum	Dosierung (mg)	Wirkdauer (min)
Mepivacain 4 %	40 – 60	60 – 90
Tetracain 1 %	7 – 11	60 – 120
Bupivacain 0,5 %	10 – 15	60 – 120

▌ Tab. 2: Beispielhafte Dosierungen für die SPA.

Zusammenfassung

✖ Bei keinem der rückenmarksnahen Anästhesieverfahren wird das Rückenmark selbst punktiert.

✖ Bei der SPA wird die Dura mater mit einer dünnen Nadel durchstochen, das applizierte Lokalanästhetikum verteilt sich im Subarachnoidalraum. Sie muss immer unterhalb L2/L3 durchgeführt werden.

✖ Bei der PDA kann auf jeder Höhe punktiert werden. Das Lokalanästhetikum verteilt sich im Periduralraum. Die Wirkung setzt langsamer ein.

✖ Annähernd alle Eingriffe der unteren Körperhälfte sind in SPA möglich.

✖ Da schwere Komplikationen auftreten können, müssen die absoluten Kontraindikationen strikt beachtet werden. Intra- und postoperativ ist eine Überwachung wie bei einer Allgemeinanästhesie erforderlich.

Rückenmarksnahe Anästhesie II

L. Scholz

Spinalanästhesie (SPA)

Durchführung

▶ Überprüfung auf bestehende Kontraindikationen, Anlegen des Basismonitorings und Schaffen eines periphervenösen Zugangs
▶ Lagerung des Patienten mit maximaler Kyphosierung der Wirbelsäule („Katzenbuckel"): entweder sitzend auf dem Operationstisch, alternativ auf der Seite liegend mit angezogenen Beinen
▶ Festlegung des Punktionsorts
▶ Anziehen von Mundschutz, Kopfhaube und sterilen Handschuhen, sorgfältige Desinfektion der Punktionsstelle
▶ steriles Abdecken des Gebiets um die Punktionsstelle
▶ Lokalanästhesie des Punktionsgebiets
▶ Punktion mit Führungskanüle in leicht kranialer Richtung von median oder paramedian bis vor die Dura mater
▶ Punktion von Dura mater und Arachnoidea mit der dünnen Spinalkanüle (Spinalnadel dabei nie ohne Führungsmandrin vorschieben), ein Zurückfließen klaren Liquors zeigt die korrekte Lage der Spinalkanüle an. Applikation des Lokalanästhetikums, Entfernen der Kanüle, Versorgen der Einstichstelle mit einem Pflaster
▶ Abwarten der Fixierungszeit (hyperbares Lokalanästhetikum) oder Beginn der Operationsvorbereitungen (isobares Lokalanästhetikum).

Beim Einstechen der Nadel bzw. bei Injektion des Lokalanästhetikums dürfen keine Schmerzen oder Parästhesien auftreten.
Viele Patienten empfinden es als angenehm, intraoperativ zusätzlich eine sedierende Medikation zu erhalten, um möglichst wenig vom Operationsgeschehen wahrzunehmen. Häufig reichen auch Kopfhörer mit „Musik nach Wunsch" aus.
Intraoperativ wird eine SPA vom Anästhesisten so überwacht wie eine Allgemeinanästhesie.

Periduralanästhesie (PDA)

Indikation

Die PDA wird als Katheterverfahren neben der Analgesie unter der Geburt und häufig zur intra- und postoperativen Analgesie bei großen abdominellen Eingriffen in Kombination mit einer Allgemeinanästhesie durchgeführt. Obwohl der Vorteil nicht eindeutig belegt ist, werden wahrscheinlich typische postoperative Komplikationen derartiger Operationen, wie Darmatonie, Ausbildung von Atelektasen und pulmonale Infektionen, reduziert und die Mobilisation kann frühzeitig begonnen werden. Auch zur Prophylaxe von Phantomschmerzen bei geplanter Amputation und unter Ausnutzung der Sympathikolyse zur Optimierung der Durchblutung bei Gefäßeingriffen wird die PDA eingesetzt.

Medikamente und Dosierungen

Meist kommen lang wirksame Lokalanästhetika, wie Bupivacain, Levobupivacain oder Ropivacain, zum Einsatz. Durch niedrige Konzentration (z. B. Bupivacain 0,125 % oder Ropivacain 0,1 – 0,2 %) kann eine Differenzialblockade erreicht werden, bei der die Motorik nicht beeinträchtigt, gleichzeitig aber eine gute sensorische Blockade erzielt wird.
Da das Lokalanästhetikum die Dura mater um die Spinalnervenwurzeln überwinden muss und sie nicht direkt umspült, ist eine höhere Dosis als bei der SPA notwendig. Als Faustregel gilt, dass als Erstbolus etwa 1,2 – 1,5 ml Lokalanästhetikum für jedes zu blockierende Segment (z. B. lumbale PDA 12 – 15 ml für eine Ausbreitung Th10 – S2) appliziert werden muss. Bei Schwangeren und älteren Patienten wird dieser Wert um 30 % oder mehr reduziert. Der Bolus wird für den Fall einer sekundären Katheterdislokation immer fraktioniert verabreicht.
Häufig, in der Geburtshilfe nahezu immer, werden zur PDA auch Opioide

Eingriff	Punktionshöhe
Thorakotomie	Th2 – 6
Laparotomie (Oberbauch)	Th6 – 10
Laparotomie (Unterbauch)	Th8 – 10
Geburtshilfliche Analgesie	L2 – 3
Untere Extremität	L1 – 4

▌ Tab. 4: Empfohlene Punktionshöhen in Abhängigkeit vom geplanten Eingriff.

angewandt. Für eine peridurale Anwendung ist derzeit nur Sufentanil zugelassen.
Zur Fortführung der Schmerztherapie ist die patientenkontrollierte epidurale Analgesie (PCEA) besonders geeignet. Auf Knopfdruck erhält der Patient über eine Pumpe eine bedarfsgerechte Schmerztherapie, Überdosierungen können durch Sperrzeiten und Einstellung von Maximaldosen vermieden werden (▌ Tab. 3).

Durchführung

Vorbereitung und Lagerung des Patienten erfolgen wie bei der SPA, zusätzlich wird ein steriler Kittel getragen. Als Punktionshöhe wird die Mitte des zu operierenden Gebiets gewählt (▌ Tab. 4).
Für eine PDA wird eine spezielle Nadel, die sog. Tuohy-Kanüle (sprich: „Tuhi"), verwendet (▌ Abb. 3). Um den Periduralkatheter (PDK) einführen zu können, ist sie großlumiger (meist 16 – 20 G) als eine Spinalkanüle. Außerdem zeichnet sie sich durch eine abgestumpfte Spitze aus, um das Risiko einer Duraperforation zu minimieren.
Die Tuohy-Kanüle wird nach Lokalanästhesie median oder paramedian eingestochen, bis in das Lig. flavum vorgeschoben, dann wird der innen liegende Mandrin entfernt. Während die Stichrichtung im lumbalen Bereich wie bei der SPA annähernd horizontal ist, stehen die Wirbelkörper thorakal steiler. Der Punktionswinkel beträgt daher ca. 60 ° zur Haut.
Zum Aufsuchen des Periduralraums ist die Loss-of-resistance(LOR)-Technik üblich: Aufsetzen einer mit NaCl 0,9 % gefüllten leichtgängigen Spritze, langsames Vorschieben der Tuohy-Nadel unter kontinuierlichem Druck auf den

	Basalrate	Einzelbolus	Bolussperrzeit
Bupivacain oder Ropivacain 0,125 % + Sufentanil 0,5 – 0,75 µg/ml	4 – 6 ml/h	4 ml	20 min

▌ Tab. 3: Beispiel zur Bestückung einer PCEA-Pumpe für die geburtshilfliche PDA.

Spritzenstempel; ein Widerstandsverlust nach Durchstechen des Lig. flavum zeigt die korrekte Lage der Kanüle im Periduralraum an. Die Tuohy-Nadel darf nach dem Widerstandsverlust nicht weiter vorgeschoben werden! Meist muss die Kanüle 4–8 cm tief eingeführt werden, um den Periduralraum zu erreichen.

Die Tuohy-Nadel wird nun so gedreht, dass ihre Öffnung nach kranial zeigt. Über die Kanüle wird der Katheter etwa 3–5 cm tief in den Periduralraum eingeführt. Die Punktionskanüle wird vorsichtig entfernt und der Katheter an der Haut fixiert. Lässt man den Katheter nach unten hängen, dürfen weder Blut noch Liquor zurückfließen. Außerdem muss bei Aspiration mit einer 5-ml-Spritze ein deutliches Vakuum spürbar sein. Nach Aufsetzen des Bakterienfilters wird eine Testdosis (z. B. 3 ml Bupivacain 0,5 % isobar) appliziert, um eine eventuelle Lage im Subarachnoidalraum zu erkennen. Sind nach 5 min keine Zeichen einer SPA zu beobachten, kann die eigentliche Dosis des Lokalanästhetikums fraktioniert in Schritten von 4–5 ml verabreicht werden.

Komplikationen

Auch eine PDA führt zu den durch Sympathikolyse bedingten Nebenwirkungen. Die größte Komplikation stellt die akzidentelle Perforation der Dura mater dar. Die Tuohy-Nadel weist ein deutlich größeres Lumen auf als die heute eingesetzten Spinalkanülen. Das Risiko postpunktioneller Kopfschmerzen nach akzidenteller Durapunktion ist daher ausgesprochen hoch. Wird die hohe Anästhetikadosis einer PDA zudem vollständig subarachnoidal appliziert, kommt es zur Ausbildung einer hohen bzw. totalen SPA. Eine Schädigung des Rückenmarks ist ebenfalls nicht ausgeschlossen. Jede Medikamentengabe über den PDK wird daher genau überwacht, da der Katheter auch sekundär dislozieren kann. Hohen Dosen Lokalanästhetikum oder einer intravasalen Injektion in peridurale Gefäße können typische Zeichen einer Lokalanästhetika-Intoxikation folgen. Besonders bei Patienten mit erhöhtem intraabdominellen Druck (Schwangerschaft, Aszites) ist

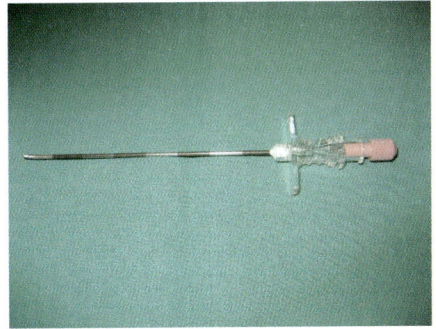

■ Abb. 3: Tuohy-Kanüle zur PDA. [5]

Vorsicht geboten. Die Venengeflechte des Periduralraums dienen als Kollateralen zwischen V. cava superior und inferior und sind entsprechend erweitert. Ebenso wie bei der SPA können Gerinnungsstörungen und Gefäßverletzungen sowie entzündliche Prozesse zu schweren neurologischen Komplikationen führen, die eine umgehende Therapie erfordern.

Nebenwirkungen durch Opioide

Werden neben Lokalanästhetika Opioide appliziert, ist die Atemfunktion des Patienten sorgfältig zu überwachen. Eine Atemdepression kann sich anfangs durch Resorption des Opioids über die Blutbahn entwickeln, später auch durch Aufsteigen im Liquor bis zum Atemzentrum.

Öfter tritt ein vermutlich über Histaminfreisetzung vermittelter, störender Pruritus auf. Das Risiko von postoperativer Übelkeit und Erbrechen (PONV) ist erhöht, gelegentlich tritt ein Harnverhalt auf. Die genannten Neben-

wirkungen lassen sich sämtlich durch fraktionierte i. v. Gabe von Opioidantagonisten, Juckreiz auch durch Antihistaminika therapieren.

Kombinierte Spinal-Epidural-Anästhesie (CSE)

Die CSE verbindet die Vorteile beider beschriebener rückenmarksnaher Anästhesieverfahren. Die Wirkung tritt ebenso schnell ein wie bei einer SPA, es gibt zusätzlich die Möglichkeit einer Nachinjektion über den eingelegten PDK, insbesondere wird aber eine gut steuerbare und systemisch wenig belastende postoperative Schmerztherapie möglich. Wie die SPA eignet sich die CSE ausschließlich für Eingriffe an der unteren Körperhälfte.

Durchführung

Zunächst wird der Periduralraum mittels Loss-of-resistance-Technik (LOR) aufgesucht. Über die liegende Tuohy-Kanüle wird dann die Dura mater mit einer Spinalkanüle punktiert und das Lokalanästhetikum zur SPA verabreicht. Nach Entfernung der Spinalkanüle wird der PDK wie bei der PDA eingeführt. Da bei diesem Vorgehen die Gefahr der Katheterabscherung gegeben ist, wurden spezielle CSE-Kanülen mit zwei Lumina oder einer als Back eye bezeichneten Öffnung für die Spinalkanüle entwickelt.

Nach durchgeführter SPA kann die Lage des PDKs nicht mehr durch eine Testdosis verifiziert werden.

Zusammenfassung

✖ Die SPA ist einfach und schnell durchzuführen und zudem rasch zu erlernen.

✖ Eine PDA vermittelt nicht nur eine gute Analgesie, die in der Geburtshilfe eine schmerzarme Geburt ermöglicht. Nach großen abdominellen Eingriffen erlaubt sie eine schnelle und weitgehend schmerzfreie Mobilisation.

✖ Durch die vorteilhaften Wirkungen auf Lungen- und Darmfunktion ist die PDA fester Bestandteil der Fast-track-Chirurgie.

✖ Zum Aufsuchen des Periduralraums hat sich die LOR-Technik als sicherstes Verfahren etabliert.

✖ Die CSE-Technik kombiniert die Vorteile von SPA und PDA.

Leitungsanästhesie der oberen Extremität

M. Krämer

Anatomische Grundlagen

Die Segmente C5–Th1 bilden den Hauptanteil des Plexus brachialis, vereinzelte Nervenfasern stammen aber auch aus C4 und Th2. In der Tiefe des seitlichen Halsdreiecks bildet sich daraus ein Nervengeflecht, das zusammen mit der A. subclavia durch die Skalenuslücke (zwischen Mm. scaleni anterior und medius) zieht. Am lateralen Rand des M. scalenus medius bilden sich aus dem Nervengeflecht drei Trunci (superior, medius und inferior). Bereits auf dieser Höhe verlässt der N. suprascapularis den Truncus superior nach dorsal. Etwa auf Höhe der Klavikula vermischen sich die Trunci und gruppieren sich zu Faszikeln. Diese Faszikel werden nach ihrer anatomischen Lage in Bezug auf die A. axillaris benannt (Fasciculi lateralis, posterior und medialis). Sie unterqueren die Klavikula gemeinsam mit der A. axillaris in einer Gefäß-Nerven-Scheide. Aus den Faszikeln bilden sich weiter distal die peripheren Nerven, die den Arm sensibel und motorisch versorgen.

Um mit der Stimulationsnadel den korrekten Ort für die Injektion des Lokalanästhetikums aufzufinden, ist die Kenntnis der motorischen Innervation wichtig. Die motorischen Nerven des Arms mit den von ihnen innervierten Muskeln und deren Funktion sind in ▌Tabelle 1 dargestellt.

Es gibt mehrere Verfahren zur Blockade des Plexus brachialis. Da aber je nach Punktionsort verschiedene periphere Nerven blockiert werden, müssen Dauer und Ausmaß der Operation bekannt sein, um für jeden Patienten die am besten geeignete Methode auszuwählen. Die wichtigsten Verfahren werden im Folgenden dargestellt.

Axillärer Plexus

Vor- und Nachteile

Der axilläre Plexus ist ein einfaches und komplikationsarmes Verfahren. Ein Vorteil der Methode ist das Fehlen spezieller Kontraindikationen und Nebenwirkungen mit Ausnahme der im allgemeinen Teil (s. S. 66/67) genannten. Allerdings treten gelegentlich unvollständige Blockaden auf, da die Nn. axillaris und musculocutaneus den Plexus brachialis schon oberhalb der Punktionsstelle verlassen. Eine inkomplette Wirkung wird oft auch im Versorgungsgebiet des N. radialis beobachtet.

Durchführung

Die Punktionsstelle ist relativ einfach aufzufinden: Der Arm wird hierzu in maximal 90° Abduktion gelagert. Man punktiert oberhalb der A. axillaris möglichst proximal in der Axilla unterhalb des M. pectoralis minor (▌Abb. 1). Ziel ist es, mit dem Nervenstimulator möglichst periphere Muskelkontraktionen (Finger oder Hand) auszulösen, die bei einer Schwellenstromstärke von 0,2–0,3 mA gerade noch erkennbar sein sollten. Die maximale Wirkung tritt 10–30 min nach Injektion ein. Operationen im Bereich des Ellbogens, des Unterarms und der Hand sind bei dieser Blockadetechnik möglich.

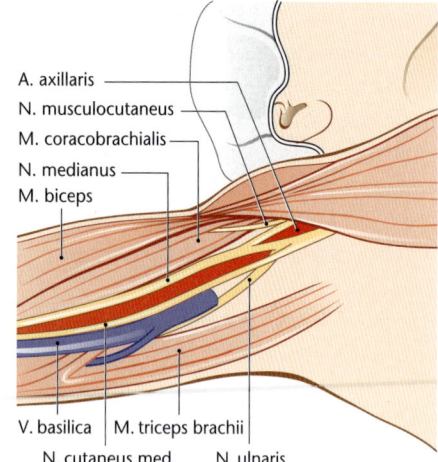

A. axillaris
N. musculocutaneus
M. coracobrachialis
N. medianus
M. biceps

V. basilica | M. triceps brachii
N. cutaneus med. | N. ulnaris

▌ Abb. 1: Anatomie des Plexus brachialis im Bereich der Axilla. [2]

Vertikal-infraklavikuläre Blockade (VIB)

Indikationen

Da es im Rahmen der axillären Plexusblockade immer wieder zu unzureichender Wirkung im Versorgungsgebiet des N. radialis kommt, und das Tourniquet (Druckmanschette für Blutleere oder -sperre) schlecht toleriert wird, wurde ein alternativer Zugangsweg entwickelt, die VIB. Indikationen sind Operationen am distalen Oberarm, am Unterarm oder an der Hand. Bei Thoraxdeformitäten, disloziert verheilten Klavikulafrakturen und unsicherer Identifikation des Punktionsorts ist die VIB kontraindiziert.

Durchführung

In der Medioklavikularlinie verläuft der Plexus in einer Tiefe von max. 4 cm am Unterrand der Klavikula. Von Vorteil ist, dass die drei Faszikel hier relativ eng nebeneinanderliegen. Allerdings verlaufen medial davon die A. und V. axillaris, die es zu schonen gilt. Deshalb ist es wichtig, den Punktionsort genau zu identifizieren (▌Abb. 2). Dieser befindet sich auf halber Strecke zwischen Fossa jugularis und ventralem Ende des Akromions direkt unterhalb der Klavikula. Der ermittelte Punkt entspricht dem medialen Rand der Mohrenheim-Grube. Die Stichrichtung ist streng vertikal, die maximale Punktionstiefe beträgt 6 cm. Ziel ist es, mit der Stimulationsnadel möglichst periphere Kontraktionen auszulösen, idealerweise der Finger (N. radialis → Extensoren Dig. 1–3 oder N. medianus → Flexoren Dig. 1–3). Die vollständige Blockade entwickelt sich innerhalb von 5–15 min nach Injektion.

Peripherer Nerv (mit Spinalnervenwurzel)	Innervierte Muskeln (Auswahl)	Funktion
N. axillaris (C5/C6)	M. deltoideus	Abduktion im Schultergelenk
N. radialis (C5 – Th1)	M. triceps brachii	Streckung im Ellbogen
	M. extensor carpi radialis	Streckung und Radialabduktion der Hand
	M. supinator	Supination
	M. extensor digitorum	Streckung der Finger
		Streckung und Dorsalflexion der Hand
N. musculocutaneus (C5 – C7)	M. biceps brachii	Beugung im Ellbogen
	M. brachialis	(besonders in Supinationsstellung)
N. medianus (C6 – C8)	M. opponens pollicis	Daumenabduktion
	M. flexor carpi radialis	Beugung im Handgelenk
	Flexoren Dig. 1 – 3	Beugung Mittel- und Endglieder Dig. 1 – 3
	M. pronator teres + M. quadratus	Pronation
N. ulnaris (C8/Th1)	M. flexor carpi ulnaris	Beugung und Ulnarflexion der Hand
	M. flexor digitorum profundus	Beugung Dig. 4 + 5
	Mm. Interossei	Beugung Fingergrund- und Streckung Fingerendgelenke

▌ Tab. 1: Motorische Nerven der oberen Extremität mit Kennmuskeln und deren Funktion.

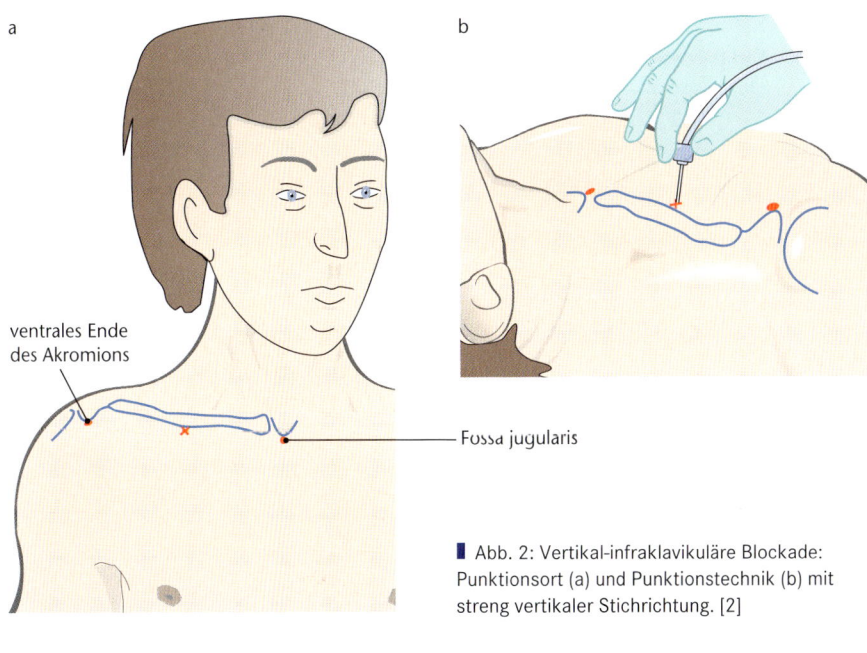

a

ventrales Ende
des Akromions

b

Fossa jugularis

■ Abb. 2: Vertikal-infraklavikuläre Blockade: Punktionsort (a) und Punktionstechnik (b) mit streng vertikaler Stichrichtung. [2]

Vorteile und Komplikationen

Vorteile dieser Technik umfassen die gute Toleranz des Tourniquets und eine hohe Rate an kompletten Blockaden. Mögliche Komplikationen sind Gefäßpunktionen, Horner-Syndrom und selten eine Phrenikusparese. Aufgrund der Gefahr eines Pneumothorax ist dieses Verfahren nicht für ambulante Operationen geeignet.

Interskalenäre Blockade (nach Meier)

Durchführung

Der in ■ Abbildung 3 dargestellte anteriore Zugang nach Meier ist eine Weiterentwicklung der Technik nach Winnie mit einem geringeren Risiko für eine hohe spinale oder epidurale Wirkung oder Punktion der A. vertebralis. Hierfür liegt der Patient auf dem Rücken, den Kopf zur Gegenseite gedreht. Der Punktionsort befindet sich am Hinterrand des M. sternocleidomastoideus auf Höhe der Incisura thyroidea superior mit Stichrichtung nach kaudal und leicht lateral. Ziel ist die Auslösung von Kontraktionen des M. biceps brachii (Beugung im Ellbogen). Die komplette Blockade bildet sich 10–15 min nach Injektion aus.

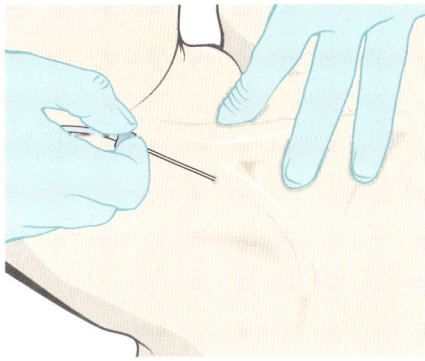

■ Abb. 3: Anteriorer Zugang zur interskalenären Blockeda nach Meier. [2]

Indikationen

Indikation für die interskalenäre Blockade sind Schulteroperationen, da neben dem Plexus brachialis auch sensible Anteile des Plexus cervicalis superficialis anästhesiert werden, die die Schulter versorgen. Allerdings gibt es im Versorgungsbereich des N. ulnaris, N. cutaneus brachii und des N. cutaneus antebrachii medialis oft Lücken, sodass die interskalenäre Blockade nicht für Eingriffe am Unterarm oder an der Hand geeignet ist.

Komplikationen

Nebenwirkungen sind eine Phrenikus- oder Rekurrensparese, sodass eine kontralaterale Parese dieser Nerven eine Kontraindikation darstellt. Weitere Komplikationen sind ein Horner-Syndrom, akzidentelle Gefäßpunktion (A. carotis, V. jugularis interna oder externa) oder ein Pneumothorax. In ca. 10 % tritt nach Beach-Chair-Lagerung ein Blutdruckabfall mit Bradykardie und peripherer Vasodilatation auf (kardioinhibitorischer Reflex, sog. Bezold-Jarisch-Reflex).

Distale Blockadetechniken

Die Nn. ulnaris, medianus und radialis können einzeln im Bereich des Oberarms oder des Ellbogens blockiert werden. Mit einem Nervenstimulator lassen sich auch bereits teilweise anästhesierte Nerven distal der Blockade aufsuchen und gezielt nachblockieren. Dies ist z. B. zur Vervollständigung einer inkompletten Blockade indiziert.

Zusammenfassung

✖ Die genaue Kenntnis der Anatomie ist wichtig, um den korrekten Punktionsort aufzufinden.

✖ Anhand der Operation muss für jeden Patienten das richtige Regionalverfahren ausgewählt werden.

✖ Die interskalenäre Blockade bietet sich für die Schulterchirurgie an, allerdings kommt es nach Lagerung relativ häufig zu Blutdruckabfällen und teilweise zu Bradykardien.

✖ Die VIB zeichnet sich durch eine gute Toleranz des Tourniquets aus, ist relativ leicht zu erlernen und hat eine hohe Erfolgsquote. Es besteht die Gefahr eines Pneumothorax.

✖ Der axilläre Plexus ist einfach und risikoarm durchzuführen, das Tourniquet wird schlecht toleriert.

M. Krämer

Leitungsanästhesie der unteren Extremität

Anatomische Grundlagen

Die Spinalnervenwurzeln Th12–L4 bilden den Plexus lumbalis, kaudal davon schließt sich der Plexus sacralis (L4–S4) an. Zusammen formen sie ein stark verzweigtes Nervengeflecht, den Plexus lumbosacralis (█ Abb. 1a), der die untere Extremität innerviert. Im Gegensatz zur oberen Extremität gibt es keinen gemeinsamen Übertritt aller Nerven auf die untere Extremität.

Die Nerven des Plexus lumbalis ziehen ventral des Hüftgelenks nach unten, sie innervieren die laterale und ventrale Seite des Oberschenkels (█ Abb. 1b) sowie mediale Anteile des Unterschenkels sensibel. Aus ihnen entstehen die Nn. femoralis, obturatorius, genitofemoralis und cutaneus femoris lateralis. Der Plexus sacralis versorgt mit den aus ihm entstehenden Nerven (Nn. ischiadicus und cutaneus femoris posterior) die Rückseite des Oberschenkels und den größten Teil des Unterschenkels sensibel (█ Abb. 1b). Er zieht dorsal des Hüftgelenks nach kaudal. Aufgrund der Anatomie ist die Blockade des gesamten Beins mittels einer einzelnen Injektion nicht möglich. Je nach Operation und Lagerungsmöglichkeiten des Patienten kommen deshalb Kombinationen der verschiedenen Blockadetechniken in Betracht. Die motorische Versorgung der unteren Extremität ist so komplex, dass zur korrekten Auffindung des Injektionsort die Verwendung eines Nervenstimulators notwendig ist. Analog zur oberen Extremität gibt es auch hier Kennmuskeln, die in █ Tabelle 1 aufgeführt sind.

Blockaden des Plexus lumbalis

Es gibt mehrere Techniken, um den Plexus lumbalis zu blockieren, z. B. den Psoaskompartmentblock oder den Femoralisblock nach Winnie (früher: 3-in-1-Block).

Psoaskompartmentblock

Der Psoaskompartmentblock ist die effektivste Methode zur Blockade des Plexus lumbalis. Der Patient liegt dazu auf der Seite, die Beine angewinkelt mit dem zu blockierenden Bein oben. Der Zugang erfolgt von dorsal, die Punktionsstelle (█ Abb. 2) liegt 3 cm kaudal und 5 cm lateral des Dornfortsatzes des LWK4 (dieser befindet sich ungefähr auf Höhe der Verbindungslinie zwischen den beiden Spinae iliacae anteriores superiores). Die Spina iliaca posterior liegt in der Nähe des Punktionsorts. Die Stichrichtung ist streng sagittal. Die Einstichtiefe beträgt 7–11 cm, die gewünschte Muskelant-

wort ist die Kontraktion des M. quadriceps femoris (Bewegung der Patella). Beim Psoaskompartmentblock werden nach negativer Aspiration zuerst 5 ml Lokalanästhetikum als Testdosis injiziert, um eine intrathekale Lage (Folge: spinale Wirkung) auszuschließen. Erst danach wird die volle Wirkdosis injiziert.

In aller Regel werden die Fasern aller drei Hauptnerven (N. femoralis, N. obturatorius und N. cutaneus femoris lateralis) anästhe-

siert. Sie ziehen auf dieser Höhe zwischen den Schichten des M. psoas nach kaudal.

Indikationen Eingriffe am Oberschenkel und Knie (meist in Kombination mit Ischiadikusblock), Mobilisation und Krankengymnastik sowie Schmerztherapie.

Kontraindikationen Blutgerinnungsstörung (Zeitabstand zwischen Antikoagulation und Punktion/Katheterentfernung wie

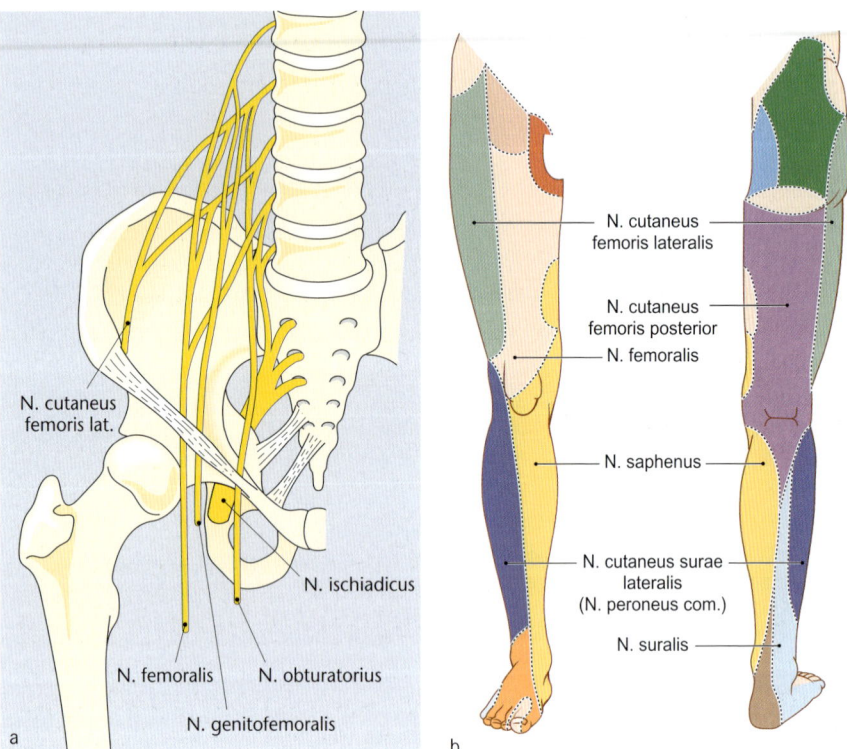

█ Abb. 1: Anatomie des Plexus lumbosacralis (a) und sensible Innervation des Beins (b). [3/12]

Peripherer Nerv (mit Spinalnervenwurzel)	Innervierte Muskeln (Auswahl)	Funktion
N. obturatorius (L2–L4)	Oberschenkeladduktoren	Adduktion im Hüftgelenk
N. femoralis (L1–L4)	M. quadriceps femoris	Beugung im Hüftgelenk und Streckung in Kniegelenk
	M. Iliopsoas	
N. ischiadicus	Der N. ischiadicus teilt sich auf Höhe der Kniekehle in den N. peroneus und den N. tibialis. Die Fasern lassen sich bereits bei Austritt aus dem Becken voneinander trennen, verlaufen aber bis zum Kniegelenk in einer gemeinsamen Bindegewebshülle.	
N. peroneus (L4–S2)	M. tibialis anterior	Dorsalextension im oberen Sprunggelenk
	M. extensor hallucis	
	M. extensor digitorum	
	Mm. Peronei	Pronation im unteren Sprunggelenk
N. tibialis (L4–S3)	M. biceps femoris (Caput longum)	Beugung im Kniegelenk und Außenrotation des Unterschenkels
	M. semimembranosus	Beugung im Kniegelenk und Innenrotation des
	M. semitendinosus	Unterschenkels, Streckung im Hüftgelenk
	M. triceps surae	Plantarflexion und Supination
	M. flexor hallucis longus	Plantarflexion und Supination
	M. flexor digitorum longus	Beugung der Zehen

█ Tab. 1: Motorische Nerven der unteren Extremität mit Kennmuskeln und deren Funktion.

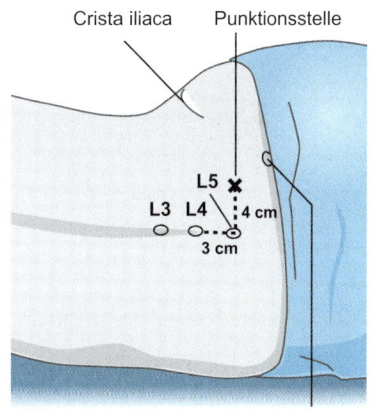

Abb. 2: Psoaskompartmentblock. [18]

bei rückenmarksnahen Verfahren,
s. S. 66/67).

Komplikationen Spinale oder epidurale Injektion, Gefäßpunktion, retroperitoneale Injektion bei Punktionstiefe > 12 cm.

Femoralisblock nach Winnie

Für den Femoralisblock liegt der Patient auf dem Rücken, das Bein leicht nach außen rotiert. Die Punktion erfolgt 2–3 cm distal des Leistenbands lateral der Arterie (**IVAN** = **I**nnen **V**ene **A**rterie **N**erv) in einem Winkel von ca. 30–45° zur Haut. Die Stichrichtung ist parallel zum Gefäß-Nerven-Verlauf nach kranial (Abb. 3). Nach Auslösen von Muskelkontraktionen im Bereich des M. quadriceps femoris („Tanzen" der Patella) wird das Lokalanästhetikum injiziert. Die Anschlagzeit beträgt ca. 10–30 min, der N. obturatorius wird meist nicht blockiert.

Indikationen Zur Analgesie des Ruheschmerzes unversorgter Schenkelhalsfrakturen, in Kombination mit dem Ischiadikusblock alle Eingriffe am Oberschenkel.

Kontraindikationen Keine verfahrensspezifischen. Femoropopliteale Bypassoperationen gelten als relative Kontraindikation, eine genaue Identifikation der Anatomie z. B. unter Zuhilfenahme der Sonografie erscheint in diesem Fall sinnvoll.

Komplikationen Gefäßpunktion.

Blockaden der Nerven des Plexus sacralis

Der N. ischiadicus kann kurz nach seinem Austritt aus dem kleinen Becken blockiert werden, man spricht dann von einer proxi-malen Ischiadikusblockade. Hierzu gehört die transgluteale Blockade nach Labat. Nachteil dieser Methode ist, dass der Patient umgelagert werden muss (Seitenlage), was bei Frakturen sehr schmerzhaft sein kann. Daher wurden der anteriore Zugang nach Meier und der subtrochantäre nach Guardini entwickelt.

Aber auch distale Blockaden sind für Eingriffe am Unterschenkel möglich. Die Punktion erfolgt knapp oberhalb bzw. auf Höhe des Kniegelenks.

Transgluteale Ischiadikusblockade nach Labat

Die Lagerung erfolgt ähnlich dem Psoaskompartmentblock auf der Seite mit der zu blockierenden Extremität oben. Das obere Bein wird etwas gebeugt, das untere ist gestreckt. Um die Einstichstelle zu finden, zieht man eine Verbindungslinie vom Tro-chanter major zur Spina iliaca posterior superior. Von der Mitte dieser Linie geht man ca. 5 cm senkrecht nach medial (Abb. 4). Punktiert wird senkrecht zur Haut. Zu Beginn löst man durch direkte Stimulation Kontraktionen der Glutealmuskulatur aus. Die gewünschte Muskelantwort erhält man nach 5–10 cm Einstichtiefe. Kontraktionen der Fußsenker (Innervation über den N. tibialis) oder der Fußheber (werden vom N. peroneus communis innerviert) zeigen die korrekte Lage nahe dem N. ischiadicus an.

Indikation Vorteil dieser Technik ist, dass in aller Regel auch der N. cutaneus femoris posterior blockiert wird. Zusammen mit der Blockade des Plexus lumbalis sind dann Operationen am gesamten Bein möglich.

Komplikationen Gefäßpunktion (A. glutea inferior).

Kontraindikationen Keine speziellen.

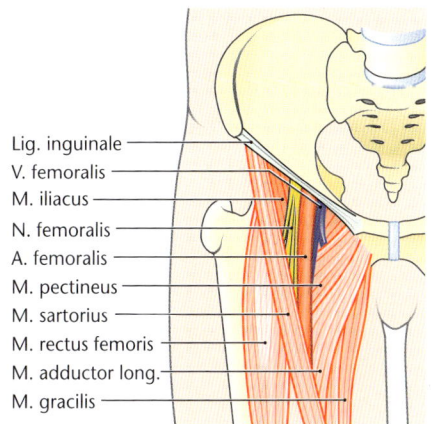

Abb. 3: Technik des Femoralisblocks nach Winnie. [12]

Lig. inguinale
V. femoralis
M. iliacus
N. femoralis
A. femoralis
M. pectineus
M. sartorius
M. rectus femoris
M. adductor long.
M. gracilis

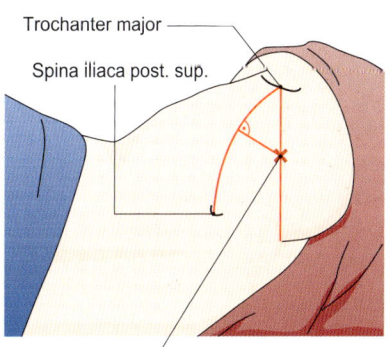

Trochanter major
Spina iliaca post. sup.

Punktionsstelle (Stichrichtung senkrecht zur Haut, 5–10 cm tief)

Abb. 4: Transgluteale Ischiadikusblockade nach Labat. [2 und 18]

Zusammenfassung

✖ Es gibt keinen gemeinsamen Übertritt aller Nerven auf die untere Extremität. Deshalb kommen oft mehrere Verfahren zum Einsatz.

✖ Die Nerven des Plexus lumbalis versorgen die ventrale und laterale Seite des Oberschenkels, der Plexus sacralis innerviert den Unterschenkel und die Dorsalseite des Oberschenkels sensibel.

✖ Der Psoaskompartmentblock ist die effektivste Methode, um die Nerven des Plexus lumbalis zu anästhesieren. Allerdings wird die Punktion in Seitenlage durchgeführt, was bei Frakturen sehr schmerzhaft sein kann.

✖ Bei der transglutealen Blockade nach Labat wird außer dem N. ischiadicus häufig der N. cutaneus femoris posterior blockiert.

Difficult airway management

Die Sicherung des Atemwegs ist eine zentrale Aufgabe der Anästhesie. Der Anästhesist muss das „Airway management" nicht nur in Routinesituationen beherrschen, sondern auch im Fall eines schwierigen Atemwegs Abläufe und Ausrüstung kennen. Probleme bei der Maskenbeatmung oder/und Intubation können schnell zum schweren Narkosezwischenfall führen. Noch immer entsteht etwa die Hälfte aller schwerwiegenden Komplikationen in der Anästhesie durch Atemwegsprobleme. Grundsätzlich steht bei allen Maßnahmen die Sicherstellung der Oxygenierung des Patienten, nicht notwendigerweise die Intubation im Vordergrund. Zum Management des schwierigen Atemwegs haben die anästhesiologischen Fachgesellschaften Algorithmen entwickelt, deren Grundgerüst den klinikinternen Gegebenheiten und der vorhandenen Ausrüstung angepasst wird (▮ Abb. 4, S. 129).

Während eine schwierige Intubation mit einer Häufigkeit von bis zu 8 % nicht selten ist, stellt die Notfallsituation, in der weder Maskenbeatmung noch Intubation möglich sind (Cannot intubate, cannot ventilate), mit 1:10 000 Narkosen glücklicherweise die Ausnahme dar.

Prävention

Ziele der präoperativen anästhesiologischen Visite sind die Identifizierung von Patienten mit schwierigem Atemweg durch Anamnese und klinische Untersuchung sowie die Auswertung alter Narkoseprotokolle, damit die Narkoseeinleitung bei Risikopatienten mit den entsprechenden Vorbereitungen erfolgen kann (▮ Tab. 1).

▶ Anamnestisch schwierige Intubation
▶ Mundöffnung < 3 cm
▶ Unmöglichkeit, die unteren vor die oberen Schneidezähne zu positionieren
▶ Mallampati-Test ≥ 3
▶ Thyromentaler Abstand < 6 cm
▶ Eingeschränkte Kopf-/Halsbeweglichkeit, HWS-Immobilisation
▶ Faziales oder zervikales Trauma
▶ Tumoren, Z. n. Hals-OP
▶ Kurzer oder kräftiger Hals
▶ Schwangerschaft

▮ Tab. 1: Hinweise auf schwierige Intubation.

Grundsätzlich wird jeder Patient vor Einleitung einer Allgemeinanästhesie suffizient präoxygeniert. Nach Gabe von Analgetikum und Hypnotikum wird überprüft, ob eine Beatmung über die Gesichtsmaske möglich ist, und nur bei suffizienter Ventilation wird das Muskelrelaxans verabreicht. Einzige Ausnahme ist die Rapid sequence induction (RSI, s. S. 52/53). Für die Laryngoskopie werden stets optimale Bedingungen wie die Lagerung in verbesserter Jackson-Position geschaffen.

Management des unerwartet schwierigen Atemwegs

Schwierige Maskenbeatmung

Eine Maskenbeatmung wird meist auch bei schwierigen Verhältnissen durch Reklination des Kopfs, Durchführung des Esmarch-Handgriffs und Einlage eines Guedel- oder Wendl-Tubus ermöglicht. Gelingt es nicht, die Maske abzudichten, wird sie mit beiden Händen fest auf das Gesicht des Patienten gedrückt, und eine andere Person übernimmt die Beatmung. Ist die Ventilation auch hierunter nicht möglich, wird eine supraglottische Beatmungshilfe eingeführt.

Schwierige Larnygoskopie und Intubation

Sind Laryngoskopie und Intubation nicht möglich, lässt sich der Patient aber über die Maske beatmen, können die nächsten Schritte in Ruhe erfolgen. Die Hilfe eines erfahrenen Anästhesisten wird frühzeitig angefordert und ein nochmaliger Intubationsversuch unter optimierten Bedingungen durchgeführt. Hierzu kann neben einer Verbesserung der Kopflagerung auch die Verwendung unterschiedlicher Spatel gehören (▮ Abb. 1). Häufig kann der Kehlkopfeingang zusätzlich durch externen Druck (BURP) besser dargestellt werden. Gelingt eine konventionelle Intubation durch diese Maßnahmen nicht, steht eine Reihe weiterer Hilfsmittel und Strategien (▮ Tab. 2) zur Verfügung. Deren Vielzahl sollte nicht dazu verleiten, alle in einer Akutsituation auszuprobieren. Vielmehr gilt es, sich auf wenige zu beschränken,

diese aber sicher zu beherrschen. Die Kapnografie dient auch hier der Lagekontrolle.

Grundsätzlich sollte die Anzahl der Intubationsversuche so gering wie möglich gehalten werden, um Schwellungen und Verletzungen der empfindlichen Schleimhaut zu vermeiden.

Je nach geplanter Operation ist zu entscheiden, ob der Eingriff mit einer supraglottischen Atemwegshilfe durchgeführt werden kann, oder ob ein Wiedereinsetzen der Spontanatmung und ein Erwachen des Patienten abgewartet werden, sodass die Narkoseeinleitung zu einem späteren Zeitpunkt wie bei erwartet schwierigem Atemweg durchgeführt wird.

Cannot intubate, cannot ventilate

Sind weder konventionelle Maskenbeatmung noch Intubation möglich, liegt eine Notfallsituation vor. Supraglottische Beatmungshilfen können die Oxygenierung in vielen Fällen sichern. Gelingt auch durch sie keine Ventilation, muss die Sauerstoffversorgung ohne Zeitverzug durch ein chirurgisch-invasives Verfahren sichergestellt werden. Für die Koniotomie stehen industriell gefertigte Sets zur Verfügung. Alternativ kann das zwischen Schild- und Ringknorpel gespannte Lig. cricothyroideum mit einem Skalpell inzidiert und ein Beatmungstubus (bei Erwachsenen bis 5,0 mm Innendurchmesser) eingeführt werden.

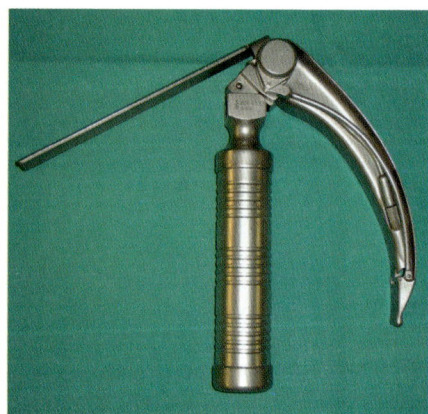

▮ Abb. 1: Hebellaryngoskop nach McCoy: Durch Ankippen der Spitze kann die Epiglottis aufgerichtet werden, wodurch oft eine verbesserte Einstellung der Glottis gelingt. [5]

Hilfsmittel	Beispiele
Supraglottische Atemwegshilfe	Larynxmaske, ösophagotrachealer Kombitubus, Larynxtubus, i-gel®
Intubationslarynxmaske	LMA Fastrach® (bietet Möglichkeit der blinden Intubation)
Videolaryngoskop	GlideScope®, C-MAC®, Airtraq®
Endoskop	Flexibles Fiberbronchoskop (erlaubt auch Intubation über liegende Larynx-maske), starres Intubationsendoskop nach Bonfils
Führungshilfen	Cook®-Katheter, Aintree®-Katheter, Trachlight®
Sonstiges	Blinde nasale Intubation, retrograde Intubation

▌ Tab. 2: Hilfsmittel für den schwierigen Atemweg.

Management des erwarteten schwierigen Atemwegs

Bei erwartet schwierigem Atemweg erfolgt die Atemwegssicherung unter Spontanatmung und bei erhaltenen Schutzreflexen. Klinisch hat sich zu diesem Zweck die fiberoptische Wachintubation durchgesetzt. Alternativ kann das Problem bisweilen durch eine Regionalanästhesie umgangen werden.

Fiberoptische Wachintubation

Mit dem flexiblen Bronchoskop können Patienten unter Spontanatmung und evtl. unter niedrigdosierter Analgosedierung intubiert werden. Da eine Manipulation an den Atemwegen im Wachzustand sehr unangenehm ist, sind eine gute medikamentöse Prämedikation, eine suffiziente Oberflächenanästhesie sowie ein ausführliches Aufklärungsgespräch über Notwendigkeit und Ablauf unverzichtbar.
Vor Einführen des Bronchoskops werden die Nasenschleimhäute mit einem Vasokonstriktor eingesprüht und eine Oberflächenanästhesie bis in den tiefen Pharynxbereich durchgeführt. Zusätzlich wird Sauerstoff insuffliert. Nach einer Einwirkzeit von ca. 10 min fädelt man den Tubus auf die Fiberoptik und führt das Bronchoskop über Nase oder Mund langsam bis vor den Larynxeingang. Über den Arbeitskanal des Geräts können die Stimmlippen nun mit Lokalanästhetikum benetzt werden. Bei offener Glottis wird das Bronchoskop unter Sicht in die Trachea eingeführt, und der Endotrachealtubus wird vorgeschoben (▌ Abb. 2). Die Narkose wird erst nach Feststellung der sicheren intratrachealen Tubuslage eingeleitet.

Extubation nach schwieriger Intubation

Die Extubation darf nach einer schwierigen Intubation nur am wachen, spontan atmenden Patienten erfolgen. Schwellungen im Atemwegsbereich müssen ausgeschlossen sein. Die Beatmung erfolgt zuvor mit 100 % Sauerstoff. Zusätzlich muss die Ausrüstung für eine Reintubation vorbereitet sein. In diesem Fall kann der Tubus über ein eingeführtes Bronchoskop oder einen Tubuswechselstab entfernt werden, sodass zur Intubation nur der Beatmungstubus entlang der Führungshilfe vorgeschoben werden muss. Für nachfolgende Anästhesien werden die Patienten eindringlich aufgefordert, den Anästhesisten im Narkosevorgespräch auf die schwierige Atemwegssicherung hinzuweisen. Zur Sicherheit erhalten sie einen Anästhesiepass.

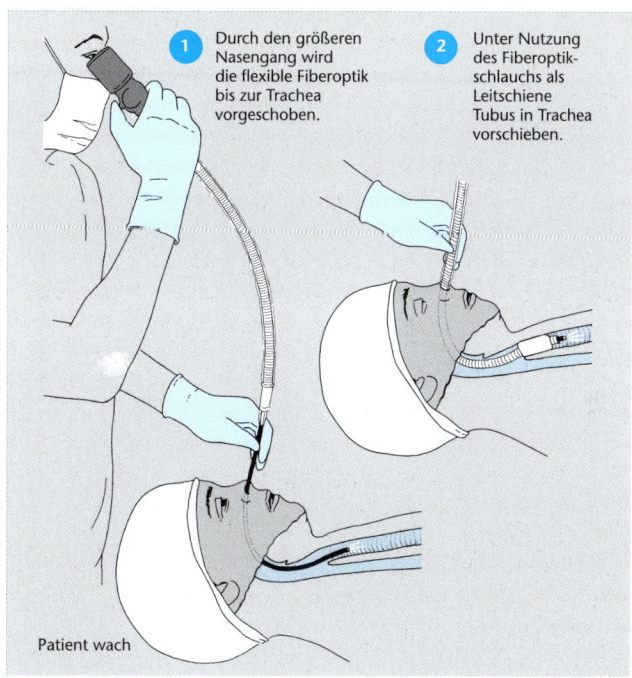

1 Durch den größeren Nasengang wird die flexible Fiberoptik bis zur Trachea vorgeschoben.

2 Unter Nutzung des Fiberoptikschlauchs als Leitschiene Tubus in Trachea vorschieben.

Patient wach

▌ Abb. 2: Fiberoptische Intubation. [18]

Zusammenfassung

✖ Durch eingehende präoperative Untersuchung des Atemwegs und Erhebung der Anamnese kann die Rate unerwartet schwieriger Intubationen gesenkt werden.

✖ Das Vorgehen bei schwierigem Atemweg richtet sich nach festgelegten Ablaufschemata, die an die klinikinternen Gegebenheiten adaptiert werden.

✖ Statt mehrfacher wiederholter Intubationsversuche kommen frühzeitig supraglottische Atemwegshilfen zum Einsatz. Im Vordergrund steht die Oxygenierung des Patienten.

✖ Bei erwartet schwieriger Intubation wird der Patient bei erhaltenen Schutzreflexen fiberoptisch intubiert.

Pulmonale Komplikationen

L. Scholz

Aspiration

Im Wachzustand werden die Atemwege durch Reflexe vor einer Aspiration geschützt. Erlöschen diese, beispielsweise bei einer Allgemeinanästhesie, können Sekrete aus dem Gastrointestinaltrakt in die Trachea und das Bronchialsystem gelangen. Das Aspirationsrisiko gesunder Patienten, die sich einem elektiven Eingriff unterziehen, ist gering. Beim Vorliegen von Risikofaktoren (s. S. 52/53) und bei Notfalleingriffen steigt die Inzidenz aber deutlich an.

Zeitpunkt des Auftretens

Bei Allgemeinanästhesien tritt eine Aspiration am häufigsten während der Maskenbeatmung bei Narkoseeinleitung auf, doch auch die Ausleitung gilt als gefährliche Phase. Bei intubierten Patienten ist bei ausreichend geblocktem Cuff von einem Aspirationsschutz auszugehen, während eine Larynxmaske keinen sicheren Schutz darstellt. Wird ein Patient per Maske oder Larynxmaske beatmet, strebt man einen Beatmungsdruck < 15 mbar an, um eine gastrale Luftinsufflation zu verhindern.

Pathophysiologie

Der Mageninhalt gesunder Patienten gilt wegen des niedrigen pH-Werts als steril. Problematisch ist daher eine chemisch-toxische Schädigung des Bronchialsystems, welche die Wirkung des Surfactants aufhebt und Atelektasen hervorruft. Die hierdurch verursachte lokale Entzündungsreaktion wird als Aspirationspneumonitis (Mendelson-Syndrom) bezeichnet. Hieraus können sich innerhalb kurzer Zeit das Vollbild eines ARDS (Acute respiratory distress syndrome, s. S. 114/115) und ein Multiorganversagen (MOV) mit hoher Letalität entwickeln. Die Schädigung des Lungenepithels begünstigt bakterielle Superinfektionen. Bei Aspiration von Eiter, bakteriell kontaminiertem Sekret oder Darminhalt gelangen zusätzlich infektiöse Erreger in die Atemwege, wo sie eine Pneumonie auslösen können.

Klinik

Bei sichtbarem Sekret im Bereich von Pharynx und Larynx ist ein Aspirationsgeschehen offensichtlich. Oft jedoch sind pulmonale Rasselgeräusche, ein Anstieg des Atemwegsdrucks oder ein Laryngospasmus einzige Hinweise. Gelegentlich wird die Diagnose auch erst durch endotracheales Absaugen zur Abklärung einer Hypoxämie gestellt.

Therapie

Tritt während der Narkoseeinleitung aktives Erbrechen auf, so wird der Patient zunächst zur Seite gedreht, um eine Aspiration zu vermeiden. Ist ein Aspirationsgeschehen eingetreten, wird folgendes Vorgehen empfohlen:

> **Initialtherapie der Aspiration**
> ▶ Intubation und sofortiges blindes endotracheales Absaugen
> ▶ Beatmung mit 100 % Sauerstoff und positvem endexspiratorischen Druck (PEEP)
> ▶ gezielte bronchoskopische Absaugung mit Probenentnahme zur mikrobiologischen Diagnostik
> ▶ beim Auftreten von Bronchospasmen β_2-Sympathomimetika (s. u.).

Da das Mendelson-Syndrom anfänglich asymptomatisch verläuft, und Symptome wie Bronchospasmus, Hypoxämie und bronchiale Hypersekretion erst nach einer Latenzzeit auftreten, werden die Patienten stationär überwacht. Je nach Ausmaß der Schädigung sind regelmäßige arterielle Blutgasanalysen (BGA), Röntgenaufnahmen des Thorax (Abb. 1) und die intensivmedizinische Therapie eines ARDS (s. S. 114/115) notwendig. Eine antibiotische Therapie ist nur bei Aspiration von infiziertem Material oder bei Zeichen der bakteriellen Superinfektion angezeigt.

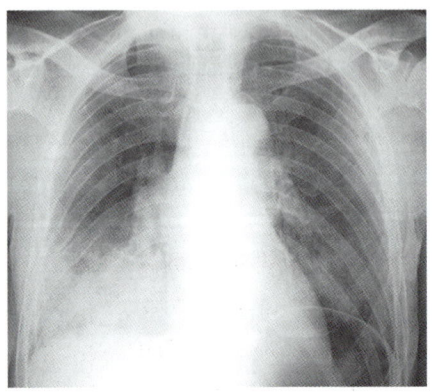

Abb. 1: Aspirationspneumonie in der Röntgenaufnahme des Thorax. [19]

Prophylaxe

Durch die präoperative Nahrungskarenz wird das Risiko einer Aspiration minimiert. Bei Risikopatienten sollte auch immer die Möglichkeit einer Regionalanästhesie bedacht werden. Ist eine Allgemeinanästhesie trotz erhöhter Aspirationsgefahr unumgänglich, muss eine Rapid sequence induction (RSI, s. S. 52/53), möglichst unter vorheriger medikamentöser Prophylaxe (Tab. 1), durchgeführt werden.

Laryngospasmus

Bei einem Laryngospasmus (Synonym: Stimmritzenkrampf) kommt es durch einen Spasmus der Kehlkopfmuskulatur zu einem akuten Verschluss der Glottis. Da weder Spontanatmung noch Beatmung möglich sind, handelt es sich um eine Notfallsituation. Kinder sind häufiger als Erwachsene betroffen.

Ätiologie

Der reflektorische Verschluss des Kehlkopfs ist ein physiologischer Schutz vor Aspirationen. Entsprechend wird er vornehmlich durch Reizung der oberen Atemwege (Blut, Speichel, Mageninhalt, Intubation/Platzierung einer Larynxmaske) in einem zu flachen Narkosestadium ausgelöst. Starke chirurgische Stimuli können bei unzureichender Narkosetiefe ebenfalls zu einem Laryngospasmus führen. Auch Isofluran und Desfluran besitzen stark atemwegreizende Eigenschaften.

Klinik

Das charakteristische Zeichen für die Einengung der oberen Atemwege ist ein inspiratorischer Stridor. Typisch sind außerdem paradoxe Atembewegungen, bei Kindern

Substanzgruppe	Wirkmechanismus	Beispielpräparat und typische Dosierung für Erwachsene ohne Organinsuffizienz	Besonderheiten
Antazida ohne feste Partikel	Neutralisation des intragastralen pH	Natriumzitrat 0,3-molar 30 ml p.o.	Wenn alternative medikamentöse Prophylaxe zeitlich nicht möglich Gabe mind. 5 min vor Narkoseeinleitung
H₂-Rezeptor-Antagonisten	Minderung der gastralen Säuresekretion	Ranitidin (Zantic®) 150 mg p.o. oder 50 mg i.v.	Bei elektiven Eingriffen 12 h und 2 h vor Narkoseeinleitung
Protonenpumpenhemmer		Omeprazol (Antra®) 40 mg p.o. oder i.v.	Bei dringlichen Eingriffen i.v. mind. 45 min vor Narkoseeinleitung

Tab. 1: Medikamentöse Aspirationsprophylaxe.

sind bei der Einatmung interkostale Einziehungen zu beobachten.

Therapie

In nahezu allen Fällen gelingt es, den Spasmus durch die im Kasten beschriebenen Maßnahmen zu beenden. Häufig löst sich der Spasmus unter der Hypoxie auch von selbst. Auf eine Koniotomie als Ultima Ratio kann fast immer verzichtet werden.

> **Therapie des Laryngospasmus**
> ▶ 100 % Sauerstoff
> ▶ Unterbrechung des auslösenden Stimulus
> ▶ Narkose i. v. vertiefen
> ▶ Anwendung positiver Atemwegsdrücke (CPAP)
> ▶ Esmarch-Handgriff (▌ Abb. 2): gelegentlich erfolgreiche Durchbrechung des Spasmus
> ▶ bei Erfolglosigkeit: Relaxation mit schnell wirksamem Muskelrelaxans; meist geringe Dosis (z. B. 0,3 mg/kg KG Succinylcholin) ausreichend, ggf. anschließend Intubation
> ▶ ggf. Magensonde nach Intubation durch gastrale Luftinsufflation während Maskenbeatmung.

Komplikationen

Neben den dramatischen Komplikationen, die sich aus der Hypoxämie ergeben können, kann sich unmittelbar oder wenige Stunden nach einem Laryngospasmus ein Postobstruktionslungenödem entwickeln.

Bronchospasmus

Unter einem Bronchospasmus versteht man eine Obstruktion der unteren Atemwege, wodurch der Atemwegswiderstand zunimmt. Anders als bei einem Laryngospasmus ist die Beatmung erschwert, meist aber nicht völlig unmöglich.

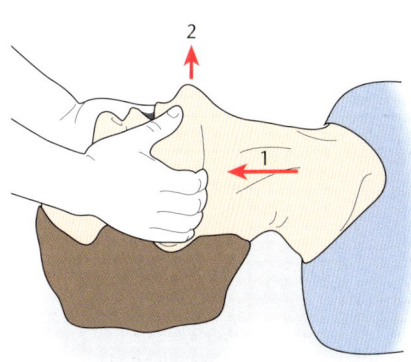

▌ Abb. 2: Durchführung des Esmarch-Handgriffs. [3]

Ätiologie

Am häufigsten tritt ein Bronchospasmus bei Patienten mit chronisch entzündetem und dadurch hyperreagiblem Bronchialsystem (Asthma bronchiale, COPD) auf. Ebenso erhöhen akute Atemwegsinfektionen das Risiko eines Bronchospasmus deutlich, weshalb elektive Eingriffe verschoben werden sollten. Auch Medikamente (Cholinesterasehemmer, Desfluran) können als Nebenwirkung Bronchospasmen auslösen.

Klinik

Kennzeichnend für eine Obstruktion der unteren Atemwege sind trockene pulmonale Rasselgeräusche mit Giemen und Brummen sowie eine verlängerte Ausatmung und ein leises Atemgeräusch. In der Kapnografie erkennt man ein typisches verzögertes Ansteigen der Kohlendioxidkurve. Die Atemwegsdrücke steigen an, das Tidalvolumen fällt ab.

Therapie

Durch die im Kasten genannten Maßnahmen ist in den meisten Fällen eine verbesserte Beatmung möglich, allerdings dauert es häufig eine längere Zeit, bis sich die Situation vollständig normalisiert hat.

> **Therapie des Bronchospasmus**
> ▶ Unterbrechung des auslösenden Stimulus
> ▶ Narkose vertiefen
> ▶ Beatmung mit 100 % Sauerstoff, bei maschineller Beatmung Exspirationszeit verlängern
> ▶ Anwendung von Bronchospasmolytika (▌ Tab. 2).

Substanzgruppe	Beispielpräparat	Dosierung für normalgewichtige Erwachsene ohne Organinsuffizienzen
β₂-Agonist (inhalativ)	Fenoterol (Berotec®)	4 Hübe = 400 µg
β₂-Agonist (vernebelt)/ Anticholinergikum (vernebelt)	Salbutamol (Sultanol®)/ Ipratropiumbromid (Atrovent®)	5 mg/ 0,5 mg
β₂-Agonist (subkutan)	Terbutalin (Bricanyl®)	0,25 – 0,5 mg s. c., alternativ 300 µg Adrenalin s. c.
Methylxanthin	Theophyllin (Euphylong®)	5 mg/kg KG langsam i. v. (bei nicht vorbehandelten Patienten)
Kortikosteroid	Prednisolon (Solu-Decortin® H)	100 mg i. v.

▌ Tab. 2: Übersicht ausgewählter Bronchospasmolytika.

Zusammenfassung

✖ Gelangen Fremdkörper in die Atemwege, bezeichnet man dies als Aspiration. Die Aspiration von saurem Magensaft kann eine Aspirationspneumonitis bis hin zum lebensbedrohlichen ARDS auslösen. Zur Therapie eines Aspirationsgeschehens muss zunächst die Oxygenierung durch Intubation sichergestellt werden. Dies ermöglicht zudem das gezielte Absaugen des Aspirats.

✖ Bei einem Laryngospasmus kommt es zu einem Glottisverschluss, meist bedingt durch Stimuli in oberflächlicher Narkose. Zur Therapie wird eine CPAP-Beatmung (Continuous positive airway pressure) durchgeführt, die Narkose vertieft, und die Atemwege werden mit dem Esmarch-Handgriff offengehalten, ggf. erfolgt eine Muskelrelaxierung.

✖ Kommt es zu einem Spasmus im Bereich der unteren Atemwege, spricht man von einem Bronchospasmus, der gehäuft bei vulnerablen Atemwegen auftritt. Durch Vertiefung der Narkose und medikamentöse Bronchodilatation verbessert sich die Beatmungssituation meist.

Anaphylaxie

L. Scholz

Zahlreiche in der Anästhesie verwendete Medikamente, aber auch andere Substanzen und Materialien können anaphylaktische Reaktionen auslösen. Lebensbedrohliche Anaphylaxien treten schätzungsweise bei 1:13 000 Allgemeinanästhesien auf.

Pathophysiologie

Anaphylaktische Reaktionen im Rahmen einer Anästhesie werden immunologisch (█ Abb. 1) oder nichtimmunologisch (früher: anaphylaktoid) ausgelöst. Klinische Symptomatik und Therapie unterscheiden sich dabei nicht.

Immunologische Anaphylaxie Im Folgenden soll ausschließlich auf allergische Typ-I-Reaktionen (Soforttyp) eingegangen werden. Je nach individueller Veranlagung werden Substanzen vom Organismus als Antigen erkannt und führen zur Bildung von IgE-Antikörpern auf Mastzellen und basophilen Granulozyten. Bei einer Reexposition wird das Antigen von den präformierten Antikörpern erkannt, und es kommt über Degranulation und die Aktivierung des Komplementsystems zu einer massiven Mediatorfreisetzung.

Nichtimmunologische Anaphylaxie Bei der nichtimmunologischen Anaphylaxie löst eine applizierte Substanz ohne Beteiligung von Antikörpern eine direkte Mediatorfreisetzung aus. Somit erfordert diese Form der allergischen Reaktion keine vorhergehende Sensibilisierung. Bisweilen kann ihr durch Verdünnung und langsame i.v. Verabreichung entgegengewirkt werden.

Gemeinsame Endstrecke Beide Formen der anaphylaktischen Reaktion führen zur Freisetzung bzw. Bildung einer Vielzahl potenter Mediatoren (u.a. Histamin, Serotonin, Leukotriene, Prostaglandine). Diese verursachen eine periphere Vasodilatation, die als Flush oder Urtikaria (█ Abb. 2) sichtbar werden kann. Zusammen mit einer erhöhten Kapillarpermeabilität kann es schnell zu einem relativen Volumenmangel, im Extremfall zum anaphylaktischen Schock mit Kreislaufstillstand kommen. Außerdem werden eine Bronchokonstriktion, eine verstärkte Sekretion der Schleimhäute und gastrointestinale Symptome vermittelt. Ein Anschwellen der Schleimhäute im Kopf-Hals-Bereich kann rasch in eine vollständige Obstruktion der Luftwege münden (█ Abb. 3).

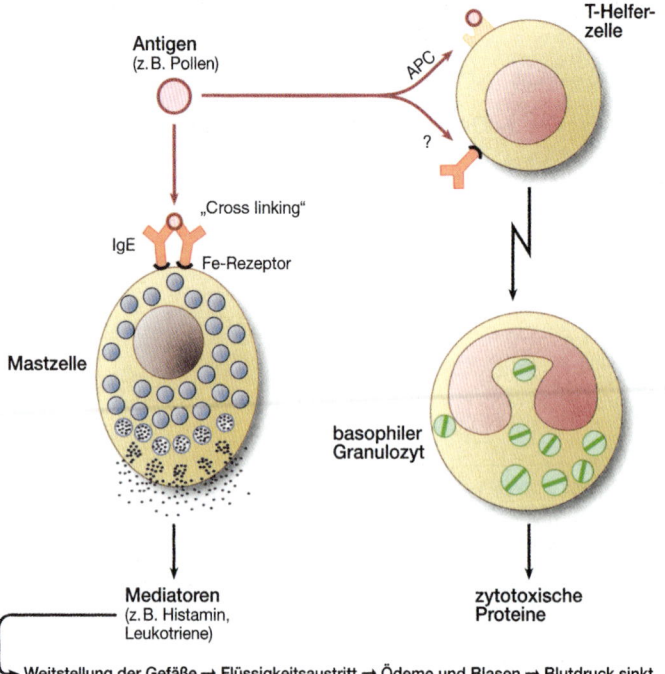

█ Abb. 1: Pathophysiologie der Anaphylaxie. [2]

Allergene

Prinzipiell können alle Medikamente eine allergische Reaktion auslösen, wobei nicht immer der eigentliche Wirkstoff, sondern auch Lösungsmittel oder Konservierungsstoffe Auslöser sein können (█ Tab. 1).

Klinik

Die meisten anaphylaktischen Reaktionen manifestieren sich innerhalb weniger Minuten nach Medikamentenapplikation. Eine Ausnahme bildet die Latexallergie, die typischerweise erst nach 30 min symptomatisch wird. Die klinische Stadieneinteilung zeigt █ Tabelle 2, wobei eine Anaphylaxie in jedem Stadium beginnen kann. Während die Diagnosestellung beim wachen Patienten meist keine Schwierigkeiten bereitet, fehlen unter Allgemeinanästhesie zentralnervöse und gastro-

intestinale Symptome. Die Patienten sind zusätzlich durch Tücher abgedeckt, wodurch Hautveränderungen erst verspätet bemerkt werden.

Therapie

Da Anaphylaxien potenziell lebensbedrohliche Ereignisse darstellen, muss die Therapie sofort eingeleitet werden.

Basismaßnahmen (in jedem Stadium)
▶ sofortiges Beenden der Zufuhr auslösender Substanzen
▶ Beatmung mit 100 % Sauerstoff
▶ frühzeitige Intubation bei spontan atmenden Patienten und Gefahr eines Larynxödems oder bei Schock
▶ Legen möglichst großlumiger Zugänge, Hochlagerung der Beine
▶ kombinierte Gabe von H$_1$- und H$_2$-Antagonisten (█ Tab. 3).

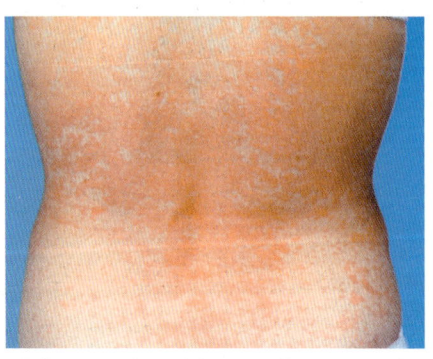

█ Abb. 2: Generalisierte Urtikaria. [20]

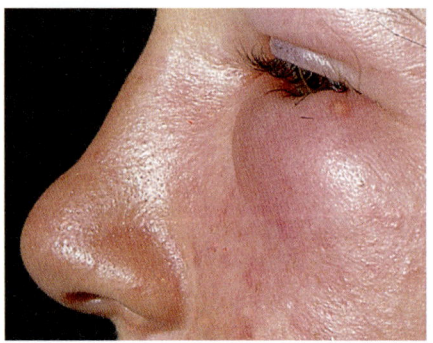

█ Abb. 3: Angioödem. Sollten die Schwellung auch die Atemwege betreffen, muss der Patient frühzeitig intubiert werden. [21]

Immunologisch	Nichtimmunologisch
▸ Muskelrelaxanzien	▸ Röntgenkontrastmittel
▸ Latex	▸ Opioide (insbesondere Morphin)
▸ Antibiotika (insbesondere Penicilline)	▸ Muskelrelaxanzien (hauptsächlich Benzylisochinoline)
▸ Kolloidaler Volumenersatz (Gelatine > HES)	▸ Knochenzement
▸ Lokalanästhetika (hauptsächlich Estertyp)	
▸ Hypnotika	

Tab. 1: Häufige Allergene in der Anästhesie.

Stadium			Therapie
0	Lokalreaktion	▸ Lokal begrenzte Hautreaktion	▸ Basismaßnahmen
I	Leichte Allgemeinreaktion	▸ Disseminierte Hautreaktion: Flush, generalisierte Urtikaria, Juckreiz	
		▸ Schleimhautreaktion: Lidödem, Angioödem	
		▸ Allgemeinreaktionen: Unruhe, Kopfschmerz	
II	Ausgeprägte Allgemeinreaktion	▸ Kreislaufdysregulation: meist Tachykardie, Hypotonie; bei Allgemeinanästhesien auch Bradykardie möglich	▸ Zusätzlich:
			▸ Adrenalin 0,3 – 0,5 mg i. m.
		▸ Leichte Dyspnoe: beginnender Bronchospasmus	▸ Volumengabe
		▸ Gastrointestinale Symptome: Stuhl-/Harndrang, Erbrechen, Diarrhö	▸ Bronchodilatatoren
III	Bedrohliche Allgemeinreaktion	▸ Hypovolämischer Schock	▸ Zusätzlich:
		▸ Starke Dyspnoe: ausgeprägter Bronchospasmus	▸ Adrenalin titriert 1 µg/kg KG i. v.
		▸ Zerebrale Symptome: Bewusstseinstrübung bis -verlust, Krampfanfälle	▸ Ggf. weitere Katecholamine
		▸ Abgang von Stuhl oder Urin	
IV	Anaphylaktischer Schock	▸ Atem- und Kreislaufstillstand	▸ Reanimation mit Gabe von Adrenalin und Volumen

Tab. 2: Stadieneinteilung der Anaphylaxie und stadiengerechte Therapie.

Um das auslösende Agens zu identifizieren, sollten die Patienten etwa einen Monat nach dem Ereignis zur weiteren Abklärung einer allergologischen Testung zugewiesen werden. Zur Vermeidung erneuter Zwischenfälle erhalten die Patienten einen Allergiepass.

Prophylaxe

Die wichtigste Maßnahme zur Vermeidung perioperativer Anaphylaxien ist das Patientengespräch im Rahmen der präoperativen Visite. Hier muss ausdrücklich auch nach vermeintlich irrelevanten Allergien gefragt werden.

Bekannte Allergene müssen selbstverständlich vermieden werden. Ebenso zu beachten sind Kreuzallergien. Eine perioperative Antibiotikaprophylaxe sollte nicht in direktem Zusammenhang mit den Einleitungsmedikamenten verabreicht werden, um die typischen Nebenwirkungen der Anästhetika von einer anaphylaktischen Reaktion abzugrenzen.

Liegt eine Sensibilisierung gegen Latex vor, ist auf die ausnahmslose Verwendung latexfreier Produkte zu achten. Da die Latexpartikel typischerweise über die Luft aufgenommen werden, sollten Patienten mit bekannter Latexallergie als Erste in einem über Nacht nicht genutzten Operationssaal operiert werden.

Medikament der Wahl ist Adrenalin, da es eine hämodynamische Stabilisierung über die vasokonstriktorische α_1-Wirkung und eine Bronchodilatation über die Wirkung auf β_2-Rezeptoren vermittelt und zudem die weitere Degranulation der Mastzellen verhindert. Außerdem ist eine rasche Volumengabe wichtig.

Kortikoide haben in der Akuttherapie nur eingeschränkte Wirkung. Sie sollen allerdings ein erneutes Auftreten der Symptomatik nach einigen Stunden verhindern, obwohl dieser Effekt bislang nicht nachgewiesen werden konnte. Die Empfehlungen sind entsprechend uneinheitlich. Dosierungsempfehlungen reichen von 100 – 1000 mg Prednisolonäquivalent.

Diagnostik nach Anaphylaxie

Um aufzuklären, ob tatsächlich eine anaphylaktische Reaktion aufgetreten ist, hat sich die Tryptasebestimmung im Plasma durchgesetzt. Tryptase wird, wie Histamin, aus Mastzellen freigesetzt, weist aber eine deutliche längere Halbwertszeit (HWZ) auf.

H$_1$-Antagonisten		H$_2$-Antagonisten	
Dimetinden (Fenistil®)	8 mg	Ranitidin (Sostril®)	50 mg
Clemastin (Tavegil®)	2 mg	Cimetidin (Tagamet®)	300 mg

Tab. 3: Dosierung von Antihistaminika bei gesunden Erwachsenen.

Zusammenfassung

✖ Zahlreiche Substanzen in der Anästhesie können immunologisch oder nichtimmunologisch anaphylaktische Reaktionen auslösen.

✖ Im Rahmen von Allgemeinanästhesien fallen häufig nur Blutdruckabfall und Tachykardie sowie ein Bronchospasmus auf.

✖ Die Therapie erfolgt durch Basismaßnahmen und eine stadiengerechte Therapie. Adrenalin als Therapeutikum der ersten Wahl muss frühzeitig verabreicht werden.

✖ Nach aufgetretener anaphylaktischer Reaktion sollte das auslösende Agens identifiziert werden.

✖ Die wichtigste Maßnahme zur Prophylaxe anaphylaktischer Reaktionen ist die Anamneseerhebung im Rahmen der präoperativen Visite.

Maligne Hyperthermie

L. Scholz

Die maligne Hyperthermie (MH) ist eine autosomal-dominant vererbte Anomalie der Skelettmuskelzelle mit einer geschätzten Prävalenz von 1:10 000. Im Alltag sind die betroffenen Patienten symptomfrei. Im Rahmen von Allgemeinanästhesien, bei denen bestimmte auslösende Pharmaka, sog. Triggersubstanzen, verabreicht werden, kann es, manchmal auch erst bei Wiederholungsnarkosen, zur Auslösung einer MH-Krise kommen. Lange galt die MH als der am häufigsten tödlich verlaufende Narkosezwischenfall. Mit Erforschung der pathophysiologischen Hintergründe konnten Auslöser identifiziert und eine kausale Therapie entwickelt werden (▌ Abb. 1). Hierunter ist die Letalität einer MH-Krise auf ca. 5 % gesunken.

Auslöser

Triggersubstanzen für eine MH sind Succinylcholin sowie alle gebräuchlichen volatilen Anästhetika mit Ausnahme von Lachgas. Im Tiermodell und in Fallberichten wurden auch atypische Auslösemechanismen, wie physische Belastungszustände oder der Konsum von Drogen (Kokain, Ecstasy), beschrieben. Hypnotika, Ketamin, Opioide und Lokalanästhetika gelten dagegen als sicher.

Klinik

Die definitive Diagnosestellung einer MH-Episode ist schwierig. Selbst unter dem Einfluss von Triggersubstanzen treten die typischen Symptome nicht in allen Fällen auf. Abortive Verlaufsformen sind beschrieben. Darüber hinaus können beinahe alle klinischen Symptome einer MH auch Hinweise auf andere differenzialdiagnostisch wichtige Erkrankungen, wie eine Sepsis oder eine allergische Reaktion, sein. Hinzu kommt, dass sich eine MH-Krise nicht immer sofort nach Narkoseeinleitung manifestiert.

Frühsymptome

Ein charakteristisches frühes Zeichen einer MH-Krise ist der Masseterspasmus (Synonym: Trismus), bei dem die Kiefermuskulatur nach Gabe von Succinylcholin nicht erwartungsgemäß erschlafft, sondern tonisch kontrahiert. Häufig ist hierdurch auch die Intubation erschwert. Außerdem kann ein generalisierter Rigor der Muskulatur auffallen. Die weiteren Symptome sind Ausdruck der übersteigerten Stoffwechselaktivität. Häufig fallen zunächst tachykarde Herzrhythmusstörungen auf. Ein weiterer Hinweis kann ein anderweitig nicht zu erklärendes hohes kapnometrisch gemessenes endtidales (am Ende der Ausatmung) Kohlendioxid (etCO$_2$) bzw. eine Hyperventilation unter Spontanatmung sein. Schnell bildet sich eine kombinierte Azidose aus.

Spätsymptome

Durch den immens gesteigerten Stoffwechsel kommt es schließlich zu einer ausgeprägten Hyperthermie, die der Erkrankung ihren Namen gab. Diese Temperaturerhöhung stellt allerdings ein Spätsymptom dar, sodass die Therapie bereits zuvor begonnen werden muss. Der massive Zerfall von Muskelzellen (Rhabdomyolyse) setzt große Mengen Kalium, Myoglobin, Kreatinkinase sowie weitere Proteine frei, wodurch es zum akuten Nierenversagen kommen kann. Wird die akute Krise nicht zeitgerecht behandelt, werden im Rahmen des akuten Schocks auch andere Organe beeinträchtigt. Es droht eine therapierefraktäre Kreislaufdepression.

Therapie
Supportiv

Ist die Diagnose einer MH gestellt, muss schnellstmöglich therapeutisch interveniert werden.

> Bei bekannter oder vermuteter Veranlagung zur MH sowie bei anderen neuromuskulären Erkrankungen sind Succinylcholin und Inhalationsanästhetika kontraindiziert.

Pathophysiologie

Eine normale Muskelkontraktion wird durch Kalziumfreisetzung aus den intrazellulären Speichern im sarkoplasmatischen Retikulum ausgelöst, die über Dihydropyridin-Rezeptoren (DHPR) und Ryanodin-Rezeptoren (RYR1) reguliert wird. Die Kalziumfreisetzung ist nur von kurzer Dauer; anschließend wird das Kalzium durch membranständige ATPasen (SERCA) zurück in die Speicher transportiert, wodurch eine Muskelrelaxation eintritt. Bei einer MH-Episode sistiert die Kalziumfreisetzung durch eine genetisch bedingte Funktionsstörung des RYR1 oder DHPR nicht, und auch ein Zurückpumpen des Kalziums bleibt aus. Daraus resultiert eine Dauerkontraktion der Muskulatur, und es kommt zu einer immens gesteigerten Stoffwechselaktivität (Hypermetabolismus). Kann in der Folge der massiv gesteigerte Bedarf an ATP nicht mehr gedeckt werden, entstehen funktionale Störungen und im Verlauf strukturelle Schäden der Zellen.

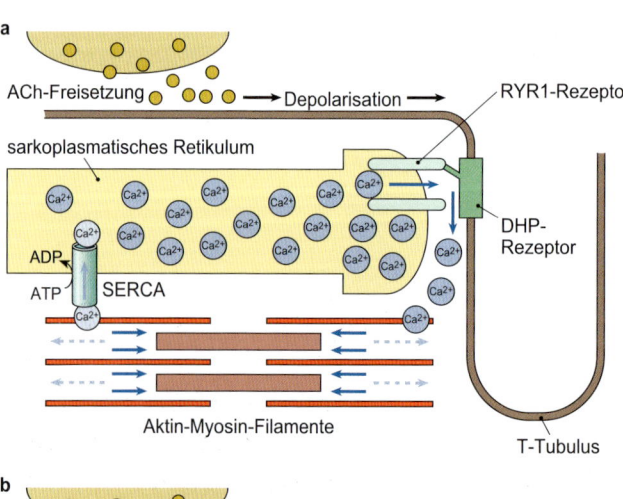

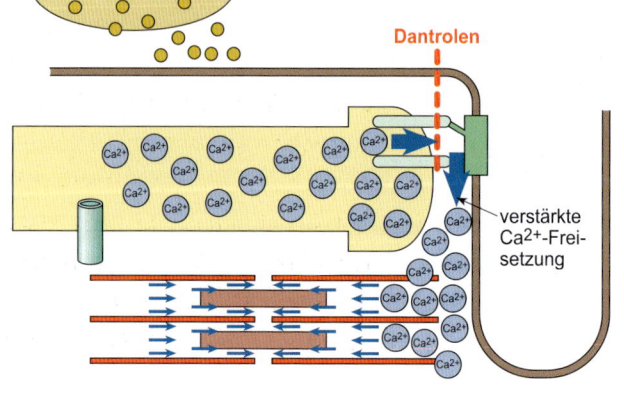

▌ Abb. 1: Zelluläre Mechanismen der Muskelkontraktion bei Gesunden (a) und bei der MH (b). [2]

▶ Beendigung der Zufuhr sämtlicher Triggersubstanzen
– kein erneutes Verabreichen von Succinylcholin
– Entfernen des Vapors, Spülen des Narkosegeräts mit maximalem Frischgasfluss.
▶ Weiterführen der Beatmung mit 100 %
Sauerstoff, Normokapnie durch Hyperventilation anstreben
▶ intravenöses Fortführen der Narkose,
Relaxierung mit nichtdepolarisierenden
Muskelrelaxanzien (NMDR)
▶ operativen Eingriff nicht beginnen oder
schnellstmöglich beenden
▶ medikamentöse Unterstützung der Zirku-
lation, Gabe von Volumen, Applikation von
Katecholaminen
▶ aktive Kühlung
▶ Ausgleich der metabolischen Azidose
durch Infusion von Natriumhydrogenkarbonat.

Kausal

Einzig kausale Therapie ist die Schnellinfu-
sion von Dantrolen, das die Kalziumfreisetzung aus dem sarkoplasmatischen Retikulum blockiert.
Leider weist die Darreichungsform zahlreiche Probleme auf. Dantrolen ist äußerst
schwer wasserlöslich. Bei der für einen nor-
malgewichtigen Erwachsenen notwendigen
Initialdosis von 2,5 mg/kg KG müssen allein
8 – 10 Flaschen Trockenpulver mit je 20 mg
Dantrolen langwierig aufgelöst werden
(▮ Abb. 2). Die initiale Infusion erfolgt innerhalb von 5 min. Weitere Gaben werden bis
zum Sistieren der Symptome verabreicht
(max. 10 mg/kg KG).

Symptomatisch

Patienten mit MH-Episode müssen im weiteren Verlauf intensivmedizinisch überwacht
und behandelt werden. Die Behandlungs-
schwerpunkte liegen hier auf der Fortführung der Dantroleninfusion, dem Ausgleich
der metabolischen Azidose durch die Infusion von Natriumhydrogenkarbonat und
der Senkung der Kaliumplasmaspiegel. Des
Weiteren wird versucht, das durch die Rhabdomyolyse drohende akute Nierenversagen
durch forcierte Diurese zu verhindern. Kardiale Arrhythmien werden nach den Grund-
sätzen des European Resuscitation Council
(ERC) behandelt. Verzichtet werden sollte
auf Antiarrhythmika, die in den Kalzium-
haushalt eingreifen (z. B. Kalziumantagonisten, Digitalis). Durch konsequente Küh-
lungsmaßnahmen strebt man eine Senkung
der Körpertemperatur an.

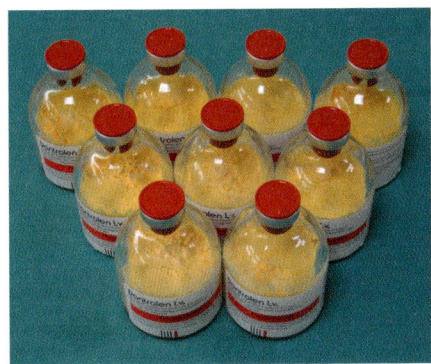

▮ Abb. 2: Benötigte Dantrolenflaschen für die
Akutbehandlung eines Erwachsenen. [5]

Diagnostik

Die Bestätigung der Diagnose kann durch
den vor 20 Jahren entwickelten In-vitro-
Kontrakturtest (IVKT) erfolgen, der europaweit an einigen MH-Zentren durchgeführt
wird. Hierbei wird dem Patienten eine ca.
10 × 20 mm große Gewebeprobe aus dem
M. quadriceps femoris entnommen, die im
Labor verschiedenen Konzentrationen von
Koffein und Halothan ausgesetzt und dann
supramaximal elektrisch stimuliert wird.
Da die Erkrankung vererbt wird, müssen
auch andere Familienmitglieder auf die Veranlagung zur MH hingewiesen und untersucht werden. Wurde in der Familie eine
der bisher bekannten Mutationen gefunden,
ist auch eine weniger invasive molekular-
genetische Diagnostik möglich, die im Gegensatz zum IVKT bereits im Säuglingsalter
durchgeführt werden kann.

Narkoseführung bei MH

Patienten mit bekannter oder möglicher MH
können durch konsequente Triggervermei-
dung sicher narkotisiert werden. In der
präoperativen Visite wird der Ablauf der
Narkose ausführlich mit dem Patienten
besprochen und eine ausreichende Prämedikation verordnet, um Stress als eventuellen
Auslöser zu verhindern.
Grundsätzlich sollte, wo möglich, eine
Regionalanästhesie zur Anwendung kommen. Alle Lokalanästhetika können gefahr-
los eingesetzt werden. Anderenfalls wird
die Narkose als totale intravenöse Anästhesie (TIVA) geführt. Der Vapor des Narkosegeräts muss zuvor entfernt, der Absorber
erneuert und das Gerät anschließend für
einige Minuten mit hohem Frischgasfluss
gespült werden. Die intraoperative Stan-
dardüberwachung ist ausreichend. Eine
früher propagierte prophylaktische Gabe
von Dantrolen ist nicht notwendig, jedoch
sollte das Medikament in ausreichender
Menge zur Verfügung stehen. Zur Sicherheit
werden die Patienten postoperativ stationär
überwacht.

Zusammenfassung

✖ Die MH ist eine vererbte Anomalie der Skelettmuskelzelle. Durch bekannte
Trigger kommt es während einer Allgemeinanästhesie zu einem ausprägten
Hypermetabolismus. Unbehandelt verläuft sie meist letal.

✖ Triggersubstanzen der MH sind Succinylcholin und Inhalationsanästhetika.

✖ Trismus, Herzrhythmusstörungen und Hyperkapnie als Erstsymptome
sollten an eine MH denken lassen. Die Therapie muss bei Verdacht unver-
züglich eingeleitet werden. Die namensgebende Hyperthermie tritt erst
im späteren Verlauf auf.

✖ Therapeutisch wird zunächst die Zufuhr sämtlicher Triggersubstanzen
beendet. Einzig kausale Behandlung ist die Gabe von Dantrolen. Im weiteren Verlauf ist eine intensivmedizinische Therapie notwendig.

✖ Durch Verzicht auf Triggersubstanzen und optimale Vorbereitung ist auch
bei Veranlagung zur MH eine sichere Narkoseführung möglich.

Kardiozerebrale Reanimation

Die Geschichte der Reanimation geht im Prinzip auf das Jahr 1543 zurück, als Vesalius zum ersten Mal ein Schwein beatmete. Es dauerte allerdings bis 1968, bis die ersten Leitlinien zur kardiozerebralen Reanimation (CCR) herausgegeben wurden. 2010 trat die letzte Novelle dieser Leitlinien in Kraft.

Ziele der Reanimation
Wiederherstellung von Kreislauf/Atmung und Hirnfunktion → CCR durch Verkürzung der No flow time.

Grundalgorithmus

Bei der Reanimation werden zwei Grundalgorithmen unterschieden: Basic Life support (BLS) für den Laienhelfer und Advanced cardiac life support (ACLS) für den Klinik- und Rettungsdienstbereich.

Basic life support (BLS)

In den letzten Jahren hat sich die Prognose von reanimierten Patienten kaum verbessert, was auf die Qualität der Basismaßnahmen durch Ersthelfer zurückgeführt wird. Aus diesem Grund wurde der Algorithmus vereinfacht:

▶ rasches Erkennen der Situation → leblose Person
▶ rascher Notruf
▶ sofortiger Beginn der Wiederbelebung.

Bei der Durchführung der Reanimationsmaßnahmen liegt das Gewicht nun deutlich auf Seite der **Herzdruckmassage,** mit der die Reanimation begonnen und die im Verhältnis von 30:2 zur Beatmung fortgeführt wird.

Advanced cardiac life support (ACLS)

Grundsätzlich gelten für die Profis die gleichen Spielregeln wie für Laien (s.o.). Zusätzlich kommen hier noch Elektrotherapie, die gezielte Anwendung von Medikamenten und die Sicherung des Atemwegs zum Einsatz.

▶ frühe Defibrillation zur Überwindung des Herzstillstands
▶ Postreanimationsphase zur Wiederherstellung und Verbesserung der Lebensqualität.

Einzelmaßnahmen

Der vollständige Algorithmus ist in ▌ Abbildung 1 dargestellt.

Kardiopulmonale Reanimation (CPR)

▶ Thoraxkompression und Beatmung im Verhältnis 30:2 zur Reduzierung der No flow time

▶ Der Druckpunkt liegt in der unteren Hälfte des Sternums mittig im Thorax.
▶ Die Eindrücktiefe beträgt 4–5 cm, die Frequenz sollte bei 100/min liegen.
▶ Ermüdung bei der Thoraxkompression führt zu einer Verschlechterung der Hirnperfusion; daher sollte der entsprechende Helfer etwa alle 2 min abgelöst werden.
▶ Der Sauerstoffanteil bei der Beatmung sollte möglichst hoch sein, idealerweise 100% (Reservoirbeutel, Demand-Ventil).
▶ Nach gesichertem Atemweg durch Intubation wird die Thoraxkompression kontinuierlich durchgeführt, Pausen möglichst nur für Rhythmuskontrolle.

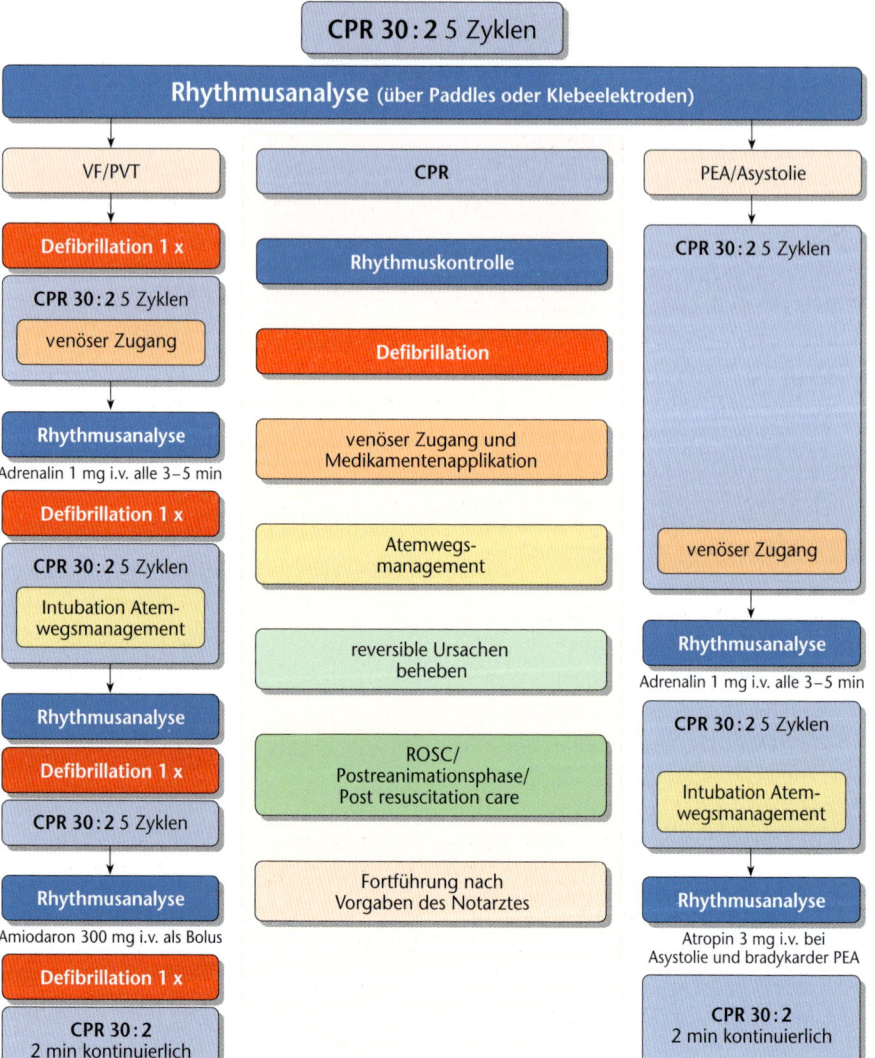

▌ Abb. 1: Reanimationsalgorhythmus nach ERC/AHA. [2]

EKG-Ableitung/Rhythmuskontrolle

▶ möglichst kurze Pausen für Rhythmuskontrolle
▶ keine Defibrillation bei Asystolie oder sehr feinem Kammer-flimmern
▶ Pulskontrolle nur bei erkennbarem EKG-Rhythmus oder Auftreten von Vitalzeichen
▶ defibrillierbare Rhythmen (Kammerflimmern [VF], puls-lose ventrikuläre Tachykardie [VT]) haben eine bessere Prognose.
▶ nichtdefibrillierbare Rhythmen: Asystolie, pulslose elektri-sche Aktivität (PEA).

Defibrillation

▶ Die Defibrillation wird nur noch als Einzelschock (keine Dreierserie!) möglichst kurz nach der letzten Thorax-kompression abgegeben, um die Hands-off-Zeit zu verkürzen.
▶ Die Energie beträgt bei monophasischen Geräten immer 360 J, bei biphasischen je nach Gerät 120–360 J.
▶ Die Rhythmuskontrolle wird nicht direkt nach der Defibrillation, sondern erst nach fünf CPR-Zyklen (30:2) durchgeführt.
▶ keine definierte Zeitspanne bis zur ersten Defibrillation (sobald einsatzbereit), maximale Unterbrechung der CCR 5 s.

Medikamentenapplikation

▶ Die Applikation soll entweder intravenös oder intraossär erfolgen.
▶ Alle Medikamente werden unverdünnt verabreicht und mittels einer tropfenden Infusion eingeschwemmt.
▶ Bei Verdacht auf Myokardinfarkt oder Lungenembolie sollte eine Lysetherapie erwogen werden.
▶ Als Alternative zu Adrenalin kann auch Vasopressin ver-abreicht werden, wenngleich es hierfür keine Empfehlungen gibt.
▶ Die Gabe von Lidocain wird nicht mehr empfohlen, wenn Amiodaron verfügbar ist (▌ Tab. 1).

Atemwegsmanagement

▶ Atemwege frei machen und freihalten (Esmarch-Handgriff), ggf. vorher Fremdkörper entfernen
▶ Gründe für eine Atemwegsobstruktion sind u. a. Verlegung durch Zunge, Atemwegsödeme, Larnygospasmus, Fremd-körperaspiration/Bolusgeschehen.
▶ Goldstandard für den sicheren Atemweg ist die endo-tracheale Intubation, obschon in Studien bisher kein Über-lebensvorteil nachgewiesen werden konnte.
▶ Die Intubationsversuche sollten nicht länger als ca. 30 s dauern, in Absaugbereitschaft und nur durch geübtes Fach-personal durchgeführt werden.

Medikament	Indikation, Dosierung, Applikationszeitpunkt
Adrenalin	Bei VF/VT: 1 mg i. v. nach der zweiten erfolglosen Defibrillation Bei PEA/Asystolie: 1 mg i. v., sobald Gefäßzugang vorhanden Wiederholung jeweils alle 3 – 5 min
Amiodaron	Bei VF/VT: 300 mg i. v., wenn dritte Defibrillation erfolglos, danach 150 mg als Wiederholungsdosis
Magnesium	Bei Torsade-de-Pointes-Arrhythmien: 2 g (≙ 4 ml einer 50 %igen Mg-Sulfat-Lösung)
Atropin	Bei bradykarder PEA oder Asystolie: 3 mg i. v., nicht zur routine-mäßigen Anwendung empfohlen

▌ Tab. 1: Medikamente bei der CCR.

▶ sichere Tubusfixierung zur Vermeidung von späteren Tubusdislokationen
▶ Bei der Beatmung ist der höchstmögliche Sauerstoffanteil zu verwenden, idealerweise erfolgt die Beatmung mit 100 % Sauerstoff.
▶ Das empfohlene Atemzugvolumen (AZV) beträgt 500 – 600 ml (= 6 – 7 ml/kg KG), die Atemfrequenz etwa 10/min, um eine Hyperventilation zu vermeiden. Zu hohes Volumen und zu hohe Frequenz steigern den intrathorakalen Druck und können so die Auswurfleistung negativ beein-flussen.
▶ Alternativen zur Atemwegssicherung sind Larynxmaske oder -tubus. Als Ultima Ratio kommt die Koniotomie in Betracht, wenn sonst kein Atemwegszugang möglich ist **und** die **Maskenbeatmung nicht suffizient** durchgeführt wer-den kann.
▶ Kapnometrie und Pulsoxymetrie sollten zur Überwachung der Beatmung eingesetzt werden.

Weiteres Vorgehen

▶ Nach Abschluss der ersten Reanimationszyklen, Defibrilla-tion, Medikamentenapplikation und Atemwegsmanagement sollte nach Möglichkeit eine kurze Anamnese erhoben und die Umgebungssituation nochmals eingehend begutachtet werden.
▶ Mögliche reversible Ursachen für einen Kreislaufstillstand sind auszuschließen.

Reversible Ursachen eines Kreislaufstillstand 5 Hs + HITTS

▶ **H**ypoxie → Atemwegsmanagement
▶ **H**ypovolämie → Volumen-substitution
▶ **H**yper-/Hypokaliämie → Elektrolytausgleich
▶ **H**ypothermie → Wiedererwärmung
▶ **H**ypoglykämie → BZ-Regulation
▶ **H**erzbeuteltamponade → Punktion
▶ **I**ntoxikation → Antidot
▶ **T**hromboembolie → Lyse
▶ **T**rauma → Schockraumversorgung
▶ **S**pannungspneumothorax → Pleuradrainage

Postreanimationsphase

▶ Nach primär erfolgreicher Reanimation befindet sich der Patient noch für 24–48 h in einem extrem kritischen Zustand und bedarf kontinuierlicher Überwachung auf einer Intensivstation.
▶ Herstellen der Transportfähigkeit
▶ Beatmung optimieren (Normoxämie und Normkarboxämie anstreben)
▶ Sedierung – Analgesie – ggf. Relaxierung
▶ Nach Kammerflimmern wird eine milde Hypothermie (32–34 °C für 12–24 h) empfohlen (s. u.).
▶ Normotonie anstreben, da keine zerebrale Autoregulation mehr möglich ist und die Hirnperfusion direkt vom mittlerem arteriellem Druck (MAP) abhängt.

Hypothermie

Eine milde Hypothermie wirkt nachweislich neuroprotektiv. Nach erfolgreicher Reanimation muss durch die Hypoxämie mit strukturellen Hirnschäden und Hirnödem gerechnet werden.
Die Hypothermie kann durch kalte Infusionen und externe Kühlung (Ice-packs etc.) induziert werden. Eine Steuerung und kontrollierte Aufrechterhaltung sowie Wiedererwärmung sind allerdings schwierig. Die Anwendung von endovaskulären Kühlkathetern (z. B. COOLGUARD®) ist besser steuerbar aber kostenintensiver.

End-of-life-decision

Im September 2009 traten neue gesetzliche Regelungen zur Patientenverfügung (Drittes Gesetz zur Änderung des Betreuungsrechts) in Kraft. Danach sind schriftliche Patientenverfügungen unabhängig vom Krankheitsstadium für Ärzte und Angehörige verbindlich.
Für die Einstellung von Wiederbelebungsmaßnahmen gibt es keine „Kochrezepte". Es handelt sich in jedem Fall um eine individuelle Entscheidung. Allerdings gibt es ein paar wenige Ausnahmen:

▶ Maligne Erkrankungen in der Anamnese rechtfertigen einen Abbruch der Reanimation im Sinne des Patienten.
▶ Bei Hypothermie (Ertrinkungsunfall, Eisunfall etc.) gilt: „Nobody is dead, until he's warm and dead!"
▶ Bei Verdacht auf fulminante Lungenembolie oder Myokardinfarkt gilt: Fortführung der Reanimation bis mindestens 45 min nach Beginn der Lysetherapie.

Zusammenfassung

✖ No flow time möglichst kurzhalten – Ischämie ist vermutlich schädlicher als Hypoxie.

✖ Die Thoraxkompression ist die wichtigere Maßnahme bei Herz-Kreislauf-Stillstand. Die Blutgase verändern sich erst nach einigen Minuten (4–7 min) bedeutsam.

✖ Der Druckpunkt für die Thoraxkompression liegt mittig in der unteren Sternumhälfte.

✖ Das Verhältnis zwischen Herzdruckmassage und Beatmung beträgt 30:2.

✖ Bei defibrillierbaren Rhythmen wird nur ein Schock abgegeben, und die Reanimation wird sofort fortgesetzt. Die Rhythmuskontrolle erfolgt erst nach weiteren fünf Zyklen.

Trotz maximaler Aufmerksamkeit des Anästhesisten, moderner, kurzwirksamer Medikamente und vielfachem Monitoring kann es perioperativ zu verschiedenen Komplikationen kommen.

Medikamentenüberhang

Moderne Anästhetika haben meist eine kurze Halbwertszeit (HWZ). Dennoch sind Medikamentenüberdosierungen mit Überhang am eigentlichen Ende der Operation nicht selten. Ursachen sind häufig hohe interindividuelle Unterschiede bei den Patienten aufgrund folgender Faktoren:

▶ Alter (Bedarf bei Kindern ↑↑, bei geriatrischen Patienten ↓)
▶ akute Erkrankung
▶ chronischer Substanzgebrauch (Nikotin, Alkohol, Psychopharmaka, Analgetika)
▶ Fieber, Hypothermie.

Opiatüberhang

Mit einem Opioidüberhang muss dann gerechnet werden, wenn eine **hohe Gesamtdosis** verwendet wurde, oder die **letzte Gabe zu kurz vor Operationsende** stattfand.

Klinik
▶ verzögerte Aufwachreaktion
▶ niedrige Atemfrequenz, Atempausen
▶ tiefe Atemzüge
▶ Hyperkapnie (etCO$_2$ ≥ 50 mmHg)
▶ enge Pupillen
▶ Patient toleriert den Tubus ohne Husten.

Therapie
Die beste Therapie ist Abwarten auf das Ende der Opiatwirkung. Ist das nicht möglich, oder es droht eine Hypoxie, hilft nur die medikamentöse Antagonisierung mit z.B. **Naloxon** (Narcanti®):

▶ Eine Ampulle enthält 0,4 mg Naloxon in 1 ml.
▶ Empfehlung: eine Verdünnung mit Kochsalzlösung herstellen, um genauer dosieren zu können, z.B.:
– 1 ml Naloxon + 3 ml NaCl 0,9 % = 0,1 mg/ml Naloxon

– dann jeweils 1 ml im Abstand von einigen Minuten, bis der gewünschte Effekt eintritt.
▶ Nur so viel spritzen, wie der Patient für eine suffiziente Atmung benötigt! Sonst besteht die Gefahr plötzlicher akuter Schmerzen, die nicht beherrscht werden können (da alle Opiatrezeptoren mit dem Antidot besetzt sind).

> Die Wirkdauer des Antagonisten ist deutlich kürzer als die der Opioide: Fentanyl ~ 40 min, Sufentanil ~ 25 min, Naloxon ~ 20 min! Die gegebene Dosis sollte dokumentiert werden und die Informationen an den Aufwachraum weitergegeben werden.

Relaxanzienüberhang

Klinik
▶ niedrige Atemzugvolumina
▶ hohe Atemfrequenz, trotzdem Kohlendioxidanstieg
▶ Schaukelatmung, schwache Muskelbewegungen
▶ Tachykardie, Schwitzen, Unruhe
▶ weite Pupillen
▶ Relaxometrie (TOF) zeigt Werte < 4, TOF-Ratio < 0,9.

Therapie
Nichtdepolarisierende Muskelrelaxanzien (NDMR) werden mit **Cholinesterasehemmstoffen** antagonisiert. Grundvoraussetzung ist ein Minimum an Spontanatmung, oder dass bei der Relaxometrie zwei von vier Impulsen des TOF beantwortet werden. Dies entspricht zwar immer noch einer neuromuskulären Blockade von etwa 90 %, die Wirkung kann dann aber effektiv antagonisiert werden.

> Patienten mit Relaxansüberhang leiden subjektiv unter Atemnot! In diesem Fall die Narkose mit Propofol oder volatilen Anästhetika in geringer Konzentration verlängern, bis die Wirkung des Muskelrelaxans abgeklungen oder die Wirkung des Antagonisten ausreichend ist.

Antagonisten sind:

▶ **Neostigmin:**
– 1 ml Ampulle (0,5 mg/ml)
– 0,5 mg-weise bis max. 2,5 mg.

▶ **Pyridostigmin** (Mestinon®) aufgrund seiner längeren Wirkdauer bevorzugt:
– 5 ml-Ampullen (1 mg/ml)
– 2,5 mg-weise bis max. 20 mg.
▶ **zusätzlich Atropin** (0,5 – 1,0 mg) mit zum Cholinesterasehemmer mischen. Cholinesterasehemmer wirken auch auf cholinerge Neurone des Parasympathikus und verursachen folgende Nebenwirkungen: Bradykardie, Hypersalivation und bronchiale sowie gastrointestinale Spasmen.

Hypnotikaüberhang

Durch Kumulation, Umverteilung und Störungen der Metabolisierung und durch zu spätes Beenden der Zufuhr kann es zu Überhängen der Hypnotika kommen.

Klinik
Eine komatöse, tiefe Sedierung und suffiziente Spontanatmung (evtl. mit supraglottischer Atemwegsbrücke) treten auf.

Therapie
Eine medikamentöse Therapie ist i.d.R. nicht notwendig. Es sollte Sauerstoff gegeben werden, bei zurückfallender Zunge wird ein Guedel- oder Wendltubus angelegt. Der Patient wird im Aufwachraum überwacht, bis er vollständig erwacht ist.

Zentrales anticholinerges Syndrom (ZAS)

Beim ZAS handelt es sich um einen relativen oder absoluten Mangel an Acetylcholin im zentralen Nervensystem.

Ursache und Auslöser
Ursache ist eine durch Medikamente bedingte Verdrängung von Acetylcholin von zentralen Synapsen oder das Überwiegen anderer Neurotransmitter. Mögliche Auslöser sind **Atropin** und verwandte Alkaloide wie Scopolamin, Neuroleptika, Antihistaminika und Antidepressiva.

Klinik
Aufgrund der wenig eindeutigen Symptome müssen andere Ursachen, wie

Narkoseüberhang oder Hypoxie, zuerst ausgeschlossen werden, bevor die Diagnose gestellt wird.

▶ atropinartige periphere Nebenwirkungen: Mundtrockenheit, trockene gerötete Haut und Mydriasis
▶ verzögertes Wachwerden, postnarkotisches Koma bzw. Somnolenz
▶ Halluzinationen, Koordinationsstörungen und Unruhe.

Therapie

Behandelt wird mit einem zentral wirksamen Cholinesterasehemmer, z. B. **Physostigmin** (Anticholium®) 2 mg über 20 min (0,04 mg/kg KG) beim Erwachsenen. Die Wirkung von Anticholium hält nur 30–60 min, daher ist ggf. eine Wiederholungsdosis oder Infusionstherapie notwendig. Nebenwirkungen sind Bradykardie, Hypersalivation und bronchiale Spasmen. Bei schwerer koronaler Herzkrankheit (KHK) oder Asthma bronchiale ist das Medikament kontraindiziert.

Postoperatives Delir

Das Delir ist charakterisiert durch eine sich rasch entwickelnde Bewusstseinsstörung mit Beeinträchtigung der kognitiven Funktionen, die durch unterschiedliche Faktoren ausgelöst werden kann. Delirante Syndrome sind häufig und können in ganz unterschiedlichen Situationen auftreten.

Klinik
▶ Desorientiertheit
▶ kognitives Defizit
▶ Unruhe, Bettflucht
▶ Eigen-, Fremdgefährdung
▶ Somnolenz, Aggression.

Oft dauert es mehrere Tage, bis sich der Zustand bessert.

Prädisponierende Faktoren
▶ höheres Alter (älter als 65 Jahre)
▶ männliches Geschlecht
▶ Demenz
▶ Einnahme multipler oder abhängig machende Medikamente
▶ reduzierter Allgemeinzustand.

Auslösende Faktoren
▶ **präoperative Flüssigkeitskarenz > 6 h**
▶ diagnostische und therapeutische Eingriffe, insbesondere Operationen
▶ Aufnahme auf Intensivstation
▶ sensorische Über-/Unterstimulation
▶ Schmerzen, Schlafentzug, Angst
▶ Blasenkatheter, Fixierung
▶ Substanzen:
– Nebenwirkungen von Medikamenten (Fentanyl, Benzodiazepine)
– Intoxikationen
– Entzug von Substanzen mit Abhängigkeitspotenzial.

Therapie
▶ Ausschluss organischer Ursachen (septische Enzephalopathie, **Hypolykämie,** Blutung, Hyponatriämie)
▶ Identifikation und Beenden auslösender Faktoren (v. a. Entzugssymptomatik)
▶ **Ausgleichen des Flüssigkeits- und Elektrolythaushalts**
▶ Schaffen einer angemessenen Umgebung, Vermeiden von Über- aber auch Unterstimulation
▶ Tag-Nacht-Rhythmus.

Medikamentös wird mit **Clomethiazol** (bis max. 24 Kapseln täglich) behandelt. Der Einsatz von **Benzodiazepinen** wird kontrovers diskutiert (Gefahr paradoxer Reaktionen v. a. bei älteren Patienten). Bei ausgeprägter psychotischer Symptomatik oder starker psychomotorischer Erregung können zusätzlich Antipsychotika (z. B. **Haloperidol**) gegeben werden. Auch neuere atypischen Antipsychotika (Risperidon zweimal 0,5 mg, Olanzapin einmal 2,5–5 mg, Quetiapin zweimal 25 mg) können verabreicht werden.

Prophylaxe
Zur Prophylaxe gibt man bis 2 h vor der Operation klare Flüssigkeiten. Bei Risikopatienten wird präoperativ niedrig dosiertes Haloperidol verabreicht.

Postoperative Übelkeit/ Erbrechen (PONV)

Postoperative Übelkeit und Erbrechen (PÜ&E, PONV: engl. Postoperative nausea and vomiting) treten bei **20–30 %** der Patienten nach einer Vollnarkose auf und sind die häufigsten perioperativen Beschwerden.
In Folge von Erbrechen oder häufigem Würgen kann es auch zu einer erhöhten Zahl von Nachblutungen oder Wundheilungsstörungen kommen.
PONV ist bei Patienten **mehr gefürchtet als postoperative Schmerzen** und muss daher als Trigger für die „Angst vor der Narkose" ernst genommen werden. Als Differenzialdiagnose sind v. a. eine akute Hypovolämie durch Flüssigkeitsmangel oder Blutung sowie Herzrhythmusstörungen auszuschließen.

Therapie
▶ H$_1$-Blocker **Dimetinden** (Fenistil®), auch bei Kindern
– antiemetische Dosierung: 4 mg i. v. bei Erwachsenen bzw. 0,5 mg/kg KG beim Kind
– Nebenwirkung: sedierender Effekt.
▶ **Ondansetron** (Zofran®), ein Serotoninantagonist
– 4 mg i. v. bei Erwachsenen, bzw. 0,1 mg/kg KG bei Kindern
– hilft schnell und zuverlässig.
▶ **Droperidol** (Xomolix®, DHBP®), ein Neuroleptikum
– 1,25 mg Droperidol i. v.
– ist in einigen Studien 4 mg Ondansetron nahezu gleichwertig.
▶ **Haloperidol** (Haldol®), ein Neuroleptikum
– 2 mg Haloperidol i. v.
– Vorsicht bei Kindern wegen motorischer Störungen!
▶ **Dexamethason** (Fortecotin®), ein Kortikoid
– 5–8 mg Dexamethason i. v. (falls nicht schon präoperativ zur Prophylaxe verabreicht)
– sehr gute antiemetische Effekte, wirkt aber erst nach ca. 2 h und ist zur mittelfristigen Therapie geeignet.
▶ **Metoclopramid** (MCP®, Paspertin®)
– 10 mg Metoclopramid i. v.
– nicht bei Kindern wegen möglicher extrapyramidal motorischer Nebenwirkungen.
▶ evtl. auch **Propofol** in subhypnotischer Dosis (ca. 20 mg).

Ist eine Substanz innerhalb von 6 h bereits verabreicht worden, sollte auf eine andere Wirkstoffklasse zurückgegriffen werden, da sonst bei geringerer Wirkung das Risiko einer unerwünschten Nebenwirkung ansteigt.

Prophylaxe

Zur medikamentösen PONV-Prophylaxe siehe Seite 48/49 und ▮ Abbildung 5, S. 130.

Perioperative Hypothermie

Im Rahmen von Allgemein- und Regionalanästhesien kommt es regelhaft zu einem Absinken der Körperkerntemperatur. Mehr noch als Erwachsene sind Kinder und insbesondere Neugeborene betroffen.

Hypothermiebedingte Komplikationen

▶ Störung der Blutgerinnung (bereits bei < 35 °C) mit einem erhöhten perioperativen Blutverlust
▶ reduzierte Metabolisierung von Medikamenten
▶ Wundinfektionen und Wundheilungsstörungen
▶ unwillkürliches Kältezittern (**Shivering**) mit massiv gesteigertem Sauerstoffverbrauch (Gefahr der myokardialen Ischämie).

Ätiologie

▶ anästhetikabedingte Vasodilatation → Umverteilung von Wärme aus dem Körperkern in die Peripherie
▶ narkosebedingter erniedrigter Temperatursollwert im Hypothalamus
▶ reduzierte Stoffwechselaktivität nach Narkoseeinleitung
▶ freiliegende Wundflächen und Körperhöhlen
▶ Infusion ungewärmter Lösungen und kalter Erythrozytenkonzentrate
▶ niedrige Umgebungstemperatur
▶ evtl. Regionalanästhesien, insbesondere rückenmarksnahe Verfahren: bedingen eine Umverteilung warmen Bluts in die Peripherie.

Therapie

Ziel der Therapie ist eine Körperkerntemperatur über 36 °C (Messung pharyngeal, oder Blasentemperatur). Die Therapie beginnt dabei bereits vor Narkoseeinleitung (**Pre-warming**), indem die Patienten großflächig mit vorgewärmten Decken bedeckt werden. Die Wärmezufuhr erfolgt idealerweise über eine Warmluftdecke (Bair-hugger®, Warm-touch®). Vorgewärmte Infusionslösungen und Infusionswärmegeräte sind vorteilhaft.
Bei postoperativem Shivering wird folgendermaßen behandelt:

▶ Wärmeerhaltung und -zufuhr
▶ medikamentös, z.B. 75 – 150 µg Clonidin (Catapresan®) i.v.
▶ wenn Ersteres nicht vorhanden, 25 – 50 mg Pethidin (Dolantin®) i.v.

Intraoperative Wachheit

Bewusste intraoperative Wachheit (**Awareness**) tritt mit einer Häufigkeit von 0,1 – 0,4 % auf.
Das Risiko eines **Wachheitserlebnisses** ist besonders bei bewusst **flacher Narkoseführung** (z.B. Kaiserschnittentbindungen bis zur Kindsentwick-lung), aber auch bei einer **total intravenösen Anästhesie** (TIVA) zur Vermeidung eines PONV erhöht.
Nach einer Awareness können die Wahrnehmungen (Gespräche, Manipulationen) vom Patienten genau wiedergegeben werden. Selten kann sich eine akute posttraumatische Belastungsstörung ausbilden.

Vermeidung

▶ adäquate Dosierung der Narkotika
▶ vegetative Zeichen einer zu flachen Narkose (Tachykardie, Hypertonie oder Augentränen, Spontanmotorik, Schluckauf) beachten
▶ intraoperative EEG-Überwachung (Narcotrend®, BIS®), besonders bei TIVA
▶ bei hochgradigem Verdacht auf Awareness intraoperativ, Gabe von Midazolam i.v. (Herbeiführen einer retrograden Amnesie).

Den Patienten sollte bei Bedarf psychologische Hilfe vermittelt werden.

Zusammenfassung

✖ Ein Opiatüberhang ist durch tiefe Atemzüge mit geringer Frequenz gekennzeichnet. Als Antagonist wird Naloxon eingesetzt.

✖ Bei überhängender Wirkung von NDMR fällt eine schnelle, flache Atmung auf. Zur Aufhebung der relaxierenden Wirkung werden Cholinesterasehemmer zusammen mit Atropin verabreicht.

✖ Eine verlängerte Wirkung von i.v. Hypnotika ist meist nicht behandlungspflichtig.

✖ Bei verzögertem Erwachen aus der Narkose muss an ein ZAS gedacht werden. Die Gabe eines zentral wirksamen Cholinesterasehemmers führt häufig zu zügigem Erwachen.

✖ Die beste PONV-Therapie ist die Prophylaxe, ansonsten muss rasch therapiert werden.

✖ Die perioperative Hypothermie kann zahlreiche Komplikationen verursachen und wird konsequent durch wärmeerhaltende und wärmezuführende Maßnahmen bekämpft.

✖ Durch Überprüfung der Zeichen einer ausreichenden Narkosetiefe sowie dem Anlegen einer EEG-gestützten Narkosetiefemessung kann einer intraoperativen Wachheit vorgebeugt werden.

Untersuchung des Intensivpatienten

M. Krämer

Bei Aufnahme auf die Intensivstation erfolgt je nach Zustand des Patienten zunächst eine problemorientierte Kurzuntersuchung und nach Stabilisierung die vollständige körperliche Untersuchung. Vital bedrohliche Störungen sollten möglichst rasch erkannt und behoben werden. Kreislaufstabilisierende Maßnahmen haben absoluten Vorrang.

Notfalluntersuchung

▶ kurze Anamnese, soweit diese möglich ist (Beschwerdebeginn, Übergabe vom Notarzt/bisher betreuenden Arzt)
▶ Bewusstsein (ansprechbar, komatös oder sediert?)
▶ Lunge (Atemfrequenz und -muster, Zyanose, Patient intubiert und beatmet, Auskultation)
▶ Herz-Kreislauf-System (Herzfrequenz und Blutdruck, Auskultation)
▶ orientierende neurologische Untersuchung (Glasgow coma scale [GCS], Pupillen, Paresen).

Ergibt sich bei der orientierenden Untersuchung ein auffälliger, akut bedrohlicher Befund, muss das betroffene Organsystem ausführlicher untersucht werden. Ziel ist es, die Ursache zu finden, um die Störung kausal therapieren zu können. Auch hier gehen selbstverständlich lebensrettende Maßnahmen vor (z. B. kardiopulmonale Reanimation [CPR], Entlastung eines Spannungspneumothorax etc.).
Nach Stabilisierung des Patienten erfolgt die gründliche körperliche Untersuchung.

Körperliche Untersuchung

Ein Teil der Intensivpatienten ist sediert und evtl. auch beatmet. Einige sind in ihrer kognitiven Funktion deutlich eingeschränkt und können ihre Bedürfnisse und Beschwerden nicht oder nur unzureichend kommunizieren. Dieser besonderen Situation ist bei der Untersuchung Rechnung zu tragen.
Ziel der körperlichen Untersuchung ist es, den Zustand des Patienten objektiv zu erfassen und zu dokumentieren. Nur so sind bei Verschlechterung eine rasche und zielgerichtete Diagnostik und Therapie möglich. Eine regelmäßige Untersuchung (einmal pro Schicht) ist also zwingend notwendig.
Grundsätzlich läuft die Untersuchung des Intensivpatienten wie jede andere Patientenuntersuchung ab. Wichtig ist, ein eigenes Schema der Untersuchungsreihenfolge zu entwickeln, damit auch in hektischen Situationen nichts vergessen wird. Die allgemeinen Untersuchungstechniken sind z. B. im „BASICS Anamnese und Untersuchung" nachzulesen. Im Folgenden werden einige Besonderheiten bei Intensivpatienten und grundsätzliche Maßnahmen aufgeführt. Zusätzlich zum Untersuchungsbefund sind die Werte auf den Überwachungsmonitoren und den Intensivkurven zu beachten.

Anamnese

Vor der körperlichen Untersuchung jedes Patienten sollte die Anamnese erfasst werden. Von besonderem Interesse sind der aktuelle Aufnahmegrund, Symptomentwicklung oder Operationsverlauf, intraoperative Probleme, Komplikationen, Blut- und Flüssigkeitsverluste, bisherige Therapiemaßnahmen, letzter Krankenhausaufenthalt, Antibiotikatherapie (der letzten drei Monate), Zustand des Patienten vor Krankenhauseinweisung, Vorerkrankungen und Dauermedikation.

Bewusstsein

Ist der Patient wach, ansprechbar und orientiert, oder ist das Bewusstsein gestört? Ist der Patient analgosediert, wenn ja, mit welchen Medikamenten und wie tief (z. B. Richmond-Agitation-Sedation-Score, s. S. 100/101)? Passt die gewünschte Tiefe der Sedierung zur aktuellen Situation des Patienten? Ist die Sedierung noch notwendig? Ist der Patient nicht sediert, aber komatös, wird der Zustand anhand der GCS beurteilt (▮ Tab. 1).

Herz-Kreislauf-System

Ist der Patient kreislaufstabil oder benötigt er unterstützende Medikamente (z. B. Katecholamine [s. S. 28/29], Antihypertonika, Nitrate) oder invasive Maßnahmen (z. B. intraaortale Ballongegenpulsation?). Blutdruck, Herzfrequenz (Tachykardie > 100/min, Bradykardie < 60 /min) und -rhythmus (regelmäßig oder arrhythmisch? Extrasystolen) werden unter Einbeziehung der Entwicklung über die letzten Stunden/Tage beurteilt. Das Herz wird auskultiert und auf Geräusche (Systolikum, Diastolikum, Lautstärke, Punctum maximum, Atemabhängigkeit) geachtet.

Lunge/Thorax

Atmet der Patient selbstständig, wird die Atmung unterstützt oder wird er beatmet (invasiv über einen Tubus bzw. ein Tracheostoma oder nichtinvasiv via Gesichtsmaske oder Helm)? Wie ist die inspiratorische Sauerstoffkonzentration (FiO_2) und wie die Sauerstoffsättigung? Welche Atemwegsdrücke sind am Respirator eingestellt? Wie ist die Atemfrequenz, und falls der Patient spontan atmet, wie ist das Atemmuster? Sind die Thoraxexkursionen seitengleich oder hat der Patient paradoxe Atemexkursionen? Nach der Perkussion des Thorax (Klopfschall sonor, gedämpft, hypersonor?) erfolgt die Auskultation (Lungen seitengleich belüftet? Atemgeräusch vesikulär, verschärft, abgeschwächt, pfeifend, fehlend? Nebengeräusche: Brummen, Pfeifen, Giemen, grob- oder feinblasige Rasselgeräusche?). Typische Untersuchungsbefunde und mögliche Diagnosen gibt ▮ Tabelle 2 wieder. Bei Verdacht auf einen pathologischen Befund kann zur weiteren Abklärung ein Röntgenbild des Thorax durchgeführt werden.
Die Durchführung einer Blutgasanalyse (BGA) sollte im Anschluss an die körperliche Untersuchung erfolgen.
Bei liegender Thoraxdrainage achtet man auf das Sekret (serös, blutig, eitrig: am besten am Schlauch zu beurteilen, da die Sammelbehälter teilweise nicht täglich gewechselt werden), die geförderte Menge und ein Fisteln der Drainage (erkennbar am Austritt von Luftblasen in Wasserschloss).

Augen öffnen	Spontan	4
	Auf Ansprache	3
	Auf Schmerzreiz	2
	Kein	1
Verbale Antwort	Orientiert	5
	Verwirrt, desorientiert	4
	Einzelne Worte (unzusammenhängend)	3
	Unverständliche Laute	2
	Keine	1
Motorische Antwort	Befolgt Aufforderungen	6
	Gezielte Schmerzabwehr	5
	Ungezielte Schmerzabwehr	4
	Beugesynergismen	3
	Strecksynergismen	2
	Keine	1

▮ Tab. 1: Glasgow coma scale.

Diagnose	Perkussionsbefund	Stimmfremitus	Auskultation
Kardiale Stauung	Dämpfung (oder normal)	Normal oder verstärkt	Feuchte, eher spätinspiratorische, nichtklingende RG
Pneumonisches Infiltrat	(Starke) Dämpfung	Verstärkt	Feuchte, ohrnahe (= klingende) frühinspiratorische RG
Pleuraerguss	Dämpfung, aber lageveränderlich	Aufgehoben	Fehlendes Atemgeräusch, oft feuchte RG im Grenzbereich
Große Atelektase	Dämpfung, keine Veränderung bei Umlagerung	Abgeschwächt	Abgeschwächtes bis fehlendes Atemgeräusch
Chronische Bronchitis	Normal	Normal	Trockene RG, auch feuchte, nichtklingende RG, verschärftes, oft verlängertes Exspirium
Pneumothorax	Hypersonor bis tympanisch	Aufgehoben	Fehlendes Atemgeräusch

Tab. 2: Typische Untersuchungsbefunde der Lunge.

Abdomen

Die Palpation des Abdomens erfolgt vorsichtig. Ist das Abdomen weich, oder sind die Bauchdecken angespannt? Ist das Abdomen druckschmerzhaft, gibt es tastbare Resistenzen? Wie groß ist die Leber, wie ist die Oberfläche beschaffen? Sind Darmgeräusche vorhanden (normal, Totenstille bei paralytischem Ileus, hochgestellte metallische Darmgeräusche bei mechanischem Ileus)? Hat der Patient in den letzten Tagen abgeführt, oder sind Abführmaßnahmen notwendig? Wie viel kommt aus der Magensonde?

Gefäßstatus

Neben der Palpation der peripheren Pulse (seitengleich? Pulsdefizit?) wird auf Ödeme geachtet. Manche Patienten entwickeln während des Aufenthalts auf der Intensivstation massive Ödeme, die auch den Körperstamm betreffen können. Die Temperatur der Extremitäten gibt einen Hinweis auf die Durchblutung (z. B. besteht eine Seitendifferenz als Zeichen einer peripheren Durchblutungsstörung, oder ist der Patient zentralisiert und sind deshalb die Extremitäten deutlich kälter als der Körperstamm?).

Neurologischer Status

Die neurologische Untersuchung erfolgt orientierend, bei auffälligen Befunden muss sie vertieft werden.
Die Pupillen werden auf Größe (Opioide verursachen eine Miosis), Seitendifferenz sowie direkte und indirekte Lichtreaktion untersucht. Sind die Muskeleigenreflexe seitengleich auslösbar? Sind pathologische Reflexe (z. B. Babinski) vorhanden? Kann der Patient die Extremitäten bewegen (ggf. Sedierung beachten), oder ist ihm dies nicht möglich (Paresen, Critical-illness-Polyneuropathie oder -myopathie)? Bietet der Patient Zeichen eines Menigismus?

Drainagen, Gefäßzugänge und Ausscheidung

Während der Untersuchung achtet man auf evtl. liegende Drainagen und deren Sekret. Wie viel Sekret ist vorhanden, und wie sieht es aus (blutig, serös, eitrig, chylös, gallig)? Wichtig: anhand der Intensivkurve überprüfen, ob die Drainagen bereits geleert wurden!
Die Punktionsstellen der Gefäßzugänge (zentraler Venenkatheter [ZVK], Arterie) sind auf Entzündungszeichen zu untersuchen (Rötung, lokale Erwärmung, Eiteraustritt). Bei Transparentverbänden ist dies problemlos möglich. Pflasterverbände werden i. d. R. täglich von den Pflegekräften gewechselt, die darauf geschult sind, auf Infektionszeichen zu achten. Dasselbe gilt für Thorax- und Wunddrainagen.
Zuletzt beurteilt man die Ausscheidung und den Volumenstatus des Intensivpatienten. Neben der Urinmenge und dem farblichen Aspekt (konzentriert, hell, bilirubinfarben, blutig) ist auch die gesamte Bilanz von Inter-

esse. Hierfür werden sämtliche dem Patienten zugeführten Volumina (Infusionen, Kurzinfusionen, Perfusoren, orale Ernährung) addiert. Dies entspricht der Einfuhr. Für die Ausfuhr addiert man die Ausscheidung (Urin, Bilanz bei Dialyse, Stuhlgang, Erbrechen) und alle Verluste des Patienten, also über Magensonde, Thorax- und andere Drainagen und die Perspiratio insensibilis. Zieht man die Ausfuhr von der Einfuhr ab, erhält man die Bilanz. Anhand der Bilanz kann man den Volumenstatus des Patienten bzw. das angestrebte Bilanzziel kontrollieren, sie sollte mindestens einmal täglich erstellt werden. Dies ist insofern interessant, da einige Patienten – wie bereits erwähnt – zu Beginn ihres Aufenthalts auf der Intensivstation eine deutliche Positivbilanz aufweisen, also mehr Flüssigkeit erhalten, als sie verlieren und im weiteren Verlauf dann negativ bilanziert werden. Bei kardial dekompensierten Patienten mit pulmonalvenöser Stauung wird dagegen bereits initial eine Negativbilanz angestrebt.

Zusammenfassung

✖ Je nach Zustand des Patienten erfolgt zuerst eine problemorientierte Kurzuntersuchung mit dem Ziel, akut vitalgefährdende Störungen zu erkennen und zu beheben.

✖ Neben den erhobenen Untersuchungsbefunden gehen auch gemessene Werte in den Gesamtbefund ein, daher muss die Intensivkurve beachtet werden.

✖ Die erhobenen Befunde müssen dokumentiert werden, damit der Verlauf beurteilt werden kann, und Veränderungen frühzeitig auffallen.

✖ Verluste über Drainage müssen ebenfalls beachtet werden, durch eine Bilanz kann der Volumenstatus des Patienten bzw. das Bilanzziel kontrolliert werden.

Pflegerische Aspekte

Fachpflegekräfte auf der Intensivstation nehmen heute nicht mehr nur originär pflegerische Tätigkeiten wahr. Sie unterstützen oder übernehmen auch eigenverantwortlich verschiedene medizinische Therapiekonzepte und entlasten damit die Ärzte z. T. deutlich:

▶ Überwachung der Vitalparameter und Bedienung entsprechender medizintechnischer Geräte
▶ Steuerung der Analgosedierung nach Sedierungsscores (s. S. 100/101) nach ärztlicher Anweisung
▶ Planung und Durchführung von Lagerungstherapien, Mobilisation des Patienten
▶ Mitarbeit bei der Beatmungstherapie, Tubuspflege
▶ Ernährungs- und Flüssigkeitstherapie nach ärztlicher Anweisung
▶ Verbandswechsel und Wundversorgung nach ärztlicher Anweisung
▶ psychologische Betreuung von Patienten und Angehörigen.

Aufgrund der vorbeschriebenen Aufgaben verbringen Pflegekräfte i. d. R. mehr Zeit mit den Patienten, als es Ärzten möglich ist. Eine gute Kommunikation zwischen den einzelnen Berufsgruppen ist deshalb unerlässlich für die sinnvolle Therapieplanung und -durchführung.
Die physiologischen Reserven der Patienten sind während des Krankenhausaufenthalts reduziert, sie benötigen teilweise kreislaufunterstützende Medikamente, sind in ihrer Mobilität eingeschränkt und benötigen Hilfe bei der Erfüllung von Grundbedürfnissen, wie Nahrungsaufnahme, Beherrschung von Körperfunktionen, Schmerzfreiheit, Sauberkeit und Hygiene.

Körperpflege

Die Ganzkörperwaschung dient nicht nur der Reinigung der Haut, sie wirkt gleichzeitig auch durchblutungsfördernd. Im Rahmen dessen ist der Körper des Patienten zu inspizieren und dabei auf Dekubiti und Lagerungsschäden sowie Infektionszeichen zu achten. Wichtig ist, die Haut nach der Körperwäsche gründlich abzutrocknen und mit einer Hautpflegelotion einzucremen. Dies erhält die physiologische Barrierefunktion der Haut.
Mund- und Nasenpflege müssen ebenfalls regelmäßig durchgeführt werden, je nach Zustand des Patienten auch mehrmals pro Schicht. Sekret ist zu entfernen, der Mund-Rachen-Raum zu reinigen, und die Schleimhäute sind vor dem Austrocknen zu bewahren. Gerade bei beatmeten Patienten

trocknen sie leicht aus, und es kommt zur Borkenbildung. Die Eintrittsstellen von Magen- bzw. Ernährungssonden und des Tubus sind auf Druckschäden zu überprüfen, die betroffenen Stellen ggf. zu polstern. Auch hier gilt es, die Schutzfunktion der Schleimhaut aufrechtzuerhalten und Ulzerationen zu vermeiden.
Bewusstlose und sedierte Patienten können ihre Hornhaut nicht durch regelmäßigen Lidschlag vor dem Austrocknen schützen. Augenpflege schützt die Hornhaut vor dem Austrocknen und vor Infektionen. Spezielle Gels und Salben sind hierfür im Handel erhältlich. Bei wachen Patienten wird eine künstliche Tränenflüssigkeit verwendet, da die Augensalben den Visus beeinträchtigen, was als unangenehm empfunden wird.

Pflege invasiver Katheter

Arterielle und zentralvenöse Katheter bedürfen einer sorgfältigen Pflege und Beobachtung. Von den hygienischen Bedingungen hängt die Komplikationsrate invasiver Katheter entscheidend mit ab. Bei allen Manipulationen ist auf strikte Händehygiene zu achten, und ggf. sind Handschuhe zu tragen. Die Pflaster werden täglich gewechselt, bei Transparentverbänden spätestens alle sieben Tage. Die Punktionsstelle wird mit alkoholischen Desinfektionsmitteln gereinigt, antibiotische Salben werden nicht empfohlen. Dabei ist auf Entzündungszeichen, wie Rötung, subkutane Infiltration oder Austritt von Eiter, zu achten. Sollte sich der Verband durch Feuchtigkeit oder Manipulation lösen oder verschmutzt sein, wird er gewechselt. Entwickelt der Patient Zeichen einer Infektion (z. B. Fieber, CRP- bzw. PCT-Anstieg, Leukozytose) und sind andere mögliche Ursachen abgeklärt, müssen der zentrale Venenkatheter (ZVK) nach Abnahme von Blutkulturen entfernt und die ZVK-Spitze der mikrobiologischen Untersuchung zugeführt werden. In diesem Fall muss man die Möglichkeit einer katheterassoziierten Infektion in Betracht ziehen.

Dekubitusprophylaxe

Mit zunehmender Liegedauer der Intensivpatienten steigt die Gefahr, einen Dekubitus zu entwickeln. Deshalb ist es wichtig, Risikofaktoren rechtzeitig zu erkennen und die Patienten durch pflegerische Maßnahmen vor dem Wundliegen zu schützen. Ätiologisch spielen hier Faktoren, wie Alter und Hautzustand (trocken und schuppig, feucht, Allergien), Begleiterkrankungen (z. B. Kachexie, Exsikkose, maligne Erkrankungen,

Diabetes mellitus), der geistige und körperliche Zustand, die Aktivität und Mobilität, Inkontinenz, die Bereitschaft zur Kooperation sowie die Motivation, eine Rolle. Heute werden diese Faktoren routinemäßig erfasst und das Risiko für ein Dekubitalgeschwür mithilfe von Skalen (z. B. Norton-Skala) abgeschätzt.
Prophylaktisch sind verschiedene Maßnahmen sinnvoll: regelmäßige, mindestens zweimal tägliche Hautkontrolle der gefährdeten Körperstellen, Hautpflege und Körperhygiene sowie frühzeitige Mobilisation und Krankengymnastik. Lagerungsmaßnahmen, wie Freilagerung oder Abpolsterung gefährdeter Stellen (vorstehende Knochenpunkte, z. B. Trochanter major, Ferse, Os sacrum, Knöchel, ▌ Abb. 1) und Lagewechsel nach festgesetzten Intervallen, verringern die Wahrscheinlichkeit von Druckgeschwüren. Auch spezielle Antidekubitusmatratzen kommen zum Einsatz. Ein Expertenstandard zum Thema Dekubitusprophylaxe betont, wie wichtig es ist, „dass das Pflegepersonal systematische Risikoeinschätzung, Schulung von Patienten/Betroffenen, Bewegungsförderung, Druckreduzierung und die Kontinuität prophylaktischer Maßnahmen gewährleistet" (Expertenstandard Dekubitusprophylaxe in der Pflege, Stand Mai 2002). Pathophysiologisch steht ein punktuell erhöhter Druck auf die Haut im Vordergrund. Hierdurch werden die Kapillaren komprimiert, die regionale Perfusion wird vermindert, und es treten trophische Störungen auf. Die Sauerstoff- und Nährstoffversorgung der betroffenen Stellen nimmt ab, durch anaeroben Metabolismus sammeln sich saure Stoffwechselprodukte an, und es kommt schließlich zur Nekrosebildung.

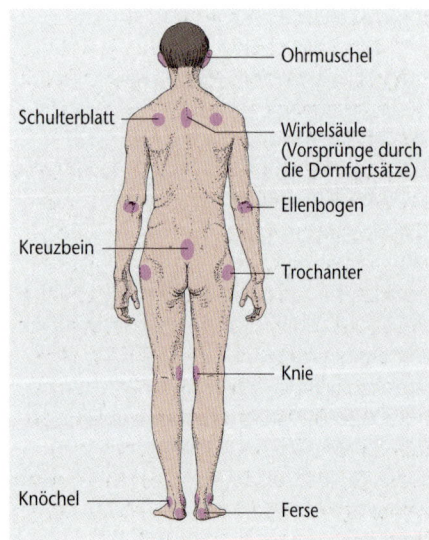

▌ Abb. 1: Prädilektionsstellen für Dekubiti. [22]

Patientenlagerung

Die Lagerung des Patienten hat mit Sorgfalt zu erfolgen, um zum einen die oben beschriebene Ausbildung eines Dekubitus zu verhindern. Der Patient darf auf keinen Fall auf Kabeln, Schläuchen oder Falten liegen. Zum anderen gilt es auch, Kontrakturen zu vermeiden. Die Gelenke sind daher in physiologischer Stellung zu lagern und regelmäßig zu bewegen. Beim Unterpolstern ist zu beachten, dass dies nicht nur punktuell geschieht (z. B. durch eine Rolle unter der Ferse), sondern die Extremität möglichst ganz unterlagert wird (also z. B. der gesamte Unterschenkel). Die richtige Methode der Spitzfußprophylaxe wird diskutiert, sinnvoll erscheint auch hier die physiologische Lagerung (in leichter Beugung) mit Begrenzung durch Kissen und regelmäßige Bewegungsübungen. Bettkasten und Turnschuhe im Bett gelten inzwischen als überholt.

Oberkörperhochlagerung

Beatmete Patienten sollten mit 45 ° erhöhtem Oberkörper gelagert werden, da durch diese Maßnahme die passive Regurgitation sowie die Häufigkeit von (Mikro-)Aspirationen vermindert werden. In Studien ließ sich durch eine konsequente 45 °-Oberkörperhochlagerung die Inzidenz der ventilatorassoziierten Pneumonie (VAP) senken, aktuell gibt es hierfür eine Grad-A-Empfehlung.

Spezialbetten

Mithilfe spezieller Krankenbetten ist es möglich, Patienten automatisch in Seitenlage zu bringen. Von Vorteil ist, dass der Rotationswinkel und die -dauer für jede Seite getrennt eingestellt werden können. Mit dem Rotorest®-Bett der Firma KCI® (❚ Abb. 2) z. B. sind Lagerungen bis zu 62 ° je Seite möglich. Zum Einsatz kommen diese Betten bei schwersten Lungenerkrankungen (z. B. ARDS), bei Kontraindikationen für eine Bauchlagerung oder bereits zur Prophylaxe bei besonders gefährdeten Patienten (z. B. schweres Thorax- und Lungentrauma, Immobilität bei Wirbelsäulenverletzung oder zervikaler Extension). Durch die Beatmung mit unterstützender Rotation kommt es ähnlich der Bauchlage (s. S. 114/115) zu einer Wiedereröffnung von Atelektasen und der Abnahme des extravaskulären Lungenwassers (EVLW). Die Verbesserung der Oxygenierung erfolgt allerdings langsamer als bei Bauchlagerung, dafür hat man aber weniger Probleme mit Druckulzera und Gesichtsödemen. Bei beiden Verfahren konnte eine

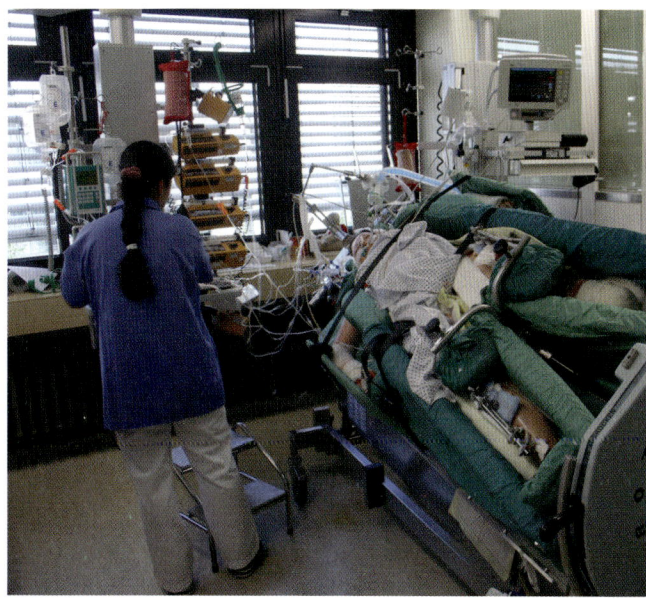

❚ Abb. 2: Rotorest®-Bett der Firma KCI. [23]

Reduktion der Letalität bisher nicht eindeutig nachgewiesen werden.

Stressulkusprophylaxe

Durch regionale Wanddurchblutungsstörungen der Magenmukosa kann es zu Erosionen und Ulzerationen kommen. Das physiologische Gleichgewicht zwischen schleimhautprotektiven und aggressiven Faktoren ist zuungunsten der schützenden Mechanismen verschoben.

Mehrere Studien belegen die Effektivität einer medikamentösen Ulkusprophylaxe mit H_2-Rezeptorenblocker (z. B. Cimetidin 3- bis 5-mal 400 mg i. v.) oder Sucralfat. Alternativ kommen Protonenpumpeninhibitoren (z. B. Omeprazol 1-mal 20 mg p. o./i. v.) zum Ein-

satz. Enterale Ernährung unterstützt die Stressulkusprophylaxe, ersetzt sie aber nicht.

Thromboseprophylaxe

Intensivpatienten weisen ein deutlich erhöhtes Risiko für tiefe Beinvenenthrombosen auf, das durch die Gabe von unfraktioniertem oder niedermolekularem Heparin gesenkt werden kann. Aufgrund der potenziell lebensbedrohlichen Folgen (z. B. Lungenembolie) einer Thrombose wird eine Prophylaxe mit Heparin empfohlen. Außerdem kommen Kompressionsstrümpfe zum Einsatz. Durch frühe Mobilisation wird die Muskelpumpe aktiviert, der venöse Rückstrom zum Herzen gefördert und das Risiko für Beinvenenthrombosen verringert.

Zusammenfassung

✖ Regelmäßige Körperpflege mit Inspektion der Haut sowie Lagerungsmaßnahmen helfen Dekubiti zu verhindern.

✖ Beim Umgang mit invasiven Kathetern ist auf Hygiene zu achten, um das Risiko für eine katheterassoziierte Infektion so gering wie möglich zu halten.

✖ Eine Stressulkusprophylaxe mit Protonenpumpeninhibitoren oder H_2-Rezeptorenblockern wird empfohlen.

✖ Zur Prophylaxe tiefer Beinvenenthrombosen erhalten die Patienten neben niedermolekularem oder unfraktioniertem Heparin Kompressionsstrümpfe und werden frühzeitig mobilisiert.

Beatmungstherapie

Indikationen

Medikamentenüberhänge, Hypothermie und Kreislaufinstabilität können kurzfristig eine Beatmung indizieren. Eine längerfristige Beatmung wird i. d. R. durch Organinsuffizienz oder -versagen notwendig. Dabei spielen Störungen des Atemantrieb, der alveolären Ventilation, des Gasaustauschs oder der Atemmechanik eine Rolle.

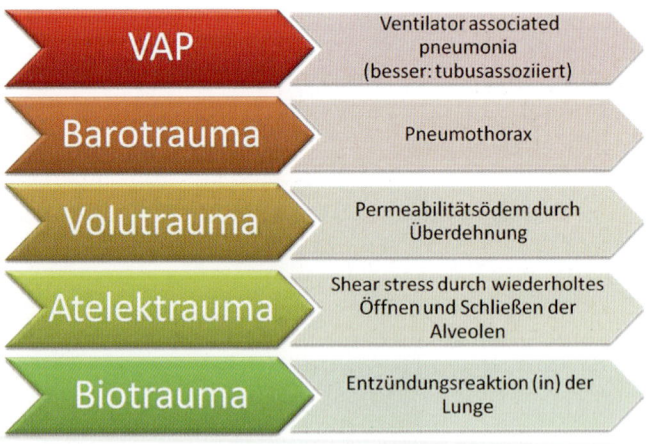

Abb. 1: Faktoren der Ventilator induced lung injury (VILI). [1]

Auswirkungen auf den Organismus

Ventilator induced lung injury (VILI)

Es gibt eine ganze Reihe von möglichen Auswirkungen und Schäden auf bzw. an der Lunge (■ Abb. 1). Durch eine lungenprotektive Beatmung können diese zumindest reduziert werden. Je länger ein Patient intubiert bleibt, desto höher ist das Risiko für eine Pneumonie, was eine zusätzliche Beeinträchtigung der Lungenfunktion zur Folge hat. Zu hohe Beatmungsdrücke (Barotrauma) können zur Ausbildung eines Pneumothorax führen, während zu hohe Tidalvolumina (Volutrauma) durch Überdehnung des Lungenparenchyms eine Ödembildung begünstigen. Auch unter physiologischen Bedingungen sind nicht immer alle Lungenbezirke gleichmäßig belüftet. Unter Beatmung werden durch das wiederholte Eröffnen und Kollabieren von Alveolen Scherkräfte (Shearstress) wirksam, die in eine Gewebeschädigung münden (Atelektrauma). Im Rahmen von Entzündungsreaktionen (im ganzen Körper) freigesetzte Entzündungsmediatoren tragen ebenfalls zur Schädigung der Lunge bei (Biotrauma).

Auswirkungen auf das Herz-Kreislauf-System

Die beatmungsbedingten intrathorakalen Druckveränderungen übertragen sich auch auf Herz und Gefäße im Brustkorb. Dies führt zu weitreichenden Veränderungen und Beeinträchtigungen des kardiovaskulären Systems:

▶ Kompression von Gefäßen und Tamponadeeffekte durch erhöhten intrathorakalen Druck
▶ Verminderung des venösen Rückstroms
▶ Kammerfüllung behindert → Vorlast nimmt ab
▶ Nachlasterhöhung am rechten Herzen durch erhöhten intrapulmonalen Druck

▶ Dilatation des rechten Ventrikels und Septumverlagerung nach links
▶ Abnahme der Füllung im linken Ventrikel
▶ Abnahme des Herzzeitvolumens (HZV) und arteriellen Blutdrucks, sekundäre Organschäden.

Auswirkungen auf die Niere

Unter Beatmung sind Perfusionsdruck der Niere und HZV vermindert, es kommt reaktiv zu einem erhöhten Sympathikotonus. Die Spiegel von Renin, Aldosteron und antidiuretischem Hormon (ADH) werden erhöht, wodurch Diurese und Natriumausscheidung abnehmen.

Auswirkungen auf abdominelle Organe

Durch Drosselung des venösen Rückstroms kommt es zur Erniedrigung der Leberperfusion. Der hydrostatische Druck in Lebervenen und Gallengängen steigt an, wodurch die Zellfunktion beeinträchtigt sein kann, teilweise wird die Resorption aber auch verbessert. An anderen Verdauungsorganen sind unspezifische Veränderungen, wie Stressläsionen an Mukosa bis zum Ileus, möglich.

Auswirkungen auf das zentrale Nervensystem

Der venöse Rückstrom aus dem Kopf wird durch hohe intrathorakale Drücke behindert. Bei funktionierender Autoregulation sind keine relevanten Veränderungen zu erwarten. Bei Hirnödem und anderen raumfordernden Prozessen kann ein Abfall des zerebralen Perfusionsdrucks zu weiteren neurologischen Schäden führen.

Beatmungsformen

Grundsätzlich werden kontrollierte und assistierte Beatmungsformen unterschieden, die entweder volumen- oder druckgesteuert sein können. Moderne Intensivrespiratoren erlauben nahezu alle Schattierung zwischen den jeweiligen Extremen.

Beatmungsparameter

Je nach Beatmungsmuster können verschieden Parameter voreingestellt werden, die wichtigsten sind:

▶ Atemfrequenz
▶ Atemminutenvolumen (AMV)/Atemzugvolumen
▶ Beatmungsdruck/Druckunterstützung
▶ positiver endexspiratorischer Druck (PEEP)
▶ Atemzeitverhältnis. Es handelt sich um das Verhältnis Inspiration (I):Exspiration (E), also die Zeit, die jeweils für Inspiration und Exspiration zu Verfügung steht.
▶ Frischgaszusammensetzung: Meist handelt es sich um ein Luft-Sauerstoff-Gemisch mit einen Sauerstoffanteil zwischen 30 und 100 %
▶ Frischgas-Flow: die Geschwindigkeit, mit welcher der Respirator das Atemgas umwälzt. Der Flow beeinflusst bei assistierten Beatmungsformen die Zeitspanne, in der eine Einatembemühung beantwortet werden kann.

Intermittent positive pressure ventilation (IPPV) und Continuous positive pressure ventilation (CPPV)

Bei der IPPV handelt es sich um eine Überdruckbeatmung, wobei der positve Atemwegsdruck nur intermittierend zur Anwendung kommt, d. h., während der Exspiration fällt der Druck in den Atemwegen auf Null ab. Im Gegensatz dazu wird er durch die Anwendung eines PEEP bei der CPPV dauerhaft auf einem positiven Niveau gehalten, daher kontinuierliche (continuous) Überdruckbeatmung.

Das gewünschte Atemminutenvolumen wird durch Einstellung von Atemfrequenz und Atemzugvolumen erzielt. Zur Vermeidung eines Barotraumas wird zusätzlich eine Druckobergrenze eingestellt, bei der die Beatmungsmaschine die Einatemphase abbricht, auch wenn das Zielvolumen noch nicht erreicht ist.

Bei der volumenkontrollierten Beatmung wird das Atemzugvolumen mittels kontinuierlichem Flow appliziert. Da einzelne Lungenbezirke langsamer „reagieren" als andere, kommt es nach Ende der inspiratorischen Glasflussphase zu einer Umverteilung von Luft aus den schneller öffnenden in langsamer öffnende Alveolen. Der Druck im Beatmungssystem fällt von Spitzendruck auf Plateaudruck ab (▮ Abb. 2).

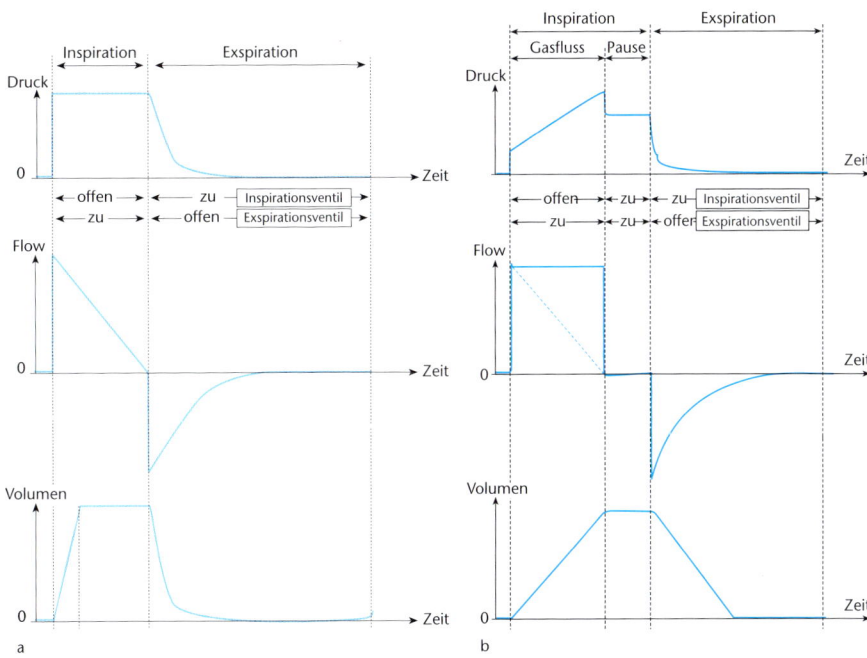

▮ Abb. 2: Unterschiede in den Druck-, Flow- und Volumenkurven bei druck- (a) und volumenkontrollierter (b) Beatmung. [24]

Pressure controlled ventilation (PCV)

Festgelegt werden die Atemfrequenz und der maximale Beatmungsdruck. Das bedeutet, dass das AMV direkt über den Beatmungsdruck gesteuert wird und intensiv überwacht werden muss. Durch die speziellen Flow-Verhältnisse bei der druckkontrollierten Beatmung kann mit geringeren Spitzendrücken dasselbe Atemzugvolumen erreicht werden (▮ Abb. 2).

Continuous positive airway pressure (CPAP)

Diese Beatmungsform kann beim nichtintubierten Patienten als nichtinvasive Beatmung (NIV) zum Einsatz kommen oder im Rahmen des Weanings eingesetzt werden. Letztlich handelt es sich um Spontanatmung über einem eingestellten PEEP-Niveau. Der PEEP verhindert einen Kollaps der Alveolen und reduziert somit den Shear-stress (s. o.). Die Einatmung erfolgt mit einer Flowgesteuerten Unterstützung, die Ausatmung gegen Widerstand (vgl. Lippenbremse).

Assisted spontaneous breathing (ASB)

Andere Bezeichnungen sind „Inspiratory pressure support" oder „Pressure support ventilation". Der Patient bestimmt Beginn der Inspiration, Atemfrequenz und Atem-

zugvolumen selbst. Atemarbeit und Sauerstoffverbrauch der Atemmuskulatur werden reduziert. ASB wird i. d. R. zunächst mit einem kontrollierten Beatmungsmuster kombiniert (BIPAP, SIMV; s. u.).

Synchronized intermittent mandatory ventilation (SIMV)

Es handelt sich um eine volumen-/druckkontrollierte maschinelle Beatmung, die zusätzlich druckunterstützte Spontanatemzüge erlaubt (▮ Abb. 3). Das minimale AMV wird durch Einstellung von SIMV-Frequenz und Tidalvolumen ein- und sichergestellt. Allerdings birgt diese Beatmungsform auch einen großen Nachteil: Die kontrollierten Beatmungshübe können vom Patienten nicht verändert werden (festes Schema). Die Folge

ist eine unter Umständen schlechtere Synchronisation von Patient und Maschine, was wiederum Husten oder Pressen auslösen kann.

Biphasic positive airway pressure® (BIPAP®) oder BiVent®

Diese Form der Beatmung ist nicht zu verwechseln mit der Bilevel positive airway pressure (BiPAP®), einer nichtinvasiven, druckunterstützten Beatmung.
Bei BiVent® handelt es sich um eine zeitgesteuerte, druckkontrollierte Beatmung auf zwei Druckniveaus („2-CPAP-Level", ▮ Abb. 4). Der Patient kann jederzeit spontan atmen. Es gibt keine Erhöhung der Atemarbeit oder Pressen gegen den Respirator. Die kontrollierte Atemfrequenz wird

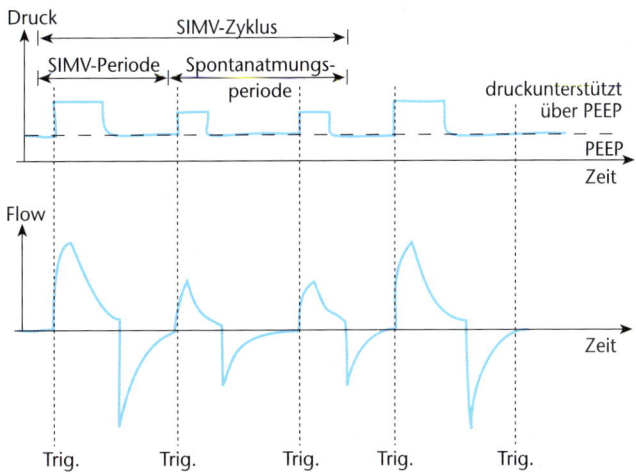

▮ Abb. 3: Darstellung des Atemzyklus bei SIMV. Die Einatembemühungen werden durch einen druckunterstützten Atemhub beantwortet. In Atempausen werden druckkontrollierte Atemhübe durch die Maschine abgegeben. [24]

durch die Anzahl der Wechsel zwischen oberem und unterem Druckniveau erzeugt. Die Druckdifferenz zwischen unterem (PEEP)-Level und oberem Druckniveau ist in Abhängigkeit von den Umgebungsbedingungen für das Atemzugvolumen verantwortlich. Je kleiner der Abstand der Drucklevel und je länger die Zeitphasen, desto höher der Atemanreiz für den Patienten.

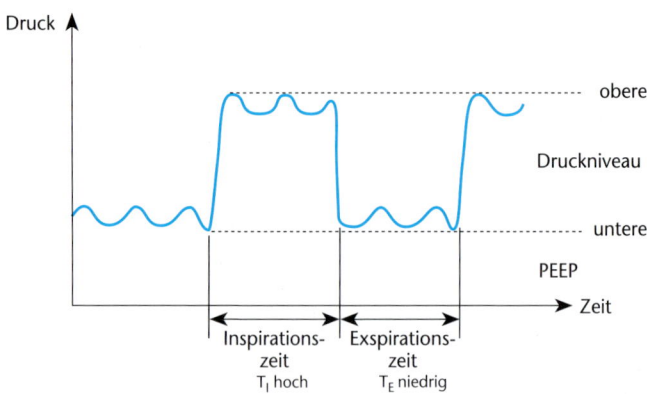

Abb. 4: Schema zu BiVent®/BIPAP®. Die Beatmung wird durch wechselnde Druck-niveaus sichergestellt. Zu jeder Zeit kann der Patient zusätzliche druckunterstützte Atemhübe auslösen. [24]

Nichtinvasive Beatmung (NIV)

Die nichtinvasive Beatmung kommt bei akuten und chronischen respiratorischen Störungen und als Weaning-Instrument zum Einsatz. Es stehen verschiedene Masken- und Helmsysteme zu Verfügung. Ein Vorteil der NIV ist, dass orale bzw. enterale Ernährung und intermittierende Therapie möglich sind.

NIV kann den Weaning-Erfolg verbessern, die Beatmungszeit und Krankenhausaufenthaltsdauer verkürzen, geht mit weniger Respirator-assoziierten Pneumonien (VAP, besser wäre: Tubus-assoziierte Pneumonie) und einer höheren Überlebensrate einher.

Technisches Vorgehen
Nach einer ausführlichen Aufklärung des Patienten werden Gerät und Maske eingestellt. Man beginnt mit einer Druckunterstützung von 10–15 cmH$_2$O und kann bei zu geringem Atemzugvolumen nach oben korrigieren.

Kontraindikationen
Absolute Kontraindikationen
▶ fehlende Spontanatmung, Schnappatmung
▶ fixierte oder funktionelle Verlegung der Atemwege
▶ gastrointestinale Blutung oder Ileus.

Relative Kontraindikationen
▶ Koma
▶ massive Agitation
▶ massiver Sekretverhalt trotz Broncho-skopie
▶ schwergradige Hypoxämie oder Azidose (pH < 7,1)
▶ hämodynamische Instabilität (kardiogener Schock, Myokardinfarkt)
▶ anatomische und/oder subjektive Inter-face-Inkompatibilität
▶ Zustand nach oberer gastrointestinaler Operation.

Abbruchkriterien
▶ Abfall des pH-Werts
▶ Verschlechterung von Oxygenierung (SaO$_2$-Abfall) und Ventilation (pCO$_2$-Anstieg)

▶ respiratorische Erschöpfung: Zunahme der Atemfrequenz, Abnahme Tidalvolumen, Dyspnoe, Erschöpfung der Atemmuskulatur
▶ Stressreaktion: Zunahme von Herz-frequenz, Kreislaufinstabilität
▶ Vigilanzminderung.

Weaning

Bei jedem beatmeten Patienten sollte einmal pro Tag eine Sedierungspause mit Aufwach- und Spotanatemversuch durchgeführt werden. Ist dieser erfolgreich, kann mit dem Weaning-Prozess begonnen werden. Ein standardisiertes Weaning-Protokoll (Abb. 6, S. 131) erleichtert den Ablauf. Die Entwöhnung von Tubus und Respirator beginnt allerdings bereits in dem Moment, in dem die Entscheidung zur Intubation fällt. Die schrittweise Reduzierung der Invasivität einer Beatmung ist ebenfalls Bestandteil des Weanings. Dabei ist darauf zu achten, immer nur einen Parameter zu verändern, entweder den PEEP oder die Sauerstoffkonzentration.

Aufgrund der hohen Toxizität von hohen Sauerstofffraktionen sollte zuerst der FiO$_2$ unter regelmäßigen Blutgasanalysen vermindert werden. Dann wird in Abhängigkeit von der Oxygenierung (Oxygenierungsindex nach Horovitz: paO$_2$/FiO$_2$, s. S. 114/115)

auch der PEEP abgesenkt. Die Druckunterstützung muss dabei immer ausreichend hoch (≥ 10 cmH$_2$O) eingestellt sein, um die Atemarbeit des Patienten zu vermindern.

Tracheotomie

Geht man von einer längeren Beatmungsdauer (≥ 14 Tage) oder einem prolongierten Weaning-Prozess aus, ist eine Tracheotomie angeraten. Die modernen dilatativen Verfahren erweisen sich hier gegenüber der chirurgischen Methode als vorteilhaft, da mit weniger Komplikationen und Spätfolgen zu rechnen ist (Strikturen, Tracheomalazie) und der Stomaverschluss rascher möglich ist. Der Zeitpunkt zur Tracheotomie sollte möglichst früh, nach 48 h, gewählt werden. Vorteile der Tracheotomie gegenüber dem Tubus sind:

▶ Gefahr der Kehlkopfverletzung geringer
▶ Tracheostoma (Trachealkanüle) wird als weniger störend empfohlen, dadurch weniger Analgosedierung notwendig: Sas unterstützt den Weaning-Prozess.
▶ Atemarbeit deutlich geringer, wegen des kürzeren Tubus (Hagen-Poiseuille-Gesetz)
▶ Mund-Pflege kann leichter erfolgen.
▶ Spontanatem- und Sprechversuche möglich.

Zusammenfassung

✖ Jede Beatmung hat nicht nur Auswirkungen auf die Lunge, sondern auch auf andere Organsysteme.

✖ Die NIV ist ein gutes Instrument zur Vermeidung der Intubation und kann im Weaning-Prozess eingesetzt werden.

✖ Der Weaning-Prozess beginnt schon mit der Intubation. Sein Ziel ist eine rasche und erfolgreiche Entwöhnung von Tubus und Respirator.

✖ Weaning-Protokolle verkürzen Beatmungszeiten.

✖ Die frühzeitige Tracheotomie weist deutliche medizinische und ökonomische Vorteile auf.

Definition

Das akute Nierenversagen (ANV) ist eine akute, prinzipiell reversible Verschlechterung der glomerulären und tubulären Funktion der Niere und eine Begleitkomplikation in Anästhesie und Intensivmedizin (20 – 35 % aller Intensivpatienten). Es ist durch eine schnell einsetzende Verschlechterung der Nierenfunktion und einer Anhäufung harnpflichtiger Substanzen gekennzeichnet. Das ANV ist bei kritisch kranken Patienten mit hoher Morbidität und Letalität behaftet.

Physiologie der Niere

Die Nierendurchblutung beträgt ca. 1,2 l/min; dies entspricht 25 % des Herzzeitvolumens (HZV). Daraus werden 120 ml/min Primärharn gebildet, wovon 99 % wieder rückresorbiert werden. Dafür benötigen die Nieren ca. 18 ml Sauerstoff pro Minute. Die konstante Sauerstoffversorgung wird durch eine renale Autoregulation sichergestellt, die dafür sorgt, dass bei einem arteriellen Mitteldruck (MAD) zwischen 70 und 200 mmHg der renale Blutfluss und die glomeruläre Filtrationsrate (GFR) annähernd gleich bleiben (█ Abb. 1).

Fällt der Blutdruck unter einen kritischen Wert (Hypovolämie, Schock, endokrine Einflüsse), kommt es schnell zu ischämischen Schäden an der Niere (Tubulus und dicker aufsteigender Teil der Henle-Schleife, DATHS) und zur akuten Nierenschädigung (Acute kidney injury, AKI), auch akutes Nierenversagen genannt.

AKIN-Stadium	Serum-Kreatinin-Veränderung innerhalb von 48 h	Urinausscheidung	RIFLE-Stadium
1	Serum-Kreatinin-Anstieg von über 0,3 mg/dl oder Kreatinin-Anstieg auf das 1,5- bis 2-Fache vom Ausgangswert	Unter 0,5 ml/kg KG/h für 6 h	Risk
2	Kreatinin-Anstieg auf das 2- bis 3-Fache vom Ausgangswert	Unter 0,5 ml/kg KG/h für 12 h	Injury
3	Kreatinin-Anstieg auf über das 3-Fache vom Ausgangswert Serum-Kreatinin von über 4 mg/dl mit einem akuten Kreatininanstieg von mehr als 0,5 mg/dl	Unter 0,3 ml/kg KG/h für 24 h oder Anurie für 12 h	Failure
		Nierenversagen > 4 Wochen	Loss
		Nierenversagen > 3 Monate	End stage renal disease

█ Tab. 1: AKIN-Schema und RIFLE-Kriterien.

Als **Folge des ANV** können weitere Organsysteme in Mitleidenschaft gezogen werden:

▶ kardiovaskuläres System: erhöhtes HZV, Perikarditis
▶ Lunge: Lungenödem, Pneumonie, Lungenblutung
▶ Gastrointestinaltrakt: Ulzera, Blutungen, Pankreatitis
▶ hämatologisches System: Anämie, Thrombozytopenie, hämorrhagische Diathese
▶ zentrales Nervensystem: urämisches Koma.

Diagnostik

Über viele Jahre gab es keine einheitliche Definition des Nierenversagens, vor einigen Jahren wurden die **RIFLE-Kriterien** von einer internationalen Gruppe als einheitliche Bewertung der Nierenfunktion verfasst (█ Tab. 1). Dabei bilden die Anfangsbuchstaben der einzelnen Stadien **R**isk, **I**njury, **F**ailure, **L**oss of function, **E**nd stage renal disease den Namen dieser Kriterien.

Die heutzutage international gängige Definition und Einteilung des Nierenversagens ist das sog. **AKIN-Schema** (nach dem **A**cute **k**idney **i**njury **n**etwork, █ Tab. 1), das als Ausdruck der akuten Schädigung den Beginn innerhalb von 48 h benennt. Die AKIN-Kriterien sind von jedem problemlos bettseitig anzuwenden und sollen ein Eingreifen bereits bei leichter Einschränkung der Nierenfunktion veranlassen.

Die **AKI** beginnt bereits mit **Nachlassen der Urinproduktion.** Ist das Nierenversagen manifest, liegt die Mortalitätsrate auch heute, je nach Begleiterkrankungen, noch bei etwa 50 %.

Die Diurese eines Patienten sollte daher immer im Blick behalten werden. Kontrollmöglichkeiten sind:

▶ im Operationsraum großzügige Indikation zur Anlage eines Blasendauerkatheters (DK), v. a. bei langen Operationen
▶ DK-Beutel hängt immer im Blickfeld des Anästhesisten.
▶ Auf Intensivstation Ausscheidung kontrollieren, Zwischenbilanzen machen.

Einteilung

Nach Lokalisation

Das AKI wird je nach Ort der Schädigung in prä- (vor der Niere gelegen) intra- (innerhalb des Nierenparenchyms) oder postrenales (in den ableitenden Harnwegen) Nierenversagen unterschie-

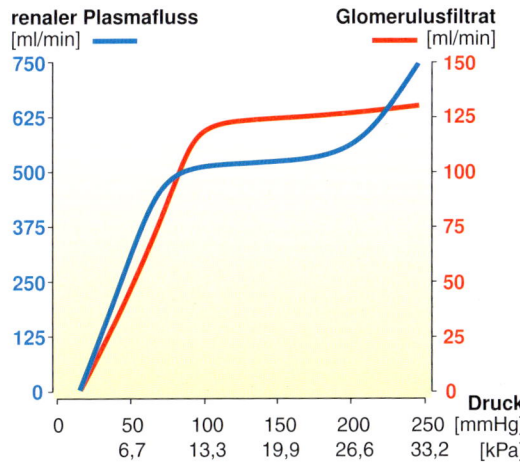

renaler Plasmafluss [ml/min]   Glomerulusfiltrat [ml/min]

█ Abb. 1: Autoregulation der Niere. [3]

den. Danach richtet sich die primäre Therapie.

Ursachen des prärenalen Nierenversagens (70 % aller Fälle von ANV)

▶ Volumenmangel (z. B. durch Diuretika, Diarrhö, Fieber)
▶ Abfall des HZV (z. B. bei kardialer Dekompensation, Rhythmusstörungen, Sepsis)
▶ PEEP-Beatmung (z. B. hoher PEEP > 10 mmHg)
▶ ACE-Hemmer.

Ursachen des intrarenalen Nierenversagens (20 %)

▶ akute Tubulusnekrose durch Ischämie
▶ Antibiotika, Kontrastmittel
▶ akute Glomerulonephritis
▶ interstitielle Nephritis durch nichtsteroidale Antiphlogistika (NSAID).

Ursachen des postrenalen Nierenversagens (< 10 %)

▶ Harnleitersteine
▶ Tumoren
▶ Blutkoagel, Blasentamponade, Katheterobstruktion.

Nach Stadien

▌ Abbildung 2 zeigt die Stadieneinteilung des manifesten ANV.

Stadium 1 (Schädigungsphase)

In dieser Phase kommt es zum Abfall der Harnproduktion durch Absinken der GFR sowie zum Anstieg des Serumkreatinins.

Stadium 2 (oligo-/anurische Phase)

Die Harnproduktion ist zum Erliegen gekommen, und das Serumkreatinin steigt weiter an. Diese Phase kann bis zu zehn Wochen dauern, der Patient ist in dieser Zeit dialysepflichtig.

Stadium 3 (polyurische Phase)

Zu Beginn der wiedereinsetzenden Nierenfunktion werden täglich bis zu mehrere Liter Urin produziert, ohne dass es zur richtigen Entgiftungsfunktion kommt. Das Serumkreatinin sinkt nur verzögert ab. Eine Dialyse muss ggf. weitergeführt werden.

Stadium 4 (Restitutionsphase)

GFR, Serumkreatinin und Diurese normalisieren sich wieder. Eine Defektheilung mit bleibender kompensierter Niereninsuffizienz kann vorkommen.

Therapie

Bei einem Kreatininanstieg > 0,5 mg/dl oder einem Abfall der Diurese unter 400 ml/24 h erfolgt die sofortige Evaluierung hinsichtlich des Risikos für eine mögliche Nierenschädigung. Eine ausführliche Ursachenforschung umfasst folgende Maßnahmen:

▶ Sonografie der Nieren und der ableitenden Harnwege
▶ Kreislaufüberwachung
▶ Flüssigkeitsbilanz.

Ein Patient mit diagnostiziertem akutem Nierenversagen sollte auf der Intensivstation behandelt werden.

Konservative Therapie

> Der wichtigste Therapieansatz besteht darin, bereits bei nachlassender Diurese an eine AKI zu denken sowie die Ursache durch folgende Maßnahmen umgehend zu identifizieren und zu beseitigen!

1. Optimierung des Flüssigkeitshaushalts Häufigste Ursache des ANV ist ein Volumenmangel. Eine **adäquate Flüssigkeitssubsitution** (Hypervolämie führt zu kardialen und pulmonalen Problemen) mit Kristalloiden muss erfolgen.

2. Optimierung des Kreislaufs Dies geschieht durch ein Anheben des mittleren arteriellen Drucks (MAD) auf > 70 mmHg und ggf. durch den Einsatz von Katecholaminen.

3. Absetzen nephrotoxischer Medikamente Nephrotoxisch wirken NSAID und Aminoglykosid-Antibiotika. Radiologische Untersuchungen dürfen nur bei vitaler Indikation mit Kontrastmittel erfolgen.

4. Einmaliger Versuch mit Schleifendiuretika Diese werden erst eingesetzt, wenn die Optimierungsschritte 1 und 2 ohne Erfolg bleiben. Diuretika verbessern **nicht die Nierenfunktion,** nur die Wasserausscheidung. Sie selbst sind nephrotoxisch. Bleibt ein „Startversuch" erfolglos, muss das Diuretikum sofort abgesetzt werden. Zusätzlich zu erwägen sind folgende Therapieoptionen:

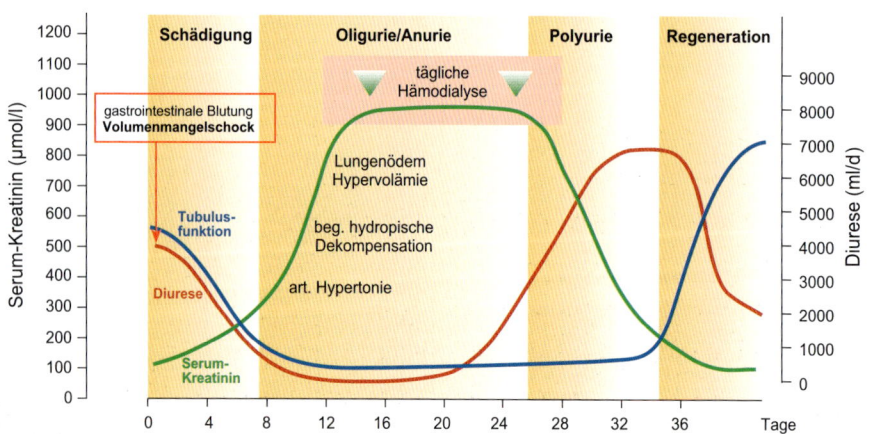

▌ Abb. 2: Stadien des Nierenversagens. [18]

▶ Sicherstellung des Harnabtransports und der Bilanzierung mittels Blasenkatheter
▶ erweitertes hämodynamisches Monitoring
▶ Gabe von N-Acetylcystein kann einen Reperfusionsschaden abmildern.

Nutzen all diese konservativen Maßnahmen nichts, muss der Patient bei Erfüllung bestimmter Kriterien (s. u.) dialysiert werden. Dabei hat sich in Studien herausgestellt, dass die frühzeitige Nierenersatztherapie das Outcome der Patienten signifikant verbessert.

Nierenersatztherapie
Indikationen zur Nierenersatztherapie
▶ konservativ nicht beherrschbare Hyperkaliämie (Serumkalium >> 6 mmol/l)
▶ Hypervolämie mit Lungenödem
▶ urämische Enzephalopathie, Perikarditis, gastrointestinale Blutung
▶ Serumharnstoff > 180 mg/dl (Wert variiert je nach Klinik), Abfall der Kreatininclearance auf unter 50 % des Ausgangswerts
▶ metabolische Azidose pH < 7,2
▶ schwere Intoxikation mit dialysablen Giftstoffen.

Kontraindikatione für die Nierenersatztherapie
Bei extremer Hypo- oder Hypernatriämie ist die Dialyse wegen der Gefahr des Hirnödems kontraindiziert.

Verfahren Die **kontinuierliche venovenöse Hämofiltration (CVVH)** wird inzwischen als häufigstes Nierenersatzverfahren eingesetzt. Dabei wird das Patientenblut durch einen Hämofilter geleitet, der dem Blut ein Ultrafiltrat (Plasmawasser) entzieht. Mittels Konvektion folgt der Transport der harnpflichtigen Substanzen der filtrierten Flüssigkeit. Vorteile dieses Verfahrens sind:

▶ geringe Kreislaufbelastung
▶ geringer Personal- und Materialaufwand
▶ Kontrolle von Temperatur, Elektrolyten, Säure-Basen-Haushalt.

Ein Nachteil ist die geringere Filtrationsleistung. Daher wird die CVVH als kontinuierliches Verfahren (> 12 h) eingesetzt.
Auf der Intensivstation ist die **intermittierende Hämodialyse (HD)** über 3–6 h nur noch selten zu finden. Das Blut wird im Gegenstromverfahren durch eine semipermeable Membran getrennt, am Dialysat vorbeigeleitet, wobei die Elimination der harnpflichtigen Substanzen durch Diffusion erfolgt. Entfernt werden Teilchen mit einem Molekulargewicht bis ca. 1000 Da.

Vorteile des Verfahrens:

▶ zügige Elimination harnpflichtiger Substanzen
▶ schnelle Entwässerung

▶ bessere Mobilität für diagnostische oder therapeutische Interventionen.

Nachteile sind:

▶ möglicher Blutdruckabfall, besonders bei hämodynamisch instabilen Patienten (Sepsis)
▶ bei täglicher Dialyse hoher zeitlicher Aufwand (Auf- und Abbau).

Zur Verhinderung der **Verklumpung des Dialysefilters** muss das Blut für die Dauer der Nierenersatztherapie ungerinnbar gemacht werden. Dazu wird üblicherweise **Heparin** im Dialysegerät zugeführt, was besonders bei Patienten mit Gerinnungsstörungen oder nach Operationen nachteilig ist. Aufwendig ist auch die Antikoagulation bei Patienten mit Heparinunverträglichkeit (HIT).
Die **lokale Antikoagulation mit Zitrat** setzt sich daher immer mehr durch. Dabei wird die Gerinnbarkeit des Bluts unmittelbar vor dem Hämofilter mit Zitrat blockiert (Bindung des Gerinnungsfaktors Calcium zu einem unlöslichen Komplex).
Nach dem Filtern wird Kalzium dem gereinigten Blut dann wieder zugeführt, sodass normal gerinnbares Blut in den Körper zurückgeleitet wird.

Zusammenfassung

✖ Die wichtigsten Instrumente zur Verhinderung der Endgültigkeit der Diagnose sind der Gedanke daran und ein schnelles Handeln:
  – Volumenstatus optimieren
  – Blutdruck auf MAD > 65 mmHg anheben
  – Intensivtherapie, Kreislauf- und Bilanzüberwachung
  – beim Versagen konservativer Therapie frühzeitige Nierenersatztherapie.

Analgosedierung

Patienten sind auf der Intensivstation zahlreichen Stressoren ausgesetzt. Ein Teil der Behandlung von Intensivpatienten ist daher die kombinierte Gabe von Analgetika und Sedativa. Ziel dieser sog. Analgosedierung ist neben einer suffizienten Schmerztherapie eine anxiolytische Abschirmung. Bei Patienten mit erhöhtem Hirndruck und bei Patienten im Delir ist die Analgosedierung eine therapeutische Intervention.

Im Bereich der Analgosedierung hat in den letzten Jahren ein Umdenken stattgefunden. Während früher nahezu alle Patienten tief sediert und teilweise sogar relaxiert wurden, will man den Großteil der Patienten heute nicht mehr in ein tiefes „künstliches Koma" versetzen. Es ist bekannt, dass eine zu tiefe Analgosedierung zahlreiche nachteilige Auswirkungen und sogar eine höhere Sterblichkeit mit sich bringt. Aber auch eine zu flache Analgosedierung birgt neben der unmittelbaren Dislokationsgefahr lebenswichtiger Katheter die Gefahr einer schweren und lang anhaltenden psychischen Traumatisierung.

Durchführung der Analgosedierung

Festlegen von Zielvorgaben

Auf den meisten Intensivstationen existieren Algorithmen für die Analgosedierung (▌ Abb. 7, S. 132). Nach Einschätzung des Patientenzustands und der zu erwartenden Dauer der Analgosedierung legen die Intensivmediziner Zielwerte anhand verbreiteter Skalen- und Scoresysteme sowie die hierfür notwendige Medikation fest. Der Grund für die Orientierung an der zu erwartenden Dauer liegt in der unterschiedlichen Kumulationsneigung der Präparate bei kontinuierlicher oder wiederholter Gabe, ausgedrückt

durch die kontextsensitive Halbwertszeit (HWZ) (▌ Abb. 1). Das Pflegepersonal setzt die gesetzten Vorgaben durch Dosisanpassung im Rahmen festgelegter Dosierungsgrenzen um. Die Zielwerte müssen regelmäßig überprüft und an den jeweiligen Zustand des Patienten angepasst werden. Eine Sedierungspause mit Aufwachversuch wird bei fehlenden Kontraindikationen täglich empfohlen und kann die Beatmungszeit verkürzen.

Präparat	Zeitraum, Applikation und Dosierung		Charakteristika
	< 72 h	> 72 h	
Piritramid	Bolus: 0,05 – 0,1 mg/kg	–	▶ Bolusgabe oder PCA
Remifentanil	Kont.: 0,05 – 0,2 µg/ kg/min	–	▶ Keinerlei Kumulation auch nach längerer Anwendung, organunabhängiger Abbau ▶ Kostenintensiv
Sufentanil	Kont.: 0,05 – 0,75 µg/ kg/h	Kont.: 0,05 – 0,75 µg/ kg/h	▶ Geringe Kumulationsneigung ▶ Zusätzlich sedierende Komponente, sodass evtl. eine Verabreichung ohne Sedativum möglich ist
Fentanyl	–	Kont.: 0,5 – 10 µg/ kg/h	▶ Ausgeprägte Kumulationsneigung nach längerer Gabe

▌ Tab. 1: Opioidanalgetika zur Analgosedierung.

	Bezeichnung	Beschreibung
+4	Aggressiv	Gewalttätig, unmittelbare Gefahr für das Personal
+3	Sehr agitiert	Zieht oder entfernt Tubus, Katheter und Drainagen, aggressive Tendenzen
+2	Agitiert	Häufige ungezielte Bewegung, atmet gegen das Beatmungsgerät
+1	Unruhig	Ängstlich, aber Bewegungen nicht aggressiv oder lebhaft
0	Wach und ruhig	
–1	Schläfrig	Schläfrig, aber erwacht > 10 s auf Ansprache, hält Blickkontakt
–2	Leicht sediert	Erwacht kurz (< 10 s) mit Blickkontakt auf Ansprache
–3	Mäßig sediert	Bewegung oder Augenöffnen auf Ansprache, aber kein Blickkontakt
–4	Tief sediert	Keine Reaktion auf Ansprache, aber Bewegung oder Augenöffnen durch körperlichen Reiz
–5	Nicht erweckbar	Keine Reaktion auf Ansprache oder körperlichen Reiz

▌ Tab. 2: Richmond Agitation-sedation-scale (RASS).

Analgesie

Schmerzfreiheit bzw. ein für den Patienten gut erträgliches Schmerzniveau ist das primäre Ziel jeder Analgosedierung. Während wache Patienten ihre Schmerzstärke anhand der aus der Schmerztherapie bekannten numerischen Ratingskala (NRS) angeben können, muss die Einschätzung bei Patienten unter tiefer Sedierung oder bei neurologischer Einschränkung durch das Stationspersonal getroffen werden. Hierzu werden motorische Reaktionen, Gesichtsausdruck und vegetative Reaktionen, wie Herz- und Atemfrequenz, Blutdruck, Pupillenweite und Tränenfluss, beurteilt. Als bewährtes Skalensystem steht die Behavioural Painscale (BPS) zur Verfügung.

Zum Einsatz kommen stark-wirksame Opioide (▌ Tab. 1). Daneben kann durch eine Kombination mit Nichtopioidanalgetika und Regionalanästhesieverfahren eine Reduktion systemischer Nebenwirkungen erreicht werden.

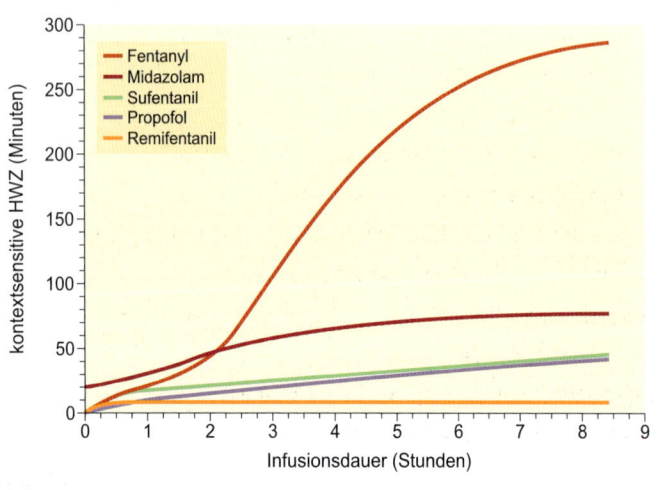

▌ Abb. 1: Kontextsensitive HWZ verschiedener Analgosedativa. [2]

Präparat	Zeitraum, Applikation und Dosierung		Charakteristika
	< 7 d	> 7 d	
Propofol	Kont.: 0,3 – 4 mg/kg/h	Bolus: 0,3 – 1 mg/kg	▶ Kontinuierliche Gabe zur Kurzzeitsedierung, bei Langzeitsedierung Bolusgabe zusätzlich zu anderen Sedativa ▶ Nur geringe Kumulation ▶ Einsatz nur > 16 Jahre und nur bis max. 4 mg/kg/h, da Gefahr des PRIS ▶ Durch Lösung in Sojaöl Zufuhr von Fetten, 2 %ige Lösung ist daher zu bevorzugen
Midazolam	Bolus: 0,05 – 0,15 mg/kg	Kont.: 0,03 – 0,2 mg/kg/h	▶ Bolusgabe bei Kurz-, kontinuierliche Gabe bei Langzeitsedierung ▶ Ausgeprägte Kumulationsneigung ▶ Amnestische Wirkung
Lorazepam	–	Bolus: 0,03 – 0,07 mg/kg alle 4 – 8 h	▶ Zur Langzeitsedierung hauptsächlich in den USA eingesetzt ▶ Kumulationsneigung stärker als bei Midazolam ▶ Häufigeres Auftreten von akuten Deliren beschrieben

▌ Tab. 3: Sedativa zur Analgosedierung.

Präparat	Charakteristika	Dosierung
Clonidin	▶ α_2-Agonist, wirkt sympathikolytisch ▶ Verringert den Bedarf an Analgosedativa ▶ Reduziert die Entzugssymptomatik bei Entwöhnung	0,5 – 2 µg/kg/h
S-Ketamin	▶ Wirkt analgetisch und sedierend ▶ Wegen bronchodilatatorischer Wirkung vorteilhaft bei obstruktiven Lungenerkrankungen ▶ Vorteilhaft durch hämodynamische Stabilität ▶ Nur in Kombination mit Benzodiazepin oder Propofol, um psychotrope Nebenwirkungen zu vermeiden	0,5 – 2 mg/kg/h

▌ Tab. 4: Adjuvante Substanzen zur Analgosedierung.

Sedierung

Die am besten untersuchte Sedierungsskala ist die Richmond Agitation-sedation-scale (RASS, ▌ Tab. 2). Durch Beobachten des Patienten, Ansprechen und körperliche Reize (z. B. leichtes Schütteln an der Schulter) wird die Sedierungstiefe klinisch beurteilt. Ein typisches Sedierungsziel ist RASS 0 oder – 1. Zu den Ausnahmen, die eine tiefere Sedierung notwendig machen, zählen die Akutphase eines Schädel-Hirn-Traumas mit Hirndrucksymptomatik, Bauchlage bei schwerem Lungenversagen (ARDS) oder die Unmöglichkeit der Beatmung bei flacher Sedierung. Eine weitere Möglichkeit der Überwachung bieten EEG-gestützte Verfahren, die aber bislang nur unzureichend evaluiert und zudem kostenintensiv sind. Neben Benzodiazepinen kommt insbesondere für die Kurzzeitanwendung Propofol zum Einsatz (▌ Tab. 3).

Adjuvanzien

Zusätzlich zu den genannten Analgosedativa werden adjuvante Substanzen, wie Clonidin und Ketamin, eingesetzt (▌ Tab. 4).

Muskelrelaxation

Durch Einsatz von Beatmungsverfahren, welche die Spontanatmung des Patienten unterstützen, ist es meist möglich, das Beatmungsgerät an den Patienten zu adaptieren. Somit ist eine Relaxierung ausschließlich speziellen Situationen (Tetanus, Tollwut, Schädel-Hirn-Trauma, Transport) vorbehalten.

Delirscreening

Eine Vielzahl von Intensivpatienten entwickelt während des Aufenthalts ein Delir. Da es den Krankheitsverlauf negativ beeinflusst, müssen die Patienten regelmäßig darauf untersucht werden. Dabei ist zu beachten, dass neben dem meist offensichtlichen hyperaktiven Delir auch hypoaktive Formen vorkommen (s. S. 107 – 109).

Beendigung der Analgosedierung

Viele der verwendeten Substanzen führen nach längerer Verabreichung zur Entwicklung einer körperlichen Abhängigkeit. Daher müssen sie nach länger dauernder Analgosedierung „ausgeschlichen" werden. Die Dosis muss also langsam reduziert werden, um eine Entzugssymptomatik zu vermeiden. Üblicherweise wird die Dosierung anfangs um 25 % und dann täglich um 10 % reduziert. Zusätzlich kommt häufig Clonidin (▌ Tab. 4) zum Einsatz.

Zusammenfassung

✖ Eine Analgosedierung ist bei vielen Intensivpatienten unumgänglich, um Schmerzfreiheit und vegetative Abschirmung zu erzielen.

✖ Anhand von Skalensystemen (NRS/BPS, RASS) werden regelmäßig Zielparameter festgelegt. Negative Auswirkungen durch zu tiefe oder zu flache Analgosedierung können so verhindert werden. Die Patienten sind regelmäßig auf das Vorliegen eines Delirs zu untersuchen.

✖ Die Auswahl der Medikamente richtet sich nach zu erwartender Dauer der Analgosedierung und nach Begleiterkrankungen.

✖ Ziel ist bis auf wenige Ausnahmen nicht das Koma, sondern der kooperative, angst- und schmerzfreie Patient.

✖ Um einem Entzugssyndrom vorzubeugen, müssen viele Präparate bei Beendigung der Analgosedierung ausgeschlichen werden.

Ernährung auf der Intensivstation

In den letzten Jahren wurden eine ganze Reihe richtungweisender Studien zur Ernährung von kritisch Kranken abgeschlossen. Diese sind in aktuelle Leitlinien (ESPEN 2006, DGEM 2007, AKE 2006) eingeflossen.

Grundlagen

Indikation zur künstlichen Ernährung

Eine enterale Ernährung soll begonnen werden, wenn voraussichtlich innerhalb von drei Tagen keine ausreichende orale Ernährung möglich ist. Auch wenn die orale bzw. enterale Ernährung über einen Zeitraum von etwa einer Woche nicht ausreicht und bei kritisch Kranken mit Mangelernährung soll (zusätzlich) parenteral ernährt werden.

Kontraindikationen

Kontraindikationen zur künstlichen Ernährung

▶ Akutphase (Ebb-Phase)
▶ Schock
▶ Serum-Laktat > 3–4 mmol/l
▶ Hypoxie (pO_2 < 50 mmHg)
▶ schwere Azidose (pH < 7,2, pCO_2 > 80 mmHg).

Kontraindikationen zur enteralen Ernährung

▶ akutes Abdomen
▶ akute gastrointestinale Blutung
▶ mechanischer Ileus
▶ intestinale Ischämie
▶ intestinale Perforation
▶ Kurzdarm (Hypersekretion)
▶ persistierende Diarrhö
▶ unstillbares Erbrechen.

Postaggressionsstoffwechsel

Die durch akute Erkrankungen, Schmerz, Trauma oder Operationen ausgelöste Stressreaktion führt zur Ausschüttung von antiinsulinären Hormonen (Verminderung von Insulinausschüttung oder -wirkung), wie Katecholaminen, Glukagon, adrenocorticotropes Hormon, Kortisol, Wachstumshormon und Vasopressin. Der Insulinmangel induziert eine gesteigerte Glukoseproduktion in der Leber, die zu Hyperglykämie und Glukosurie führt. Durch Fettsäureoxidation, Abbau von Aminosäuren und Glukoneogenese in der Leber wird zusätzliche Energie bereitgestellt.

Der gesteigerte Abbau von Muskeleiweiß verursacht eine negative Stickstoffbilanz.

Dabei werden anstelle der Kohlenhydrate Proteine zur Energiegewinnung verbrannt. Der Postaggressionsstoffwechsel verläuft in drei Phasen (▌ Abb. 1).

Energiebedarf

Der Energiebedarf setzt sich aus dem Grundumsatz und diversen Steigerungsfaktoren zusammen, die Stressausmaß (Trauma, Operation etc.), Fieber und Muskelaktivität berücksichtigen.

Der Grundumsatz kann mittels Kalorimetrie genau bestimmt werden. Für die Ernährungsplanung ist es i. d. R. ausreichend mit einem Druchschnittswert von 20–25 kcal/kg KG/d zu rechnen, wobei bei Adipösen hier das Sollgewicht (Körpergröße in cm minus 100) und bei Normal- und Untergewichtigen das Ist-Gewicht veranschlagt werden. Energielieferanten sind Kohlenhydrate ($\cong$ 4 kcal/g) und Fette ($\cong$ 9 kcal/g). Bei der Ernährungsplanung ist darauf zu achten, dass Aminosäuren ($\cong$ 4 kcal/g) nicht als Energielieferant verbrannt werden.

Nahrungskomponenten

Proteine

Von den 20 Aminosäuren (AS) sind acht essenziell und können nicht vom Organismus synthetisiert werden. Der Proteinbedarf beträgt ca. 1–2 g/kg KG/d. Bereits ab dem ersten oder zweiten postoperativen Tag sollte mit einer Zufuhr von 0,25 g/kg KG begonnen werden. Die Proteinzufuhr wird dann bis zum fünften postoperativen Tag auf 1,5–2 g/kg KG gesteigert. Die meisten parenteralen AS-Lösungen sind 10 %ig und

müssen über einen zentralen Venenkatheter (ZVK) verabreicht werden. Parallel müssen immer Fette und/oder Kohlenhydrate angeboten werden, um die Aminosäuren verstoffwechseln zu können.

Ein Harnstoff- ohne Kreatininanstieg zeigt eine zu hohe Zufuhr an. Bei Leber- oder Niereninsuffizienz sind ggf. modifizierte Lösungen einzusetzen.

Kohlenhydrate

Der Tagesbedarf (1–3 g/kg KG/d = 70–200 g/d) liegt bei ca. 40 % der Gesamtkalorien, muss aber zur Vermeidung von Hyperglykämien im Postaggressionsstoffwechsel zugunsten von Fetten auf 30 % reduziert werden. Es wird mit 1 g/kg KG begonnen und bis zum fünften postoperativen Tag auf 3 g/kg KG gesteigert. Hyperglykämien müssen unbedingt vermieden werden (zum Thema Blutzuckereinstellung, ▌ Abb. 10, S. 134), da hieraus eine Reihe von Komplikationen resultieren können:

▶ Leberverfettung
▶ vermehrte Kohlendioxidproduktion (Weaning-Probleme!)
▶ schlechtere Prognose bei Schädel-Hirn-Trauma, Apoplex, Myokardinfarkt
▶ begünstigt das Auftreten einer Critical Illness Polyneuropathie (CIP).

Regelmäßige Blutzucker-Kontrollen (Zielwerte: 90–150 mg/dl) sind obligat. Bei Verdacht auf ausgeprägte Glukoseverwertungsstörungen kann evtl. auf den Zuckeraustauschstoff Xylit ausgewichen werden. Xylit drosselt die Glukoneogenese aus Aminosäuren und senkt den Insulinbedarf.

Ebb
• maximal bis 24 h nach Tauma
• lediglich Flüssigkeits- und Elektrolytzufuhr
• evtl. Volumenverluste kompensieren (Blutung, etc.)
• nur Metabolic support, Katabolie kann nicht aufgehoben werden

kataboler Flow
• Substratverwertungsstörung
• negative Stickstoffbilanz
• langsam mit Nährstoffzufuhr beginnen Hyperalimentation vermeiden
• Nicht-Protein-Kalorien vermehrt als Fett anbieten

Reparation $\cong$ anaboler Flow
• Abnahme der erhöhten Stickstoffausscheidung zeigt Reparationsphase an
• erhöhte Nährstoffzufuhr für verstärkte Syntheseleistung und erhöhten Substratbedarf
• dauert mehrere Wochen (bis Monate)

▌ Abb. 1: Phasen des Postaggressionsstoffwechsels. [1]

Fette

Bei vorwiegender Fetternährung fällt der **respiratorische Quotient** (RQ) auf bis zu 0,7 (RQ Mischkost: 0,85). Der Tagesbedarf liegt bei **1 – 2 g/kg KG/d** und umfasst ca. 30 % der Gesamtkalorien. Ab dem ersten oder zweiten postoperativen Tag kann mit Fetternährung (0,5 g/kg KG/d) begonnen und um maximal 0,5 g/kg KG/d gesteigert werden (Propofolinfusionen mit einkalkulieren!). Die periphervenöse Verabreichung ist möglich. Bei 2 – 3 Laborkontrollen pro Woche soll die Triglyzeridkonzentration unter parenteraler Zufuhr < 300 mg% liegen. Es wird eine **Mischung aus LCT- und MCT-Fetten** mit hohem Anteil an Omega-Fettsäuren (Anteil der Omega-3-Fettsäuren zu Omega-6-Fettsäuren etwa 1:2 bis 1:4) empfohlen.

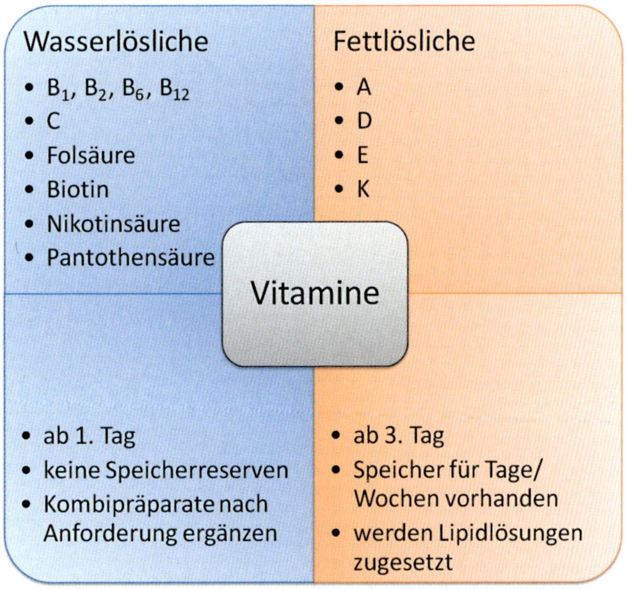

Abb. 2: Vitamine in der Ernährungstherapie. [1]

Wasserlösliche	Fettlösliche
• B_1, B_2, B_6, B_{12}	• A
• C	• D
• Folsäure	• E
• Biotin	• K
• Nikotinsäure	
• Pantothensäure	

Vitamine

Wasserlösliche	Fettlösliche
• ab 1. Tag	• ab 3. Tag
• keine Speicherreserven	• Speicher für Tage/ Wochen vorhanden
• Kombipräparate nach Anforderung ergänzen	• werden Lipidlösungen zugesetzt

Vitamine und Spurenelemente

Spurenelemente (Zink, Selen, Mangan, Kobalt etc.) und Vitamine (■ Abb. 2) spielen für viele Stoffwechselprozesse eine bedeutende Rolle. Es muss davon ausgegangen werden, dass der Bedarf bei kritisch kranken Patienten erhöht ist. Aus diesem Grund sollten **Mineralstoffkomplexe (z. B. Tracitrans®)** Bestandteil der Ernährung sein.

Immunonutrition

Die Zufuhr bestimmter Substanzen hat modulierende Einflüsse auf das Immunsystem. Eine generelle Empfehlung gibt es aufgrund widersprüchlicher Datenlage bisher nicht. Positive Effekte konnten bei **ARDS** oder nichtchirurgischen Patienten mit leichter **Sepsis (APACHE-II < 15)** gezeigt werden. Verwendete Substanzen sind **Arginin, Fischöl, Antioxidanzien** (Vitamin C und E, Selen) und **Glutamin.**

Applikationswege

Enterale Ernährung

Eine enterale Ernährung kann über nasogastrale oder nasoduodenale Sonden sowie durch Anlage einer perkutanen endoskopisch kontrollierten Gastrostomie (PEG) und Jejunostomie (PEG/PEJ) durchgeführt werden. Von Vorteil sind hier die Nutzung des natürlichen Stoffwechselwegs, eine physiologische Ulkusprophylaxe, die Aufrechterhaltung der Schleimhautbarriere und die Verhinderung einer Zottenatrophie durch luminale Nährstoffversorgung.

Bei rezidivierendem Erbrechen, Passagestörungen, gastrointestinalen Blutungen, größeren Fisteln oder Kurzdarmsyndrom ist die enterale Ernährung kontraindiziert. Die Zufuhr wird entweder in 2-h-Boli zu 50 – 250 ml (nach Lage der Sonde und Verträglichkeit) oder kontinuierliche Gabe über eine Ernährungspumpe sichergestellt. Die Förderrate liegt hier anfangs bei 20 ml/h (ohne Nachtpause) und kann auf 60 – 80 ml/h gesteigert werden. Nach jeder Portion Sondenkost wird mit Wasser oder Tee klargespült, um ein Verstopfen der Sonden zu vermeiden (■ Abb. 8, S. 133).

Parenterale Ernährung

Eine parenterale Ernährung ist bei Patienten mit Kontraindikationen für einen enteralen Kostaufbau erforderlich. Neben dem sog. Baukastensystem, bei dem die einzelnen Nahrungsbestandteile aus einzelnen Infusionsflaschen infundiert werden, sind seit einigen Jahren auch Mehrkammerbeutel verfügbar, die nach Durchmischung eine ausgewogene Zusammenstellung aus Kohlenhydraten, Fetten und Aminosäuren enthalten. Zusätzlich besteht auch hier die Möglichkeit, Spurenelemente oder Vitamine zuzumischen (■ Abb. 9, S. 133).

Zusammenfassung

✖ Die akute Phase des Postaggressionsstoffwechsels ist durch vermehrten Anfall von Laktat, Kohlendioxid, Ketonen und stickstoffhaltigen harnpflichtigen Substanzen gekennzeichnet.

✖ Der Energiebedarf beträgt 20 – 25 kcal/kg des Sollkörpergewichts.

✖ Hauptkomponenten der Ernährung sind Kohlenhydrate, Fette und Aminosäuren. Die Energiezufuhr muss so ausgelegt sein, dass keine Aminosäuren zur Energiegewinnung herangezogen werden müssen.

✖ Wichtiger Bestandteil der Ernährung sind Spurenelemente, Vitamine und bei bestimmten Krankheitsbildern Immunonutritiva.

✖ Der durchschnittliche tägliche Flüssigkeitsbedarf eines Erwachsenen beträgt 30 – 40 ml/kg KG.

✖ Die Ernährungstherapie kann enteral oder parenteral erfolgen, wobei der enterale als der physiologische Weg viele Vorteile bietet und bevorzugt angestrebt werden sollte, wenn keine Kontraindikationen bestehen.

SIRS und Sepsis

J. Vater

Definition

Als **SIRS** bezeichnet man eine systemische generalisierte Entzündungsreaktion als Antwort auf verschiedene Noxen (Polytrauma, Verbrennung, Ischämie, Pankreatitis, Massivblutung) auch ohne Vorliegen einer Infektion, wenn die in ▌Tabelle 1 aufgeführten Kriterien erfüllt sind.

Bei einer **Sepsis** handelt es sich um eine systemische Entzündungsantwort mit nachgewiesener Infektion. Die **schwere Sepsis** geht mit Zeichen einer Organdysfunktion einher, der **septische Schock** erfüllt die Schockkriterien (Hypotonie oder Perfusionsstörungen trotz ausreichenden Volumenersatzes) (▌Abb. 1).

Pathophysiologie

Ausgelöst durch Bakterien oder deren Toxine oder durch andere Noxen kommt es zur Freisetzung verschiedener **(Entzündungs-) Mediatoren.**

Interleukin (IL) und Tumor-Nekrose-Faktor (TNF)-α sind vermutlich in erster Linie für die weitere Aktivierung von Histamin, Bradykinin, Prostaglandinen, Leukotrienen und Komplementfaktoren verantwortlich. Diese zerstören, wie auch die freien Sauerstoffradikale, die Endothelbarriere an den Gefäßen. Es kommt zum **Capillary leak syndrome** mit Übertritt von Intravasalflüssigkeit in das Interstitium. Daraus folgt eine ausgeprägte Ödembildung.

In den geschädigten Kapillaren werden Gerinnungsprozesse angestoßen, die rasch auch zum Verbrauch von Gerinnungsfaktoren führen können. Es kann sich eine **disseminierte intravasale Gerinnung (DIC)** mit Thrombosen und Embolien auf der einen und vermehrter Blutungsneigung auf der anderen Seite ausbilden.

Man unterscheidet die **initiale hyperdyname** von der prognostisch **ungünstigeren**

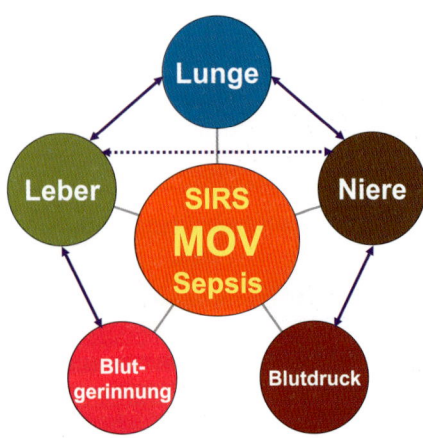

▌ Abb. 1: Schockorgane und mögliche Interaktionen bei Multiorganversagen (MOV). [1]

I Nachweis der Infektion
Diagnose einer Infektion über den mikrobiologischen Nachweis oder durch klinische Kriterien

II Severe inflammatory host response (SIRS) (mindestens zwei Kriterien)
▶ Fieber (≥ 38 °C) oder Hypothermie (≤ 36 °C) bestätigt durch eine rektale oder intravasale oder -vesikale Messung
▶ Tachykardie: HF ≥ 90/min
▶ Tachypnoe (Frequenz ≥ 20/min) oder Hyperventilation ($paCO_2$ ≤ 4,3 kPa/≤ 33 mmHg)
▶ Leukozytose (≥ 12 000/mm³) oder Leukopenie (≤ 4000/mm³) oder ≥ 10 % unreife Neutrophile im Differenzialblutbild

III Akute Organdysfunktion (mindestens ein Kriterium)
▶ **Akute Enzephalopathie:** eingeschränkte Vigilanz, Desorientiertheit, Unruhe, Delirium
▶ **Relative oder absolute Thrombozytopenie:** Abfall der Thrombozyten um mehr als 30 % innerhalb von 24 h oder Thrombozytenzahl ≤ 100 000/mm³. Eine Thrombozytopenie durch akute Blutung oder immunologische Ursachen muss ausgeschlossen sein.
▶ **Arterielle Hypoxämie:** paO_2 ≤ 10 kPa (≤ 75 mmHg) unter Raumluft oder ein paO_2/FiO_2-Verhältnis von ≤ 33 kPa (≤ 250 mmHg) unter Sauerstoffapplikation. Eine manifeste Herz- oder Lungenerkrankung muss als Ursache der Hypoxämie ausgeschlossen sein.
▶ **Renale Dysfunktion:** eine Diurese von ≤ 0,5 ml/kg/h für wenigstens 2 h trotz ausreichender Volumensubstitution und/oder ein Anstieg des Serumkreatinins auf mehr als das Zweifache über dem Referenzbereich
▶ **Metabolische Azidose:** BE ≤ –5 mmol/l oder eine Laktatkonzentration von mehr als dem 1,5-Fachen über dem Referenzbereich

Sepsis: Kriterien I und II
Schwere Sepsis: Kriterien I, II und III
Septischer Schock: Kriterien I und II sowie für wenigstens 1 h ein systolischer arterieller Blutdruck ≤ 90 mmHg bzw. ein MAP ≤ 65 mmHg oder notwendiger Vasopressoreinsatz, um den systolischen arteriellen Blutdruck ≥ 90 mmHg oder den MAP ≥ 65 mmHg zu halten. Die Hypotonie besteht trotz adäquater Volumengabe und ist nicht durch andere Ursachen zu erklären.

▌ Tab. 1: Diagnosekriterien für Sepsis, schwere Sepsis und septischen Schock entsprechend den Kriterien der Konsensuskonferenz des American College of Chest Physicians (ACCP) und der Society of Critical Care Medicine (SCCM).

zweiten hypodynamen Phase. Im hyperdynamen Stadium versucht der Organismus, die Zelldysfunktionen zu kompensieren. Kennzeichnend ist das normale bis erhöhte Herzzeitvolumen bei gleichzeitig niedriger zentralvenöser Sauerstoffsättigung.

Zur Aufrechterhaltung eines ausreichenden Perfusionsdrucks muss das Herzzeitvolumen gesteigert werden können. Beim Übergang in das hypodyname Stadium ist der Punkt erreicht, an dem sich die Kontraktilität des Herzmuskels nicht weiter steigern lässt. Der weiter abfallende systemische vaskuläre Widerstand kann durch das Herzzeitvolumen (HZV) nicht mehr kompensiert werden. Die Folge ist eine diastolische Hypotonie und schließlich Myokardversagen. Die Sauerstoffversorgung wird durch vermehrte Öffnung von arteriovenösen Shunts behindert. Die sich ergebende Mikrozirkulationsstörung führt zu Gewebshypoxie, Laktatanstieg und Azidose.

Diagnostik

Bei SIRS und Sepsis handelt es sich um komplexe Entzündungsreaktionen, die derzeit nicht über einen einzelnen Parameter diagnostiziert werden können. In einer Konsensuskonferenz wurden verbindliche diagnostische Kriterien für dieses Krankheitsbild festgelegt (▌Tab. 1).

Diagnostik der Infektion

Labordiagnostik und Mikrobiologie Die Bestimmung von **Procalcitonin (PCT)** wird zur Sicherung der Diagnose empfohlen. Unter 0,5 ng/ml ist das Vorliegen einer Sepsis unwahrscheinlich, der Schwellenwert liegt bei 2 ng/ml. PCT ist im Vergleich zum C-reaktivem Protein (CRP) der geeignetere Parameter (frühere Anstieg) zum Nachweis einer systemischen Entzündungsreaktion.

Obwohl nur bei etwa einem Drittel der Patienten eine Bakteriämie vorliegt, wird empfohlen, bei klinischem Verdacht der Sepsis 2–3 Pärchen **Blutkulturen,** möglichst durch direkte Entnahme aus einer peripheren Vene, anzulegen. Die Entnahme sollte vor Einleitung einer Antibiotikatherapie, zumindest aber vor der nächsten Dosis bei bereits begonnener Therapie erfolgen.

Apparative Diagnostik
▶ Sonografie (Abdomen, Herz, Thorax, Weichteile)
▶ Röntgenuntersuchungen (Thorax, Lunge)
▶ CT/MRT (Weichteile, innere Organe).

Chirurgische und intraabdominelle Infektionen

Aufgrund der Kontaminationsgefahr stellen Drainagesekrete kein gutes Material für den Keimnachweis dar. Zuverlässig sind Nativmaterial (Gewebe), Wundabstriche oder Blutkulturen.

Invasive Pilzinfektionen

Die Inzidenz von invasiven Candidainfektionen ist mit 1 – 2 % sehr gering gegenüber der Zahl der kolonisierten Patienten (16 %). Ein routinemäßiges Screening ist daher nicht notwendig. Bei „Risikopatienten" (Immunsuppression, Neutropenie, längere Antibiotikatherapie) sollten Blutkulturen angelegt werden.

Prävention

Durch Einführung standardisierter Vorgehensweisen **(Weaning- und Sedierungsprotokolle)** können Beatmungszeiten verkürzt und das Risiko einer ventilatorassoziierten Pneumonie (VAP) reduziert werden. Eine Lagerung mit erhöhtem **Oberkörper (30 – 45 °)** reduziert die Wahrscheinlichkeit von Mikroaspirationen und somit der VAP. Bei einer erwarteten Beatmungsdauer über 48 h wird eine **selektive Darmdekontamination (SDD) und/oder selektive orale Dekontamination (SOD)** zur Keimreduktion im Gastrointestinaltrakt bzw. Mund-Rachen-Bereich und somit als Infektionsprophylaxe empfohlen. Es kommt eine Kombination aus Antibiotika (z. B. Tobramycin, Polymyxin E und Amphotericin B) zum Einsatz, die in den Magen-Darm-Trakt eingeführt und als Paste auf die Wangenschleimhaut aufgetragen wird.

Kausale Therapie
Fokussanierung

Die **chirurgische Sanierung** der Infektfoki durch Drainage, Entfernung von Nekrosen oder Implantaten ist dringend erforderlich und muss ggf. auch mehrfach durchgeführt werden. Eine frühzeitige Fokussanierung steht direkt mit einer Senkung der Letalität in Zusammenhang.

Antibiotikatherapie

Kalkulierte Therapie Bevor ein Keimnachweis mit Resistenzbestimmung geführt ist, wird mit einer **kalkulierten antimikrobiellen Therapie** begonnen, welche die wahrscheinlichsten Erreger abdeckt. Ausgehend vom möglichen Infektionsherd und dem dazu passenden Erregerspektrum wird ein Antibiotikum oder eine Kombination aus mehreren Substanzen mit möglichst breitem Spektrum angesetzt. Bei der Auswahl des Antibiotikums soll auf die lokale Resistenzstatistik und eine ausreichende **Abdeckung von Pseudomonaden** geachtet werden. Diese muss möglichst früh, innerhalb der ersten Stunde nach Stellung der Diagnose „Sepsis" erfolgen. Das Antibiotikaregime soll alle 48 – 72 h unter Beachtung von Klinik, Laborparameter und Mikrobiologie

überdacht werden. Die Therapie soll dabei für maximal 7 – 10 Tage fortgeführt werden.

> Möglichst vor der ersten Gabe des Antibiotikums Asservierung von Blutkulturen und anderen Proben zum Keimnachweis!

Gezielte Therapie Liegen Erreger- und Resistenztestung vor, wird die Therapie auf ein geeignetes Antibiotikum mit möglichst **engem Spektrum** umgestellt, um die körpereigene Bakterienflora zu schonen, da diese den Körper vor einer Fremdkolonisation schützt und Fremdkeime mit selbst synthetisierten Substanzen abtöten kann.

Supportive Therapie
Hämodynamische Stabilisierung

Ziel ist es, ein adäquates zelluläres Sauerstoffangebot aufrecht zu erhalten bzw. herzustellen (▌ Abb. 2).

> **Hämodynamische Zielwerte**
> ▶ zentraler Venendruck (ZVD) $\geq$ 8 mmHg bzw. $\geq$ 12 mmHg unter Beatmung
> ▶ mittlerer arterieller Druck (MAP) $\geq$ 65 mmHg
> ▶ Diurese $\geq$ 0,5 ml/kg/h
> ▶ zentralvenöse Sauerstoffsättigung (ScvO$_2$) $\geq$ 70 %
> ▶ Laktat $\leq$ 1,5 mmol/l bzw. Abfall des Laktatspiegels.

Die initiale Stabilisierung erfolgt durch Volumengabe mittels **kristalloider (500 – 1000 ml)** oder **kolloidaler Infusionslösungen** (300 – 500 ml) innerhalb von 30 min. Eine Wiederholung richtet sich nach Wirkung (Blutdruck, Diurese) und Toleranz (intravasale Hypervolämie). Der anfängliche Volumenbedarf kann sehr groß sein und mehrere Liter Einfuhr in 24 h zur Folge haben. Die weitere Volumentherapie wird vorzugsweise mit **Kristalloiden** durchgeführt. Die Datenlage zu den HES-Lösungen (200/0,5) der dritten Generation und Gelatine fällt eher negativ aus. Zum HES (130/0,4) der vierten Generation sind bisher keine ausreichenden Studien vorhanden.

Die zentralvenöse Sauerstoffsättigung sollte möglichst rasch auf einen Wert über 70 % angehoben werden. Um dieses Ziel zu erreichen, ist neben der Infusionstherapie ggf. auch die Gabe von **Erythrozytenkonzentraten** (EK, Sauerstoffträger) und **Dobutamin** (Verbesserung der Inotropie und Organperfusion) erforderlich.

Gelingt durch ausreichende Volumensubstitution keine suffiziente Stabilisierung des Blutdrucks, ist die Gabe eines **Vasopressors** indiziert. Empfohlen wird der Einsatz von **Noradrenalin (Arterenol®).** Ist trotz Volumentherapie auch kein ausreichendes Herzminutenvolumen zu erreichen, ist Dobutamin Mittel der ersten Wahl. Führt dies nicht zum Ziel kann die Behandlung mit

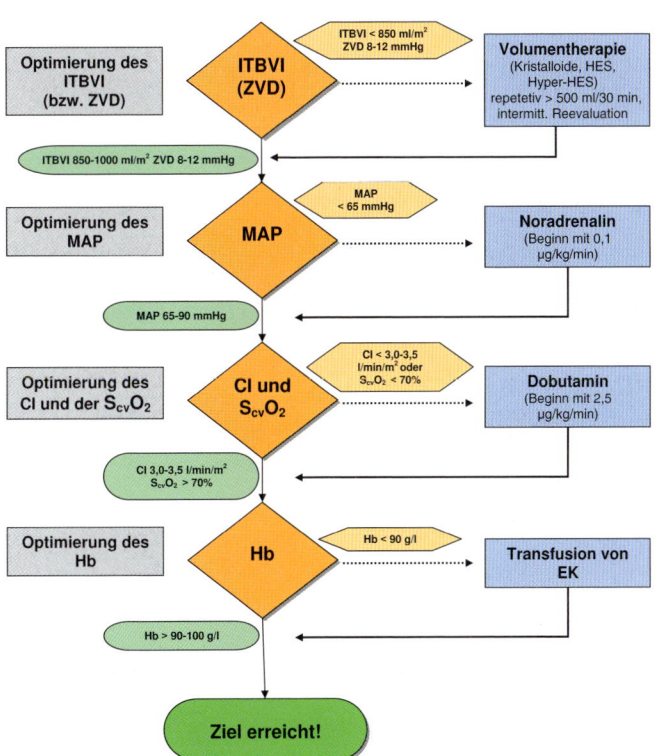

▌ Abb. 2: Rivers-Kriterien und Maßnahmen zur Kreislaufstabilisierung bei SIRS oder Sepsis. [1 und 25].

Adrenalin, Levosimedan oder Phosphodiesterasehemmern erwogen werden. Unter Umständen kann der Vasopressorbedarf dann noch weiter ansteigen.
Um die Effektivität aller Maßnahmen zu überprüfen, kann ein erweitertes Monitoring, beispielsweise ein **PiCCO®-System,** zum Einsatz kommen.

Nierenersatzverfahren

Diuretika führen zu keiner Verbesserung der Nierenfunktion, können aber nach adäquater Volumentherapie verabreicht werden, um die Reaktion der Nieren zu testen.
Bei akutem Nierenversagen gelten die verschiedenen Methoden der Ersatzverfahren als gleichwertig, wenngleich bei hämodynamisch instabilen Patienten die kontinuierliche veovenöse Hämofiltration (CVVH) aufgrund einer besseren Verträglichkeit und Bilanzierungsmöglichkeit bevorzugt wird.

Airway-Management

Die Indikation zur Intubation und Beatmung sollte großzügig gestellt und die Sauerstoffsättigung über 90 % gehalten werden.
Patienten mit Sepsis/SIRS und akutem Lungenversagen (ALI/ARDS) sollten mit einem **lungenprotektiven Beatmungsregime** therapiert werden (s. S. 114/115, ▮ Tab. 2). Eine eventuelle Hyperkapnie ($paCO_2 >$ 45 mmHg) durch niedrige V_T wird akzeptiert (permissive Hyperkapnie). Grundsätzlich wird empfohlen, immer mit positvem endexspiratorischen Druck (PEEP) zu beatmen, für die Höhe gibt es bisher keine Empfehlung. Die Tabelle soll lediglich eine Hilfestellung sein. Der PEEP soll immer so hoch wie nötig und so niedrig wie möglich eingestellt sein. Moderne Respiratoren bieten hierfür entsprechende Tools an (PEEP-Trial, Compliance).

> **Cave**
> Hyperkapnie kann zur Erhöhung des Hirndrucks führen! Bei Patienten mit intrazerebralen Blutungen oder nach Schädel-Hirn-Trauma ist daher der neurologische Verlauf zu dokumentieren und ggf. eine Hirndruckmessung angezeigt.

Bei hämodynamisch stabilen, ansprechbaren und ausreichend oxygenierten Patienten sollte alle 24 h ein **Spontanatemtest/ Weaning-Versuch** unternommen werden.
Bei ARDS mit schweren Oxygenierungsstörungen ($paO_2/FiO_2 \leq 88$ mmHg) können Bauchlage oder alternativ 135 °-Lagerung die Sauerstoffversorgung verbessern und einen Überlebensvorteil erbringen.

Adjunktive Therapie

> **Adjunktive Therapie:** Behandlung gemeinsam mit und zusätzlich zur Standardtherapie.
> **Adjuvante Therapie:** Behandlung nach Durchführung der Standardtherapie (z. B. Chemo-, Strahlen- oder Hormontherapie).

Eine Therapie mit **Hydrocortison** (200 – 300 mg/24 h) kann erwogen werden, wenn bei therapierefraktären septischen Patienten trotz Volumen- und Vasopressortherapie in hohen Dosen keine Stabilisierung zu erreichen ist. Unter Kortikosteroiden muss mit erhöhtem Insulinbedarf und evtl. auch mit einer Hypernatriämie (Mineralokortikoidwirkung) gerechnet werden. Zur Vermeidung von Rebound-Phänomenen (Katecholaminbedarf, Immunsystem) sollte Hydrocortison über einige Tage ausgeschlichen werden.
Eine intensivierte **Insulintherapie** mit strenger Blutzuckerspiegeleinstellung wird u. a. aufgrund des hohen Hypoglykämierisikos nicht mehr empfohlen. Es werden nach gültiger Empfehlung Blutzuckerspiegel bis 150 mg/dl (8,3 mmol/l) toleriert. Unter Insulintherapie ist eine engmaschige Kontrolle der Blutzuckerspiegel (1 – 2 h) notwendig.

Unter Beachtung der Kontraindikationen kann bei Patienten mit hohem Letalitätsrisiko (APACHE-II > 25 oder MOV) **rekombinantes aktiviertes Protein C** (rhAPC, Xigris®) angewendet werden.
Selen kann als antioxidative Substanz bei Sepsis eingesetzt werden, es liegen bisher jedoch keine Ergebnisse aus größeren Studien vor, die einen positiven Effekt belegen, wohl aber Hinweise darauf.

Andere supportive Therapien

Aufgrund der geringen kardiopulmonalen Reserve von septischen Patienten sollte eine **Thromboseprophylaxe (unfraktioniertes [UFH] oder niedermolekulare Heparine [NMH])** durchgeführt werden.
Patienten, die voraussichtlich länger als drei Tage keine normale Kost aufnehmen können, sollen künstlich ernährt werden. Die Höhe der Substratzufuhr muss an die Toleranz angepasst sein, auch wenn dadurch der Energiebedarf unterschritten wird. Eine **enterale Ernährung** ist vorzuziehen. Bei parenteraler Ernährung soll kritisch Kranken zusätzlich Glutamindipeptid verabreicht werden.
Wie auch bei anderen Patienten wird eine **Ulkusprophylaxe** empfohlen.

Zusammenfassung

- Beim SIRS muss im Gegensatz zur Sepsis kein Infektionserreger das auslösende Agens sein.
- Pathophysiologische Merkmale von SIRS und Sepsis sind Öffnung arteriovenöser Shunts und Mikrozirkulationsstörungen, Capillary leak syndrome mit Ödembildung und DIC.
- Es wird eine hyperdyname von einer hypodynamen Phase unterschieden. Kennzeichnend für erstere ist ein normales bis erhöhtes HZV bei hoher $ScvO_2$.
- Erste Maßnahme bei SIRS oder Sepsis ist eine ausreichende Volumentherapie. Bei fortbestehender hämodynamischer Instabilität ist Noradrenalin als Vasopressor indiziert.
- Zur Behandlung von ALI oder ARDS wird eine lungenprotektive Beatmung gewählt.
- Zur spezifischen Suche nach einer Infektquelle und dem Erreger werden bildgebende Verfahren und die mikrobiologische Aufarbeitung von Blutkulturen, Punktaten und Abstrichen verwendet.
- Eine Antibiotikatherapie wird als kalkulierte Breitspektrumtherapie begonnen und nach Keimbestimmung auf eine gezielte Therapie mit möglichst engem Keimspektrum umgestellt.
- Entscheidend ist es, frühzeitige Maßnahmenbündel (Sepsis-Bundles) zu Diagnostik und Therapie einzuleiten (▮ Abb. 11, S. 135).

Schock

Definition
Unter Schock versteht man eine unzureichende Durchblutung mit einem konsekutiven Missverhältnis zwischen Sauerstoffangebot und Sauerstoffbedarf im Gewebe.

Pathophysiologie
Durch relativen oder absoluten Volumenmangel (▌Abb. 1) mit einer Verringerung von Schlag- und Herzzeitvolumen entsteht eine Umverteilung der Perfusion. Der Körper versucht, durch einen gesteigerten Sympathikotonus mit peripherer Vasokonstriktion die Durchblutung vitaler Organe (Herz und Gehirn) zu gewährleisten. Durch die verminderte periphere Perfusion kommt es zu Gewebsazidose und Hypoxie, in der Folge nimmt die präkapilläre Membranpermeabilität zu, Proteine und Wasser gelangen nach extravasal (Ödembildung). Dies verstärkt den Sauerstoffmangel im Gewebe weiter, und die Mikrozirkulation verschlechtert sich (Circulus Vitiosus).

Klinik
Unabhängig von der zugrunde liegenden Ursache äußert sich ein Schock meist mit folgenden allgemeinen Symptomen:

▶ Zentralisation: kalte, feuchte, blasse Haut (außer in der hyperdynamen Phase des septischen Schocks, s. u.)
▶ Tachykardie
▶ Hypotonie
▶ Oligurie bis Anurie
▶ Bewusstseinstrübung (Unruhe, Verwirrtheit, Angst, Somnolenz, Koma).

Allgemeine Therapiemaßnahmen
Folgende Therapiemaßnahmen gelten für alle Schockformen gleichermaßen, zusätzlich wird eine kausale Therapie angestrebt.

▶ Schocklagerung: Patient hinlegen und Beine hochlagern, außer bei kardiogenem Schock, hier Oberkörper hoch!
▶ Sauerstoffgabe (4–6 l/min über Maske), ggf. Sedierung, Intubation und Beatmung
▶ großzügige Volumenzufuhr zum Ausgleich der Hypovolämie (außer bei kardiogenem Schock!), hierfür mindestens zwei großlumige periphere Venenzugänge legen.
▶ invasive Blutdruckmessung
▶ regelmäßige Kontrolle der Blutgase
▶ ggf. Einsatz von Katecholaminen (Akrinor®, Noradrenalin, Dobutamin) zur Kreislaufstabilisierung
▶ Sedierung bei Angst, Verwirrtheit
▶ Analgesie bei Schmerzen.

Hypovolämischer Schock

Ätiologie
Dabei handelt es sich um einen Blut- oder Flüssigkeitsverlust durch Blutung, Verbrennung, Diarrhö, Erbrechen, Ileus.

Klinik
Es kommt zu kollabierten Halsvenen, fahler, blasser Haut und Zentralisation.

Therapie
Ein rascher Volumenersatz (je nach Ätiologie oft mehrere Liter) ist notwendig, ggf. muss eine Bluttransfusion erfolgen. Kausal ist eine Blutung zu stillen bzw. eine akute Blutung operativ zu versorgen. Bei Ileus: Magensonde und Operation.

Septischer und anaphylaktischer Schock

Bitte sehen Sie auf die Seiten 80/81 und 104–106.

Kardiogener Schock

Ätiologie und Pathophysiologie
Beim kardiogenem Schock nimmt das kardiale Schlagvolumens (z. B. bei Myokardinfarkt, Rhythmusstörungen, Klappenvitien) ab, oder die Herzfüllung ist behindert (z. B.

Herzbeuteltamponade, Spannungspneumothorax, Lungenembolie).

Klinik
▶ gestaute Halsvenen
▶ evtl. Ödeme
▶ Orthopnoe, Dyspnoe
▶ Lunge: auskultatorisch feuchte Rasselgeräusche.

Diagnostik
Die Diagnose wird mittels EKG, Röntgenaufnahme des Thorax, UKG und ggf. Herzkatheteruntersuchung gestellt.

Therapie
Patienten mit kardiogenem Schock werden mit erhöhtem Oberkörper gelagert und erhalten Sauerstoff. Zur Sedierung und Analgesie wird häufig Morphin (3–5 mg i. v.) eingesetzt, die Kontraktilität kann ggf. mit Dobutamin gesteigert werden. Kausal kommen z. B. eine Herzkatheteruntersuchung mit ggf. perkutaner transluminaler koronarer Angioplastie (PTCA) und Stent bei Myokardinfarkt, eine Rhythmisierung, oder die Entlastung eines Spannungspneumothorax oder einer Perikardtamponade infrage. Bei einer Lungenembolie erfolgt eine therapeutische Antikoagulation und ggf. Lyse. Kurzfristig kann ein insuffizientes Herz auch mittels einer intraaorten Ballonpulsation (IABP) entlastet werden (Bridge to recovery).

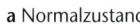

a Normalzustand

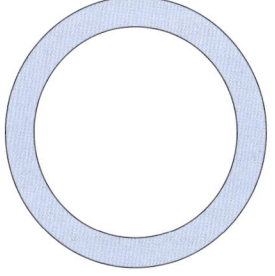

b hypovolämer Schock (Flüssigkeitsverlust)

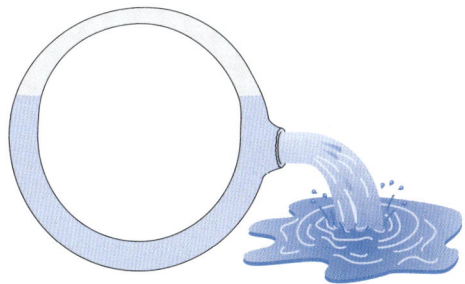

c kardiogener Schock

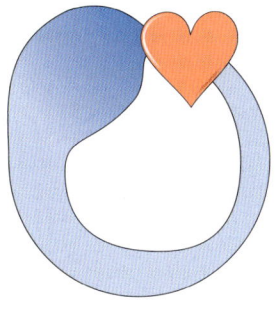

d distributiver Schock (anaphylaktisch, septisch, spinal)

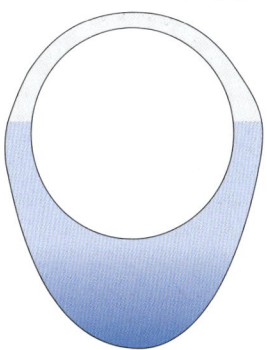

▌Abb. 1: Fahrradschlauch-Modell zur Pathophysiologie der Schockformen. [2]

Hypertensive Schwangerschaftserkrankungen

Klinik

In 6–8 % aller Schwangerschaften kommt es zu hypertensiven Erkrankungen, die mit einer erhöhten Morbidität und perinatalen Mortalität einhergehen. Von einem **Gestationshypertonus** spricht man, wenn nach der 20. SSW erstmalig Blutdruckwerte über 140/90 mmHg auftreten, die sich innerhalb von zwölf Wochen postpartal wieder normalisieren.

Unter **Präeklampsie** versteht man eine schwere Form der schwangerschaftsinduzierten Hypertonie mit Proteinurie. Bei der **schweren Präeklampsie** bestehen zusätzliche Symptome, z. B. Nierenfunktionseinschränkungen, neurologische Symptome (Ohrensausen, Schwindel, Kopfschmerzen, Sehstörungen, Bewusstseinseintrübung), Lungenödem, hämatologische Störungen (Hämolyse, Thrombozytopenie, Koagulopathie) und Beteiligung der Leber (Oberbauchschmerzen, Transaminasenanstieg). Bei der **Eklampsie** kommt es zu Konvulsionen, die nicht auf eine andere Ursache zurückzuführen sind. Ein Fortschreiten der Präeklampsie in eine Eklampsie ist jederzeit möglich, ist aber nicht zwingend Voraussetzung hierfür.

Eine Sonderform stellt das **HELLP-Syndrom** dar. Die Diagnose wird anhand folgender Laborparameter gestellt: Hämolyse (**H**emolytic anemia), pathologisch erhöhte Leberenzyme (**E**levated **l**iver enzymes) und erniedrigte Thrombozytenzahlen (< 100 000 /μl) (**L**ow **p**latelets). Das HELLP-Syndrom tritt meist vor der 36. SSW auf. Die Symptome sind unspezifisch, die Patientinnen klagen über Oberbauchschmerzen, Unwohlsein, Übelkeit und Erbrechen.

Risikofaktoren

▶ (Prä-)Eklampsie in der Anamnese
▶ chronischer Hypertonus
▶ vorbestehende Nierenerkrankungen
▶ Diabetes mellitus Typ I
▶ positive Familienanamnese.

Bisher existieren keine Testverfahren, mit denen sich hypertensive Schwangerschaftserkrankungen sicher vorhersagen lassen. Die größte Aussagekraft besitzt die Dopplersonografie der uterinen Arterien, bei einem pathologischen Flussmuster (stark reduzierter diastolischer Blutfluss und bilateraler Notch) ist in bis zu 60 % mit dem Auftreten einer Präeklampsie zu rechnen.

Ätiologie

Die Ätiologie der drei Entitäten ist bis heute unklar, vermutlich handelt es sich um immunologische Prozesse im Rahmen der Schwangerschaft.

Pathogenetisch scheint dem Ungleichgewicht zwischen Prostacyclin (PGI$_2$) und Thromboxan A (TXA), mit Überwiegen des TXA, eine wichtige Rolle zuzukommen. Die Folge ist eine endotheliale Dysfunktion mit Endothelschaden (u. a. durch eine Vasokonstriktion und eine Steigerung der Gefäßpermeabilität) und Mikrozirkulationsstörungen (u. a. durch eine vermehrte Thrombozytenaggregation). Hiervon können nur einzelne oder auch mehrere Organe betroffen sein, entsprechend fällt die Klinik aus.

Prophylaxe und Therapie

Zur Prophylaxe bei Patientinnen mit schwerer Präeklampsie in der Anamnese hat sich inzwischen die Einnahme von 100 mg/d Acetylsalicylsäure p. o. durchgesetzt. Hierdurch lassen sich das Präeklampsierisiko und die Mortalität nachweislich senken. Leichte Verlaufsformen der Präeklampsie können unter engmaschiger Kontrolle eventuell ambulant überwacht werden. Bei schweren Formen ist die Einweisung in eine Klinik notwendig. Die einzige kausale Therapie ist die Entbindung, i. d. R. per Kaiserschnitt. Bei intensivmedizinischer Überwachung (Mutter und Fetus) kann evtl. die Lungenreife abgewartet werden bzw. eine Frühgeburtlichkeit vermieden werden. In der Zwischenzeit gilt Bettruhe für die Patientinnen. Zur Prophylaxe von Krämpfen wird bei schwerer Präeklampsie und Eklampsie Magnesium (initial Bolus 4–6 g i. v., dann 1 g/h i. v.) verwendet. Hier ist es wichtig, den Reflexstatus und die Atemfrequenz regelmäßig zu kontrollieren sowie auf die Diurese zu achten. Magnesium ist dem Phenytoin und Diazepam in Bezug auf Anfallsprophylaxe und neonataler Nebenwirkungen überlegen. Als Antihypertensiva kommen Dihydralazin (Nepresol®), α-Methyldopa (Presinol®), Urapidil (Ebrantil®) oder Nifedipin (Adalat®) infrage. Gleichzeitig sollte den Patientinnen Volumen zur Verbesserung der Rheologie gegeben werden. Niedrigdosiertes Heparin wird zur Thromboseprophylaxe eingesetzt. Der Einsatz von Diuretika ist nur bei Zeichen einer Hypervolämie (Lungenödem, Herzinsuffizienz) indiziert, da die uteroplazentare Perfusion durch die Reduktion des Plasmavolumens zusätzlich beeinträchtigt werden kann.

Auch nach erfolgter Entbindung müssen die Patientinnen weiterhin überwacht werden, da sich sowohl das HELLP-Syndrom als auch die Eklampsie noch 48 h postpartal manifestieren können. Der Blutdruck sollte bis zur Normalisierung regelmäßig gemessen werden (ggf. Eigenmessung).

Leberinsuffizienz

Eine Leberinsuffizienz kann entweder akut oder durch die Verschlechterung einer vorbestehenden Lebererkrankung entstehen. Mögliche Ursachen sind eine Zirrhose (z. B. Alkohol, Hepatitis, Budd-Chiari-Syndrom, primär biliäre Zirrhose, Hämochromatose, Morbus Wilson), Leberausfallskoma (ungenügende Entgiftung, z. B. im Rahmen einer gastrointestinalen Blutung bei Leberzirrhose, Infektion, Schock, Operation) oder Leberzerfallskoma (z. B. Paracetamolintoxikation, Halothan, Schwangerschaftshepatitis, Alkoholhepatitis).

Klinik und Pathophysiologie

Fast alle Organsysteme können bei der Leberinsuffizienz mit betroffen sein: Trotz eines erhöhten zirkulierenden Blutvolumens kommt es aufgrund einer peripheren Vasodilatation zur arteriellen Hypotonie. Dies bedingt u. a. eine renale Minderperfusion, die zur Aktivierung des Renin-Angiotensin-Aldosteron-System (RAAS) führt. Die Folge ist eine Natrium- und Wasserretention, es bilden sich Ödeme. Verstärkt werden diese durch einen Eiweißmangel (verminderte Produktion in der Leber). Die verminderte hepatische Eiweißproduktion betrifft aber auch die Gerinnungsfaktoren, mit erhöhter Blutungs- und Thromboseneigung. Die Glukoneogenese nimmt ab, die Patienten neigen zu Hypoglykämien. Aszites und Zwerchfellhochstand führen zu einer Abnahme der funktionellen Residualkapazität (FRC). Der intrapulmonale Shunt ist erhöht, der Sauerstoffgehalt im arteriellen Blut folglich vermindert.

Typische klinische Zeichen bei vorbestehendem Leberschaden sind eine Bauchglatze, ein Palmarerythem, Spider-Nävi und Gynäkomastie. Durch Ösophagusvarizen (aufgrund von Umgehungskreisläufen) kann es zu gastrointestinalen Blutungen kommen. Komplikationen sind eine hepatische Enzephalopathie, Aszites, eine spontane bakterielle Peritonitis, ein hepatorenales Syndrom und gastrointestinale Blutungen.

Therapie

Neben Kreislaufstabilisierung und Beatmung steht die kausale Therapie (wenn möglich) im Vordergrund, also z. B. die Hämodialyse oder -filtration bei Intoxikationen. Sie dient

auch der Elimination toxischer Stoffwechsel-produkte, wie Ammoniak. Elektrolytstörungen sind auszugleichen, wichtig ist die Restriktion der Natrium- und Wasserzufuhr. Neben Schleifendiuretika werden Aldosteronantagonisten, wie Spironolacton, eingesetzt. Bei der Ernährung ist auf eine kontinuierliche Zufuhr von Kohlenhydraten und Fetten zu achten, Aminosäurelösungen müssen vorsichtig dosiert werden. Gerinnungsstörungen werden mit Vitamin K (Konakion®) oder bei akuter Blutungsgefahr mit Fresh frozen plasma (FFP), Prothrombinkomplex (PPSB), evtl. Fibrinogen und nach strenger Indikationsstellung mit Thrombozytenkonzentraten therapiert.
In speziellen Zentren stehen außerdem Leberersatzverfahren (z. B. MARS®) zur kurzfristigen Überbrückung bis zur Transplantation zur Verfügung.

Delir

Definition

Das Delir ist ein akuter Verwirrtheitszustand mit Störung des Bewusstseins, der Wahrnehmung und eingeschränkter Orientierung. Es tritt bei bis zu 60 % der Intensivpatienten auf, nach Langzeitsedierung und -beatmung ist es sogar noch häufiger (80 %).

Klinik

Ein Delir kann sich sowohl durch Hyper- als auch durch Hypoaktivität äußern, was die Diagnosestellung erschwert. Dies erklärt, warum gerade bei älteren Patienten ein Delir der hypoaktiven Form häufig verkannt wird.

Ätiologie

Es kommen verschiedene Ursachen (▋ Tab. 1, Merkspruch: I watch death) für ein Delir infrage, oft ergeben sich aus der Anamnese, der klinischen und apparativen Untersuchung sowie den Laborwerten entscheidende Hinweise. Risikofaktoren für die Entwicklung eines Delirs sind schwere Erkrankung, Alkohol- oder Medikamentenabusus, höheres Lebensalter und vorbestehende kognitive Defizite.

Therapie

Bestätigt sich durch Anamnese, Untersuchung und Laborwerte eine der o. g. Ursache, muss diese natürlich therapeutisch angegangen werden. Neben allgemeinen Intensivmaßnahmen (Einhalten eines Tag-Nacht-Rhythmus, Reorientierung des Patienten, enterale Ernährung, frühe Mobilisation) kommen außerdem verschiedene Medikamente zum Einsatz, entsprechend der vorherrschenden Symptomatik:

▶ **vegetative Symptome:** Clonidin (Paracefan®, Catapresan®): verringert über Stimulation zentraler α_2-Rezeptoren die vegetative Überstimulation durch Noradrenalin
▶ **psychotische Symptome:** Haloperidol (Haldol®), Risperidon, Olanzapin: wirken antipsychotisch
▶ **Angst und Unruhe:** Benzodiazepine: wirken sedierend und antikonvulsiv, z. B. Midazolam (Dormicum®), Diazepam (Valium®) oder Lorazepam (Tavor®).

> Analgetika und Sedativa sollten ausgeschlichen werden, um einen Entzug und Delir vorzubeugen.

Alkoholentzugsdelir

Eine häufige Ursache für ein Delir ist der Alkoholentzug. Durch den Entzug kommt es zu einer Imbalance neuronaler Transmitter: Die dopaminerge Überstimulation im limbischen System führt zu Halluzinationen, während eine verminderte Aktivierung von GABA-Rezeptoren in einer erhöhten Krampfbereitschaft resultiert, und eine vermehrte Noradrenalinwirkung vegetative Symptome hervorruft.

Klinik

Desorientiertheit, Unruhe, Denkstörungen, Bewusstseinsstörungen und vegetative Veränderungen, wie Tachykardie, Schwitzen, Blutdruckschwankungen und Störungen der Thermoregulation, kommen vor.

Therapie

Zusätzlich zu den genannten Maßnahmen kommen in Betracht:

▶ **Clomethiazol (Distraneurin®):** wirkt antipsychotisch, sedierend und antikonvulsiv, hat aber ein hohes Abhängigkeitspotenzial. Nebenwirkungen: Atemdepression, bronchiale Hypersekretion und Hypotonie.
▶ **Vitaminsubstitution:** Eine Substitution von Vitamin B_1 (Thiamin) wird wegen der meist vorhandenen Mangelernährung empfohlen, ebenso die Vitamine A, C, B_3, B_6 und Folsäure.

I	Infection	Infektion
W	Withdrawal	Entzug
A	Acute metabolic	Akute metabolische Störung
T	Trauma	Trauma
C	CNS pathology	Pathologische ZNS-Erkrankung
H	Hypoxia	Hypoxie
D	Deficiencies	Mangelerkrankungen
E	Endocrinopathies	Endokrinologische Störungen
A	Acute vascular	Akute vaskuläre Erkrankungen oder Ischämie
T	Toxines, Drugs	Toxine oder Medikamente
H	Heavy metals	Schwermetallvergiftung

▋ Tab. 1: Ursachen des Delirs.

Zusammenfassung

✖ Um den Circulus Vitiosus des Schocks – bestehend aus Hypovolämie, vermindertem HZV, Hypoxie, Azidose und Gefäßschaden – zu durchbrechen, werden dem Patienten Sauerstoff und Volumen angeboten, eine kausale Therapie wird angestrebt.

✖ Bei der (Prä-)Eklampsie kommt es zu Hypertonie, Proteinurie und Symptomen am zentralen Nervensystem. Die Ätiologie ist unklar, immunologische Prozesse werden vermutet. Die kausale Therapie ist die Geburt. Zur Krampfprophylaxe wird Magnesium eingesetzt.

✖ Die Therapie des Delirs erfolgt symptomatisch mit α_2-Agonisten, Haloperidol, Benzodiazepinen und evtl. Clomethiazol.

Nosokomiale Pneumonie

Epidemiologie

Die nosokomiale (im Krankenhaus erworbene, *griech.* Nosokomeion = Krankenhaus) Pneumonie ist die zweithäufigste Krankenhausinfektion in den westlichen Ländern. Es ist die häufigste Todesursache unter den nosokomialen Infektionen. In Deutschland gibt es ca. 200 000 nosokomiale Pneumonien pro Jahr.

Risikofaktoren

Wichtigster Risikofaktor ist die maschinelle Beatmung über den Endotrachealtubus. Weitere Faktoren sind Immobilität und eine unzureichende Schmerztherapie (v. a. bei abdominellen Operationen) mit Sekretverhalt bei schwachem Hustenstoß und „Schonatmung".

Diagnostik

Die Diagnose „nosokomiale Pneumonie" betrifft Patienten, die mindestens 48 h stationär im Krankenhaus oder in einer Pflegeeinrichtung liegen. Sie wird gestellt beim Auftreten neuer Infiltrate im Thorax-Röntgenbild und mindestens zwei der folgenden Kriterien:

▶ Leukozytose > 12 000, Leukopenie < 4000
▶ Fieber > 38,3 °C, Hypothermie < 35,0 °C
▶ eitriges Trachealsekret.

Nachdem die Diagnose gestellt wurde und vor Therapiebeginn muss noch Tracheal- oder Bronchialsekret abgenommen werden, um die auslösenden Keime zu identifizieren und ein Antibiogramm zu erstellen. Bei Auftreten von Fieber sollte auch mindestens eine Blutkultur entnommen werden. Die Abnahme der mikrobiologischen Proben darf den Beginn der Therapie aber keinesfalls nennenswert verzögern!

Vor Beginn der Antibiotikatherapie wird Trachealsekret, bei Fieber werden auch Blutkulturen entnommen!

Therapie

Tarragona-Prinzip
Es beschreibt eine evidenzbasierte klinische Herangehensweise an eine Infektion. Dieses Vorgehen hat sich auf Intensivstationen etabliert:

1. Look at your patient.
2. Listen to your hospital.
3. Hit fast.
4. Hit hard.
5. Get to the point.
6. Focus, focus, focus.

1. Den Patienten ansehen Wichtig ist die Anamnese des Patienten: Ist er ein Risikopatient für Problemkeime (Pseudomonas) oder multiresistente Keime (MRSA, ESBL)? Zudem muss der Infektionsherd sofort identifiziert und (ggf. chirurgisch) saniert werden.

2. Lokale Resistenzen beachten Jedes Krankenhaus hat seine eigene Resistenzstatistik, die dem Anwender der Antibiotika bekannt sein sollte, um eine von vornherein inadäquate Therapie zu verhindern.

3. Möglichst schnell die Therapie beginnen Der Zeitpunkt des Therapiebeginns ist entscheidend. Mit jeder bis zur ersten Antibiotikagabe verstrichenen Stunde sinkt die Heilungschance rapide. Für Patienten im septischen Schock sind 5 % Mortalitätssteigerung pro Stunde beschrieben.

4. Der „Erstschlag" muss sitzen! Wichtig ist die Wahl der richtigen, **breiten Antibiotikakombination** zu Beginn der Therapie (nach Gewinnung von Blutkultur, Trachealsekret oder Wundsekret!). Eine Kombinationsgabe ist einer Monotherapie bei nosokomialen Infekten deutlich überlegen.

5. Gezielt Dosieren Wichtig sind ausreichende Gewebespiegel. Die Antibiotika werden oft unterdosiert, da Hypotonie und Nierenfunktionsstörung in der Sepsis häufig zu unnötiger Dosisreduktion führen. Mit frühzeitiger Volumentherapie (ggf. Katecholamingabe) ist dies ein vorübergehender Zustand. **Die erste Dosis sollte eine volle Wirkdosis sein.**

6. Gezielt nach Antibiogramm behandeln Nach ca. 72 h sollte das Ergebnis der mikrobiologischen Untersuchung vorliegen, und die Antibiotika sollten dem Antiobiogramm angepasst werden **(De-Eskalation).**

Führt man eine zu breite Antibiotikatherapie zu lange fort, erhöht man den Selektionsdruck auf die Krankheitserreger und leistet so der Resistenzbildung Vorschub!

Nach spätestens 7 – 10 Tagen sollte die Therapie beendet werden (Ausnahmen: Patienten mit langsamer Response auf die Therapie, Osteomyelitis, Endokarditis, nicht drainierbare Infektionsherde). Hat sich die Infektion nicht gebessert, sollte die Antibiotikagabe mindestens 24 h pausiert werden. Anschließend werden nochmals verschiedene Proben (Blutkultur, Trachealsekret, Wundsekret) zur mikrobiologischen Untersuchung abgenommen.

Prophylaxe

Da nosokomiale Pneumonien mit einer hohen Morbidität und immensen Folgekosten verbunden sind, ist ein deutliches Augenmerk auf die Prophylaxe zu legen. Die Prophylaxe ist eigentlich einfach und mit wenig Zeit- und Personalaufwand zu bewältigen.

Die wichtigste, aber immer noch die meist vernachlässigte Maßnahme ist die regelmäßige Händedesinfektion des Personals (auch Ärzte) vor und nach jedem Patientenkontakt.

Physikalische Maßnahmen
▶ frühzeitige Mobilisation
▶ regelmäßiges Atemtraining
▶ bei beatmeten oder immobilen Patienten Lagerungstherapie, Oberkörperhochlagerung (45 °), Vibrationsmassage.

Medikamentöse Maßnahmen
▶ ausreichende Schmerztherapie, um bei operierten Patienten ein tiefes Durchatmen zu ermöglichen (neue, orale Opioide machen eine irrationale Angst vor einer Atemdepression überflüssig), großzügige Indikation für rückenmarksnahe und periphere Nervenkatheter)
▶ Sekretolyse (N-Acetylcystein)
▶ Inhalationstherapie.

Sonstige Maßnahmen
▶ Vermeiden einer (verfrühten) endotrachealen Intubation, rechtzeitige Extubation zur Vermeidung ventilatorassoziierter Pneumonien (VAP).
▶ wenig Flachlage bei Patienten mit Magensonde, da diese den gastralen Reflux erleichtern kann.

Harnwegsinfekt

Epidemiologie

Harnwegsinfektionen sind auf Intensivstationen sehr häufig, da viele kritisch kranke Patienten einen Blasenkatheter erhalten. Erreger sind meist E. coli, Enterokokken, Pseudomonas aeroginosa, Klebsiella spp. und Candida albicans. Bei Nichterkennen droht eine Keimaszendierung mit Gefahr der Pyelonephritis und Septikämie.

Risikofaktoren

Als Risikofaktoren gilt der transurethrale Blasendauerkatheter (DK) mit langer Liegedauer und eine mangelnde Hygiene im Umgang mit diesem.

Diagnostik

Die Diagnose gilt gesichert beim Nachweis von mehr als 10^9 Bakterien im Urinteststreifen. Auch ein mikrobiologischer Keimnachweis im suprapubisch gewonnenen Urin ist möglich.

Therapie

Sinnvoll ist der Einsatz eines Fluorchinolons (z. B. Ciprofloxacin), das auch bei eingeschränkter Nierenfunktion gut wirkt. Wichtig bei Risikopatienten ist die Kombination mit einem Pseudomonas-wirksamen Antibiotikum.

Prophylaxe

Bei Anlage, Pflege und Wechsel eines DK sollten die Hygienevorschriften eingehalten werden. Ein transurethraler DK muss regelmäßig gewechselt werden. Bei vermuteter längerer Katheterpflichtigkeit ist frühzeitig an die Anlage eines suprapubischen Blasenkatheters zu denken.

Katheterassoziierte Infektionen (KAI)

Epidemiologie

Diese Infektionen werden ausgelöst durch **zentrale Venenkatheter** (ZVK), Dialysekatheter, arterielle Katheter, Ernährungssonden (PEG), Magensonden, Blasenkatheter, rückenmarksnahe und periphere Nervenkatheter. In Deutschland treten auf Intensivstationen ca. 10 000 katheterassoziierte Sepsisfälle pro Jahr auf.

Risikofaktoren

Das Risiko für eine KAI ist erhöht bei einer langen Liegedauer eines Katheters, bei **mangelnder Hygiene** während Pflege, Blutabnahme und Injektion sowie bei einer geschwächten Immunabwehr.

Diagnostik

Als Anzeichen einer KAI gelten neu aufgetretenes Fieber und gerötete, eitrige Einstichstellen. Nach Entfernung bessert sich die Symptomatik. Ein Keimnachweis kann auf dem Kathetermaterial erfolgen.

Therapie

Bei Fieber, Anstieg der Infektionsparameter und länger liegenden Kathetern sind **alle infrage kommenden Fremdkörper** („Plastikwechsel") sofort zu entfernen. Die Antibiotikatherapie erfolgt nach dem Tarragona-Prinzip.

Prophylaxe

▶ hygienische Händedesinfektion vor jeder Manipulation am Katheter
▶ Katheteransatz und Dreiwegehähne desinfizieren
▶ Infusionssystemwechsel alle 72 h, Verwendung von Infusionsfiltern
▶ Verbandwechsel unter Einhaltung aseptischen Bedingungen, entweder mit Mullkompressen oder als Transparentverband
▶ kein routinemäßiger Austausch des Katheters nach einer bestimmten Zeit
▶ keine Anwendung von antibiotikahaltigen Salben.

Intraabdominelle Infektionen

Ätiologie

Nach abdominellen Traumen und Operationen (intraabdominelle Abszesse) können sich infizierte Hämatome bilden. Bei Hohlorganperforation (Appendix, Divertikel, Ulkus) kann Darminhalt in die Bauchhöhle übertreten. Zudem ist nach Antibiotikatherapie eine pseudomembranöse Kolitis (Clostridium-difficile-Kolitis) mit septischer Streuung möglich. Durch länger anhaltende Stauung oder Ischämie der Darmwand beim mechanischen, aber auch beim paralytischen Ileus passieren die Bakterien die Mukosaschranke und translozieren in die freie Bauchhöhle.

Risikofaktoren

Risikofaktoren sind Immobilität und ein später Beginn der enteralen Ernährung. Auch bei Magen-Darm-Motilitätsstörungen und abdominellen Voroperationen (Bridenileus) ist das Risiko einer intraabdominellen Infektion erhöht.

Diagnostik

Die klinische Untersuchung bringt wichtige Hinweise, Bauchschmerzen treten aber bei vielen, unspezifischen Ursachen (v. a. postoperativ) auf. Goldstandard ist das **Abdomen-CT,** mit dem sowohl Abszesse, Perforationen als auch entzündlich veränderte Strukturen identifiziert werden können.

Therapie

Wichtigste Therapie ist die chirurgische Sanierung des Auslösers. Nach Entnahme von mikrobiologischen Abstrichen aus dem betroffenen Gebiet werden Antibiotika (ebenfalls nach dem Tarragona-Prinzip) eingesetzt. Antibiotika der Wahl währen Cephalosporine der dritten Generation, Breitspektrumpenizillin mit Laktamase-Inhibitor oder Imipeneme, kombiniert mit Metronidazol (Anaerobier-wirksam).

Prophylaxe (bei postoperativen Patienten)

Intraabdominelle Infektionen lassen sich durch eine frühzeitige enterale Ernährung und Mobilisation und eine optimierte Schmerztherapie (thorakale/lumbale Epiduralanästhesie) verhindern.

Zusammenfassung

✖ Die **nosokomiale Pneumonie** ist die wichtigste Krankenhausinfektion mit hoher Mortalitätsrate. Augenmerk ist auf die **Prophylaxe** zu legen.

✖ Bei neu aufgetretenem Fieber bei Patienten mit liegenden Infusions- oder Überwachungskathetern ist immer an eine **katheterassoziierte Infektion** zu denken.

✖ Patienten mit Blasenkatheter haben ein hohes Risiko für **Harnwegsinfekte.**

✖ Postoperative abdominelle Probleme werden am zuverlässigsten durch Mobilisation, suffiziente Schmerztherapie und frühzeitigen Kostaufbau verhindert.

Häufige intensivmedizinische Infektionen II

P. Keppeler

Die zunehmende Anzahl multimorbider und alter Patienten im Krankenhaus und der häufig zu schnelle Griff zu Antibiotika haben in den letzten Jahren zu rasant ansteigenden Fällen von **multiresistenten Erregern** geführt. Der Einsatz von falschen, unterdosierten oder zu lange gegebenen Antibiotika verursacht einen **Selektionsdruck,** d. h. Bakterien, die aufgrund einer Mutation oder durch Übertragung von **Resistenzmechanismen** eine Antibiotikatherapie überleben, vermehren sich, geben die Resistenz weiter und werden – meist durch ungenügende Hygiene – auf andere Patienten übertragen. Bei Gesunden sind diese Keime oft harmlos, bei Intensivpatienten jedoch können sie ernste Infektionen auslösen, die schwer therapierbar sind.

Problemkeime

MRSA

Staphylococcus aureus (STA) ist ein Bakterium, das **ubiquitär** auf und im Körper vorkommt. Bei Verletzungen der Haut kann es Infekte und Abszesse auslösen. Der „**Me**thicillin-**r**esistente **S**taphylococcus **a**ureus" (MRSA) hat ein zusätzliches „penicillinbindendes Protein" (PBP2), das ihn resistent gegen alle β-Lactamantibiotika und Carbapeneme macht, er ist nur mit Reserveantibiotika zu bekämpfen. MRSA ist heutzutage der am weitesten verbreitete Problemkeim. Etwa 21 % der STA-Besiedelungen in Deutschland sind MRSA.

Risiken
▶ pAVK
▶ schlechter Hautzustand, Ulzera
▶ vorangegangene Aufenthalte in Krankenhaus, Pflegeheim, neurologische Rehabilitation
▶ Antibiotikatherapie vor weniger als drei Monaten
▶ Hämodialyse.

Therapie (bei normaler Nierenfunktion)
▶ Vancomycin (zweimal 1 g/d)
▶ Linezolid (zweimal 600 mg/d)
▶ Tigecyclin (initial 100 mg, dann zweimal 50 mg/d)
▶ Daptomycin (einmal 5 mg/kg KG/d)
▶ Mupirocin-Salbe nasal
▶ Waschung mir Chlorhexidinseife.

MRSA-Träger im Krankenhaus müssen isoliert werden, bei Kontakt mit den Patienten müssen Kittel, Haube, Mundschutz und Handschuhe getragen werden, die so-fort im Zimmer entsorgt werden müssen. Bei Aufnahme von Patienten aus Einrichtungen des Gesundheitswesens (Altenheim, andere Kliniken) werden Patienten oft prophylaktisch isoliert, bis MRSA-Screening-Abstriche einen negativen Befund erbringen.

ESBL

Verschiedene Enterobakterien (u. a. E.coli, Klebsiella pneumoniae) bilden „**E**xtended **s**pectrum **b**eta-lactamase" (ESBL). Durch diese sog. **Breitspektrum-β-Lactamasen** sind sie gegen multiple β-Lactamantibiotika (Acylureidopenicilline, alle Reservecephalosporine) resistent. Auch Resistenzen gegen Glykopeptide und Chinolone sind bekannt.

Therapie
▶ Carbapeneme (z. B. Meropenem dreimal 1 g/d)
▶ Tigecyclin (initial 100 mg, dann zweimal 50 mg/d).

MRE/VRE

Enterokokken sind Keime der normalen Darmflora, die bei Übertritt aus dem Darmtrakt in die Lunge oder die Bauchhöhle (z. B. bei Darmperforation, Harnwegsinfekt oder Aspiration) pathogen werden können. Es existieren **m**ulti-**r**esistente und **V**ancomycin (bzw. Glycopeptid)-**r**esiste **E**nterokokken (Enterococcus faecalis, E. faecium). Diese Keime können wochenlang in der Umwelt überleben.

Risiken für das Auftreten einer Resistenz
▶ multiple Antibiotikagaben (Vancomycin)
▶ Therapie mit anaerobier-wirksamen Antibiotika
▶ Immunsuppression, abdominalchirurgische Eingriffe
▶ Übertragung durch direkten Kontakt und Hände des Personals.

Therapie
▶ Carbapeneme
▶ Linezolid (zweimal 600 mg/d)
▶ Tigecyclin (initial 100 mg, dann zweimal 50 mg/d).

Pseudomonas aeruginosa

Pseudomonas aeruginosa (PSA) ist ein sog. **Wasserkeim,** der unter widrigen Bedingungen (Wasserleitung, Klimaanlage) lange überleben kann. Häufig verursacht er Otitis externa („Urlaubssouvenir aus dem Pool"), bei pulmonal vorerkrankten Patienten (COPD, Lungenemphysem) kann er schwere Pneumonien auslösen. PSA hat ein **großes Chromosom,** auf dem fast alle gängigen **Resistenzmechanismen verankert** sind (Effluxpumpe, Verschluss von Membranporen, β-Lactamasen).

Risiken
Hierzu gehören COPD, Immunsuppression und Diabetes mellitus.

Therapie
▶ Ciprofloxacin (zweimal 400 mg/d) plus Piperacillin/Tazobactam (dreimal 4,5 g/d) oder Ceftazidim (dreimal 2 g/d)
▶ Carbapeneme (z. B. Meropenem dreimal 1 g/d)
▶ Tigecyclin (initial 100 mg, dann zweimal 50 mg/d).

Es häufen sich **Resistenzen gegen Carbapeneme.**

Pilzinfektionen

Verschiedene Pilze gehören zur normalen Darmflora, bei immunkompromittierten Patienten können sie schwere systemische Infektionen auslösen. Infektionen mit Schimmelpilzen sind immer exogen verursacht und treffen schwer immunsupprimierte Patienten. Die häufigsten intensivmedizinisch relevanten Pilze sind:

▶ Candida-Spezies: C. albicans, C. glabrata, C. krusei
▶ Aspergillus-Spezies: A. fumigatus, A. niger, A. flavus.

Epidemiologie
Candida spp. machen 90 % der Pilzinfektionen aus und verursachen europaweit ca. 13 % der Sepsisfälle (Platz 5 der Sepsisursachen). Hauptkeim ist C. albicans, der natürlich im Darm vorkommt, durch Antibiotika isoliert und durch Darmverletzung, -ischämie etc. zu systemischen Infektionen führen kann. Zunehmend sind auch Infektionen mit C. glabrata und C. krusei, die häufig gegen Fluconazol resistent sind (C. krusei grundsätzlich).

Risiken
▶ Therapie mit Breitspektrumantibiotika, Steroiden
▶ Operation bzw. Perforation von Magen oder Darm
▶ Immunsuppression, Dauer des Intensivaufenthalts.

Therapie

Gängige Antimykotika sind:

▶ Fluconazol (Diflucan®)
▶ Voriconazol (V-Fend®)
▶ Anidulafungin (Ecalta®).

Eine antimykotische Therapie bei Sepsis bei nichtneutropenischen Patienten ohne Pilznachweis ist nicht indiziert.

> Reagiert ein Intensivpatient mit dem Bild einer Sepsis nicht auf eine adäquate Antibiotikatherapie, muss an eine Pilzinfektion gedacht werden!

Infektionsprophylaxe

> **Die wichtigste Maßnahme zur Infektionsprophylaxe und -therapie ist und bleibt die Händedesinfektion:**
> ▶ vor und nach Patientenkontakt
> ▶ vor einer aseptischen Tätigkeit
> ▶ nach Kontakt mit potenziell infektiösem Material
> ▶ nach Kontakt mit der unmittelbaren Patientenumgebung.

Antibiotikatherapie

Nur bakterielle Infekte können mit Antibiotika bekämpft werden. Eine Besiedelung mit Bakterien ohne klinische Infektzeichen muss nicht therapiert werden. Grundsätzlich muss die **Ursache einer Infektion zeitgleich bekämpft** werden durch:

▶ chirurgische Sanierung
▶ Entfernung infizierter Fremdkörper
▶ Absaugen von Trachealsekret
▶ Belüftung von Atelektasen.

Die Therapie erfolgt nach dem Tarragona-Prinzip (s. S. 110/111). Bei schweren Infektionen und Risikopatienten ist initial eine Kombinationstherapie zu beginnen. Die Therapie beginnt grundsätzlich intravenös mit einer vollen Wirkdosis (auch bei Leber- oder Niereninsuffizienz).

> Vor Beginn einer antibiotischen Therapie Gewinnung von Material (zwei Blutkulturen, Trachealsekret, Katheterspitzen, Urinkultur) zur Keimidentifizierung und Erstellung eines Antibiogramms!

Kalkulierte Antibiose

Patienten mit einer klinisch apparenten Infektion (Fieber, Anstieg von Leukozytwen, CRP, Procalcitonin) und Verdacht auf bakterielle Ursache benötigen schnell eine antibiotische Therapie. Die Wahl des Antibiotikums richtet sich nach folgenden Faktoren:

Infektionsfokus
(Wo kommt der Infekt her?)

▶ Lunge (Pneumonie)
▶ Abdomen (Pankreatitis, Cholezystitis, Hohlorganperforation, Enteritis)
▶ Weichteile (Abszess, Ulzera)
▶ Knochen
▶ zentrales Nervensystem (Meningitis, Meningoenzephalitis)
▶ Fremdkörper (Katheterinfekt, Prothesen-infekt, Port).

Risikofaktoren des Patienten
(Mit welchen Problemen muss ich rechnen?)

▶ Infekt ambulant oder im Krankenhaus erworben
▶ Vorerkrankungen (Diabetes, COPD, Niereninsuffizienz, Leberfunktion)
▶ Immunsuppression (Kortikoide, chronische Erkrankungen, Zytostatika)
▶ Risiko für resistente Keime (vorangegangene Antibiotikagaben).

Eigenschaften des Antibiotikums
(Schafft das Antibiotikum, was ich will?)

▶ Gewebegängigkeit
▶ Plasmaspiegel
▶ Nebenwirkungsprofil.

Beispiele für kalkulierte Antibiotikatherapien*

▶ ambulant erworbene Pneumonie:
– Moxifloxacin (einmal 400 mg/d)
– Ampicillin/Sulbactam (dreimal 3 g/d).
▶ nosokomiale Pneumonie: Ciprofloxacin (zweimal 400 mg/d) plus Ceftazidim (dreimal 2 g/d) oder Piperacillin/Tazobactam (dreimal 4,5 g/d).
▶ abdominelle Infektion/Peritonitis:
– Ceftriaxon (einmal 1 g/d) plus Metronidazol (dreimal 0,5 g/d)
– Piperacillin/Tazobactam (dreimal 4,5 g/d).
▶ Meningitis: Ampicillin (sechsmal 2 g/d) plus Ceftriaxon (zweimal 4 g/d).
▶ Endokarditis: Ampicillin/Sulbactam (dreimal 3 g/d) plus Cefotaxim (dreimal 2 g/d) plus Gentamycin (dreimal 1 mg/kg KG/d).

*Diese Therapievorschläge sind beispielhaft und beziehen sich auf normale Leber- und Nierenfunktion. Sie entbinden nicht von der Verpflichtung Indikation, Dosierung und Verabreichung selbstständig zu überprüfen. In anderen Kliniken übliche Therapieregimes werden davon nicht berührt.

Zusammenfassung

✖ Infektionen mit multiresistenten Bakterien sind ein zunehmendes Problem bei Intensivpatienten.

✖ Moderne Reserveantibiotika sind Linezolid, Tigecyclin und Ertapenem.

✖ Infektionen mit Pilzen treffen i. d. R. immunsupprimierte Patienten und Langlieger auf Intensivstation.

✖ Bei schweren Infekten wird nach Entnahme von Material für mikrobiologische Diagnostik (Blutkultur, Trachealsekret, Urin, Abstriche) schnellstmöglich eine kalkulierte Antibiotikatherapie begonnen.

✖ **Wichtigste Maßnahme ist die strikte Hygiene des behandelnden Personals.**

Akutes Lungenversagen (ALI/ARDS)

L. Scholz

Das Syndrom des akuten Lungenversagens wurde erstmals 1967 beschrieben. Trotz der Etablierung neuer Behandlungsstrategien ist die Letalität mit ca. 50 % bei einer insgesamt fallenden Tendenz auch heute noch sehr hoch. Jährlich sind etwa 3:100 000 Einwohner von der Erkrankung betroffen. Die Frühphase ist durch ein Permeabilitätsödem des Kapillar- und des Alveolarendothels mit daraus folgender schwerer Gasaustauschstörung gekennzeichnet. Anhand des Oxygenierungsindex (Synonym: Horovitz-Index), des Quotienten aus arteriellem Sauerstoff-Partialdruck (in mmHg) und inspiratorischer Sauerstoff-Konzentration (paO_2/FiO_2), wird zwischen ARDS (Acute respiratory distress syndrome) und der milderen Form ALI (Acute lung injury) differenziert.

Berechnungsbeispiel
Gesunder Patient unter Raumluft (21 % Sauerstoff): paO_2 = 100 mmHg → paO_2/FiO_2 = 100/0,21 = 476.
ARDS-Patient unter Beatmung mit 100 % Sauerstoff: paO_2 = 75 mmHg → 75/1,0 = 75.

Definition
Das akute Lungenversagen ist durch folgende Kriterien definiert:

▶ akuter Beginn
▶ bilaterale Infiltrate in der Röntgenaufnahme des Thorax (▋ Abb. 1)
▶ Oxygenierungsindex ≤ 200 bei ARDS bzw. ≤ 300 bei ALI (unabhängig vom positiven endexspiratorischen Druck [PEEP])
▶ Linksherzinsuffizienz als Ursache der Oxygenierungsstörung klinisch, durch

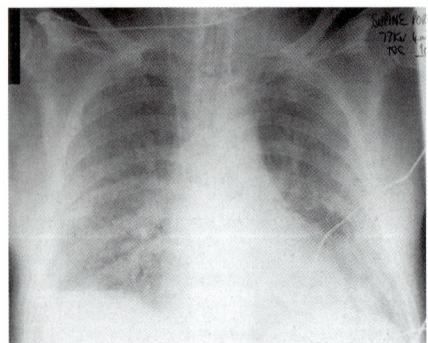

▋ Abb. 1: Bilaterale Infiltrate bei ARDS in der Röntgenaufnahme des Thorax. [26]

Pulmonal	Extrapulmonal
Pneumonien	SIRS, Sepsis
Thoraxtrauma mit Lungenkontusion	Massivtransfusion
Aspiration	Polytrauma
Inhalation toxischer Substanzen	Schwere Pankreatitis
	Prolongiertes Schockgeschehen
	SHT

▋ Tab. 1: Häufige Ursachen des akuten Lungenversagens.

Messung des pulmonalkapillären Verschlussdrucks mittels Pulmonalarterienkatheter (PAOP < 18 mmHg) oder in der Echokardiografie ausgeschlossen.

Ätiologie
Ein akutes Lungenversagen kann durch zahlreiche pulmonale und extrapulmonale Einflüsse ausgelöst werden (▋ Tab. 1).

Pathophysiologie des ARDS
Beim ARDS ist die Integrität der Blut-Luft-Schranke (alveolokapilläre Barriere) gestört, wodurch proteinreiche Flüssigkeit aus dem Gefäßsystem in die Alveolen übertritt **(Permeabilitätsödem).** Das zur Reduktion der Oberflächenspannung in den Alveolen benötigte Surfactant wird ausgewaschen und kann nicht mehr ausreichend erneuert werden. Folgen sind ein deutliches **Absinken der Lungencompliance** und eine ausgeprägte Neigung zur Bildung von **Atelektasen,** wodurch ein **Rechts-links-Shunt** und eine **Hypoxämie** entstehen. Die hypoxische pulmonale Vasokonstriktion (HPV), das interstitielle Ödem und der Verschluss von Kapillaren durch Mikrothromben rufen eine **pulmonale Hypertonie** hervor. Die hierdurch erhöhte rechtsventrikuläre Nachlast und der Abfall des Herzminutenvolumens führen zu einer weiteren Einschränkung des Sauerstofftransports. Zusätzlich kommt es zu einem **fibrotischen Umbau** des Lungenparenchyms. Durch andauernde Freisetzung von Zytokinen kann das akute Lungenversagen generalisieren und sekundär zu einer Sepsis und Multiorganversagen (MOV) führen.

Schädigung durch Beatmung
Im Rahmen des akuten Lungenversagens ist eine invasive Beatmung notwendig. Dabei kann die Beatmungstherapie das Krankheitsgeschehen selbst aufrechterhalten und zusätzliche Schäden (Ventilator-induced lung injury, VILI) verursachen. Die maschinelle Beatmung stellt eine mechanische Schädigung der Lunge dar (Volutrauma, Barotrauma, Biotrauma), wodurch eine Inflammationsreaktion ausgelöst bzw. unterhalten wird.

Klinik des ARDS
Die im Vordergrund stehenden Symptome beim ARDS sind Folge der Oxygenierungsstörung mit einer rasch progredienten Hypoxie und Dyspnoe. Wegen des erhöhten pulmonalarteriellen Drucks zeigen die Patienten oft Zeichen der Rechtsherzbelastung. Darüber hinaus wird das klinische Bild durch die Grunderkrankung bestimmt.

Therapie des ARDS
Die Behandlung des ARDS erfordert immer ein multimodales Therapiekonzept. Erfolgreich ist sie nur, wenn die Grunderkrankung ebenso wie begleitende bzw. auslösende Infektionen konsequent diagnostiziert und behandelt werden.

Maschinelle Beatmung
Ziel der Beatmung ist die Aufrechterhaltung eines suffizienten Sauerstoffpartialdrucks im Blut. Gleichzeitig soll aber eine Schädigung durch die Beatmung vermieden werden (lungenprotektive Beatmung, ▋ Tab. 2). Zur Verminderung der Scherkräfte werden niedrige Tidalvolumina empfohlen. Ein Kohlendioxidanstieg wird dabei toleriert. Durch Rekrutierungsmanöver können atelektatische Lungenareale eröffnet werden. Hierzu werden kurzzeitig hohe Beatmungsdrücke angewendet, ein erneuter Alveolarkollaps soll durch PEEP vermindert werden (Open-lung-Konzept). Zur Einstellung des PEEP-Niveaus existieren unterschiedliche Verfahren. Am ein-

fachsten ist die Einstellung mittels einer Tabelle in Abhängigkeit von der FiO_2. Initial sind häufig hohe inspiratorische Sauerstoffkonzentrationen notwendig, um die angestrebte arterielle Sauerstoffsättigung von 90 % zu erreichen. Grundsätzlich ist ein möglichst schneller Verzicht auf die invasive Beatmung wünschenswert. Das Weaning wird daher frühestmöglich durch Integration von spontanatmungsunterstützenden Beatmungsformen begonnen.

In entsprechenden Zentren werden bei schwersten Krankheitsverläufen mit therapierefraktärer Hypoxämie auch extrakorporale Oxygenierungsverfahren (ECMO, ▮ Abb. 2) oder Kohlendioxid-Eliminationsverfahren (ECLA) eingesetzt. Eine weitere Therapieoption stellt die Hochfrequenzoszillationsbeatmung (HFOV) dar.

Weitere Maßnahmen

Bei Patienten ohne septischen Schock konnte durch eine restriktive Flüssigkeitstherapie in den ersten Tagen nach Aufnahme auf die Intensivstation eine verkürzte Beatmungsdauer erzielt werden. Um im Falle eines septischen ARDS eine adäquate Organperfusion aufrechtzuerhalten, muss jedoch die Flüssigkeits- und Volumentherapie analog der Sepsisleitlinien (s. S. 104–106) nach zielwertorientierten Parametern gesteuert werden. Dies erfordert meist ein erweitertes hämodynamisches Monitoring.

In Einzelfällen kommen inhalative pulmonale Vasodilatoren zur Anwendung, die jedoch nur bei etwa der Hälfte der Patienten die gewünschte Wirkung zeigen. Inhalativ verabreichtes Stickstoffmonoxid (iNO) bewirkt in den ventilierten Lungenbereichen eine selektive Vasodilatation. Bei weitgehend fehlenden systemischen Nebenwirkungen wird der Blutfluss hierdurch aus den nicht ventilierten Lungenarealen zugunsten der gesunden Anteile umverteilt, und das Ausmaß des Rechts-links-Shunts verringert sich. Als weitgehend wirkungslos hat sich bei Erwachsenen die bei Frühgeborenen etablierte Gabe von Surfactant erwiesen.

▶ (Druck)kontrollierte Beatmung							
▶ V_T auf 6 ml/kg KG Idealgewicht reduzieren							
▶ Druckplateau auf ≤ 30 cmH₂O halten							
▶ Ggf. Tidalvolumen auf 4 ml/kg reduzieren, um Plateaudruck unter 30 cmH₂O zu halten							
▶ SaO_2/SpO_2 90 – 95 %							
▶ Voraussichtlicher PEEP in Abhängigkeit von FiO_2:							
FiO_2	0,3	0,4	0,5	0,6	0,7	0,8	0,9	1,0
PEEP	5	5 – 8	8 – 10	10	10 – 14	14	14 – 20	20 – 24

▮ Tab. 2: Lungenprotektive Beatmung.

Lagerung

Etwa zwei Drittel aller ARDS-Patienten reagieren mit einer deutlichen Verbesserung der Oxygenierung, wenn sie in Bauchlage verbracht werden. Der Erfolg der Maßnahme erklärt sich u. a. aus der Wiedereröffnung von Atelektasen. Das sichere Verbringen in die Bauchlage ist bei instabilen Patienten nicht unproblematisch und erfordert eine gute Vorbereitung. Aus pflegerischer Sicht ist eine erhöhte Dekubitusgefährdung zu beachten, weshalb eine druckfreie Lagerung besonders gefährdeter Bereiche wie der Augen, der Nase, des Larynx und des Abdomens angestrebt werden sollte.

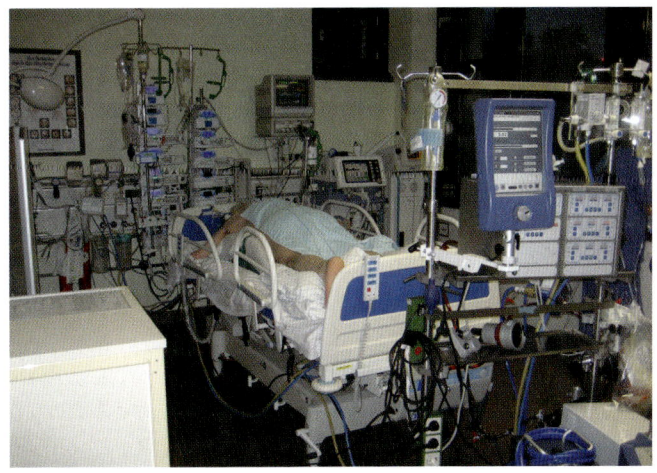

▮ Abb. 2: ECMO. [5]

Zusammenfassung

✖ Das akute Lungenversagen kann durch eine Vielzahl von Ursachen ausgelöst werden. Zugrunde liegt ein inflammatorischer Prozess, der zu Permeabilitätsödem, Atelektasenbildung und zur fibrosierenden Alveolitis führt. Schwere Krankheitsverläufe können in ein MOV übergehen.

✖ Ein akutes Lungenversagen liegt bei einem Oxygenierungsindex ≤ 200, bilateralen Infiltraten in der Röntgenaufnahme des Thorax, akutem Beginn und ausgeschlossener Linksherzinsuffizienz vor.

✖ Als gesicherte Therapieverfahren beim akuten Lungenversagen gelten die Behandlung der Grunderkrankung, eine Beatmung mit niedrigem Tidalvolumen sowie die ECMO-Therapie und Bauchlage bei schwersten Verläufen.

✖ Die Beatmung erfolgt lungenprotektiv durch Beatmung mit Einstellung eines hohen PEEP, niedrigen Tidalvolumina und an das arterielle Kohlendioxid angepasste Atemfrequenzen, wobei ein moderater Kohlendioxidanstieg toleriert wird.

Hirntoddiagnostik und Organspende

J. Vater

Obwohl die Zahl der Organtransplantationen in den vergangenen Jahren leicht gestiegen ist, warten dennoch immer noch deutlich mehr Patienten auf ein geeignetes Spenderorgan. Im Jahr 2009 konnten fast 4000 postmortal gespendete Organe von ca. 1200 Organspendern transplantiert werden. In Deutschland wird das Organtransplantationswesen von der Deutschen Stiftung Organtransplantation (DSO) organisiert. Die Mittel stammen aus einem gemeinsamen Budget der Krankenkassen.

Hirntoddiagnostik

Die Bundesärztekammer hat 1997 eine Richtlinie zur Feststellung des Hirntods nach einem Dreistufenschema herausgegeben (❚ Abb. 1).

Voraussetzungen

Noch bevor mit der eigentlichen Diagnostik begonnen werden darf, müssen alle möglichen Ursachen eines Komas (Intoxikationen, Medikamente, Hypothermie, Schock, metabolische, endo-

Primäre Hirnschädigung	Sekundäre Hirnschädigung
Es werden zusätzlich supra- von infratentoriellen Störungen unterschieden: ▶ Blutungen ▶ Perfusionsstörungen ▶ Tumoren ▶ Entzündungen des Gehirns ▶ Schweres SHT	Mittelbar durch Stoffwechselvorgänge das Gehirn betreffende Prozesse nach: ▶ Kreislaufstillstand ▶ Intoxikation

❚ Tab. 1: Ursachen primärer und sekundärer Hirnschädigungen.

krine oder entzündliche Erkrankungen) ausgeschlossen sein. Voraussetzung für die Diagnose des Hirntods ist der zweifelsfreie Nachweis einer Hirnschädigung, wobei zwischen **primären und sekundären Ursachen** zu unterscheiden ist (❚ Tab. 1).

Klinische Untersuchung

Im Rahmen einer klinischen Untersuchung, die von zwei qualifizierten Ärzten durchzuführen ist, die nicht mit der Entnahme oder Übertragung der Organe befasst sein dürfen, muss das gleichzeitige Vorliegen von Koma, Apnoe und Hirnstammareflexie nachgewiesen werden.

Der Nachweis der Hirnstammareflexie erfolgt durch Prüfung fünf verschiedener Reflexmuster, welche die Funktion des Hirnstamms auf unterschiedlichen anatomischen/funktionellen Ebenen repräsentieren:

▶ Pupillenreaktion
▶ okulozephaler Reflex
▶ Hornhautreflex
▶ Schmerzreaktion im Gesicht
▶ Pharyngeal- und Trachealreflex.

Nachweis der Irreversibilität

Schließlich ist nachzuweisen, dass die klinisch erhobenen Befunde auf einem irreversiblen Schaden beruhen. Dies erfolgt entweder durch Wiederholung der Untersuchung durch dieselben Ärzte nach einem Zeitintervall von 12 – 72 h (abhängig von Alter des potenziellen Spenders und Ort der Schädigung) oder durch zusätzliche apparative Diagnostik (❚ Abb. 2):

▶ EEG
▶ akustisch oder somatosensorisch evozierte Potenziale (AEP/SEP)
▶ transkranielle Doppler-Sonografie
▶ Perfusionsszintigrafie
▶ Angiografie der hirnversorgenden Arterien.

Hiermit wird entweder ein Stillstand der Hirnperfusion oder ein Funktionsverlust nachgewiesen.

Organspende

In Deutschland gilt für die Organspende die **erweiterte Zustimmungsregelung.** Das bedeutet, der potenzielle Spender muss der Spende zu Lebzeiten zustimmen und dies am besten schriftlich (z. B. im Organspendeausweis) do-

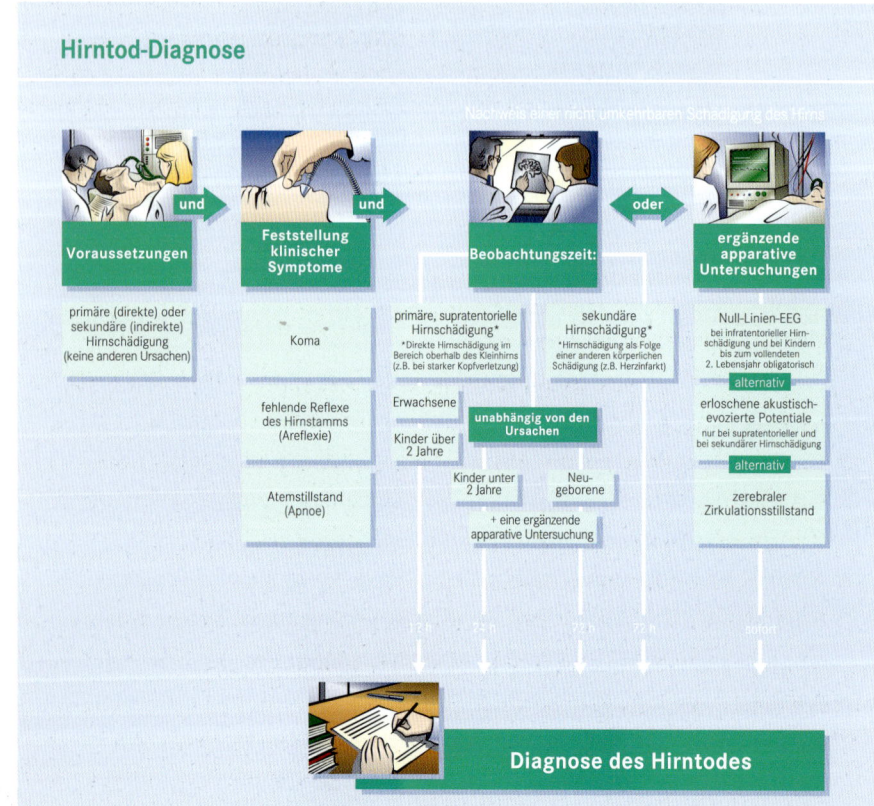

❚ Abb. 1: Ablaufschema Hirntoddiagnostik. [27]

kumentieren. Liegt keine schriftliche Äußerung über eine Spendebereitschaft oder -ablehnung vor, entscheiden die nächsten Angehörigen nach dem mutmaßlichen Willen des Patienten.

Nach **Feststellung des Hirntods** (s. o.) und erteiltem Einverständnis zur Organentnahme wird der Spender auf mögliche Infektions- oder maligne Erkrankungen untersucht, um den Empfänger nicht einer zusätzlichen Gefahr auszusetzen.

Steht einer Organspende aus medizinischen Gründen nichts mehr im Weg, werden alle erforderlichen Daten an Eurotransplant in Leiden (Niederlande) weitergeleitet. Hier erfolgt die Zuteilung der Organe an den am besten geeigneten Empfänger.

Organentnahme

Die DSO organisiert den Ablauf der Organentnahme in Absprache mit der „Spenderklinik" und dem Transplantationszentrum.

Vom Transplantationszentrum wird meist auch das ärztliche Operationsteam gestellt und in die entsprechende Klinik gebracht.

Während der Operation werden die Organe mit einer speziellen Lösung (Histidin-Tryptophan-Ketoglutarat-Lösung oder University-of-Wisconsin-Lösung) blutleer gespült, sodass sich keine Blutgerinnsel bilden, und rasch auf 4 °C heruntergekühlt. Neben der rein thermischen Kühlung der Organe wird durch die spezielle Zusammensetzung der Spüllösungen eine zusätzliche **Konservierung** erreicht (Azidosepufferung, Reduzierung des Zellödems, Bereitstellung von Energieträgern, Radikalfänger). Die Organentnahme gleicht in Umfang und Sorgfalt einer Operation an Bauch und/oder Brustkorb. Die Organe im Brustkorb (Herz und Lunge) werden vor jenen im Bauchraum entnommen, sofern sie für die Organspende freigegeben wurden. Ein Anästhesieteam überwacht während der Entnahmeoperation Kreislauf und Beatmung des Organspenders, bis die Entnahme von Herz und Lunge abgeschlossen sind. Eine **Narkose ist nicht notwendig** und wäre unwirksam, da das Gehirn nicht mehr perfun-

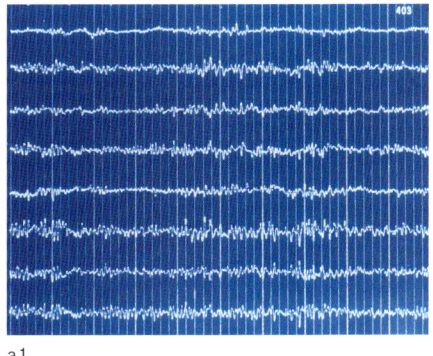
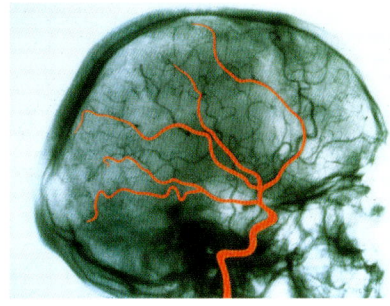

a1   a2

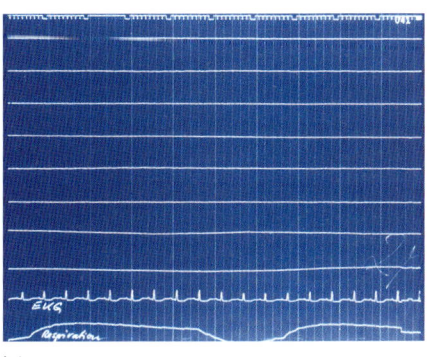
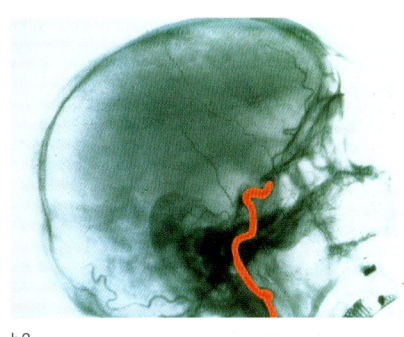

b1   b2

■ Abb. 2: EEG und Angiogramm bei Hirntod. [28]
a1) Normales EEG eines Gesunden.
a2) Angiografie Normalbefund unter Darstellung aller Äste der Aa. carotides interna und externa.
b1) Isoelektrische Stille („Nulllinien-EEG") bei einem Hirntoten. Nur die elektrische Aktivität des Herzens (EKG, neunter Kanal) sowie Artefakte durch maschinelle Beatmung (zehnter Kanal) sind erkennbar.
b2) Befund im Hirntod: Es stellen sich nur die Äste der A. carotis externa dar. Der Blutfluss in der A. carotis interna und A. vertebralis ist beim Eintritt in die Schädelhöhle unterbrochen.

diert wird und somit die Narkotika nicht mehr an ihren Wirkort gelangen können. Allerdings kann zur Dämpfung von spinalen Reflexen das Muskelrelaxans Pancuronium verabreicht werden. Im Anschluss an die Organentnahme

wird der Spender wie bei anderen Operationen durch Nähte verschlossen und verbunden. Äußerlich weisen nur Verbände auf die Organentnahme hin. Die Organe werden verpackt, gekühlt und zur transplantierenden Klinik transportiert.

Zusammenfassung

✖ Die Hirntoddiagnostik unterliegt strengen gesetzlichen Auflagen und läuft nach einem genau festgelegten Dreistufenschema ab.

✖ Für eine Organspende gilt in Deutschland die erweiterte Zustimmungsregelung.

✖ Die Organisation im Zusammenhang mit der Organspende und Transplantation übernimmt die DSO.

✖ Die Organentnahme läuft wie eine geplante Operation ab. Zur Konservierung werden die Organe gekühlt und vor Explantation mit einer speziellen Spüllösung behandelt.

✖ Eine Narkose ist während der Organentnahme nicht erforderlich. Ein Anästhesieteam überwacht aber die künstlich aufrechterhaltenen Vitalfunktionen.

Akutschmerz

Postoperativer Schmerz gehört neben Übelkeit und Erbrechen (PONV) zu den Hauptängsten einer Mehrheit der Patienten. Seit April 2009 liegt die geänderte Fassung der S3-Leitline zur Behandlung von perioperativen und posttraumatischen Schmerzen der Deutschen Interdisziplinären Vereinigung für Schmerztherapie (DIVS) vor und schildert nach evidenzbasierten Kriterien auf über 300 Seiten die gültigen Empfehlungen zur Analgesie.

Die Grundprinzipien der perioperativen Akutschmerztherapie sind eng an das Tumorschmerzmodell der WHO angelehnt.

Tumorschmerzmodell nach WHO

Für die Versorgung von Tumorschmerzpatienten gibt es seit Jahren ein praktikables Stufenschema der Weltgesundheitsorganisation (WHO). Dieses Konzept kombiniert in drei Stufen Nichtopioide mit niedrig- bis hochpotenten morphinartigen Analgetika (▌Abb. 1):

▶ **Stufe 1:** Einsatz von Nichtopioiden aus verschiedenen Substanzklassen
▶ **Stufe 2:** Kombination der Nichtopiode mit einem niedrigpotenten Opioid (z. B. Tramadol, Tilidin/Naloxon oder Dihydrocodein)
▶ **Stufe 3:** Einsatz von hochpotenten Opioiden statt der weniger potenten.

> **Niemals niedrig und hochpotente Opioide kombinieren!**

Der Einsatz von Koanalgetika oder Adjuvanzien, wie Protonenpumpenhemmer bei Verwendung von nichtsteroidalen Antirheumatika (NSAR), Laxanzien und Antiemetika zur Milderung von typischen Nebenwirkungen der Opiate und Opioide, ist obligat.

> **Koanalgetika**
> Pharmaka, die selbst keine analgetische Potenz aufweisen, jedoch die Wirkung von beispielsweise Opioiden verstärken können. Einige Antiepileptika und Antidepressiva werden dieser Gruppe zugeordnet.

> **Adjuvanzien**
> Pharmaka, die typische Nebenwirkungen der Analgetika abmildern oder verhindern sollen (Protonenpumpenhemmer, Laxanzien, Antiemetika etc.).

Basisanalgesie

In Abhängigkeit von Darreichungsform und Wirkdauer des entsprechenden Wirkstoffs werden ein oder auch mehrere Basisanalgetika verordnet, um den Grundbedarf an Schmerzmitteln zu sichern (▌Tab. 1). Bei der Auswahl der Wirkstoffe sollte man auf unterschiedliche Wirkmechanismen achten, um Synergieeffekte zu nutzen.

Typischerweise werden als Basisanalgetika NSAR oder andere Nichtopioide, wie Metamizol, verwendet (Stufe 1 nach WHO). Nach größeren Traumata oder Operationen kann es durchaus erforderlich sein, ein Opioid bereits als Basisanalgetikum einzusetzen. Hier empfiehlt sich die Verwendung von Retardpräparaten, die nur ein- oder zweimal pro 24 h eingenommen werden müssen. Diese speziellen Galeniken sichern einen kontinuierlichen Wirkspiegel und unterstützen durch weniger Einnahmezeitpunkte die Compliance des Patienten. In der Therapie chronischer Schmerzen ist die Verwendung eines mit hochpotentem Opioid befüllten **transdermalen therapeutischen Systems** (TTS, Schmerzpflaster) ebenfalls Bestandteil der Basisanalgesie. Für den Akutschmerz sind TTS nicht geeignet,

Wirkstoff	Dosis und Dosierungsintervall
Metamizol	8 – 16 mg/kg = 500 – 1000 mg alle 4 – 6 h
Paracetamol	500 – 1000 mg alle 4 – 6 h p.o. 1 g alle 4 – 6 h als Kurzinfusion i. v.
NSAR	
Diclofenac	Dreimal 50 mg/d alle 8 h Zweimal 75 mg/d alle 12 h bei Verwendung von Voltaren resinat®
Ibuprofen	(200)–400 – 600 mg alle 4 – 6 h
Selektive COX-2-Hemmer	
Celecoxib	200 mg alle (8–)12 h
Etoricoxib	Einmal 60 – 90 – 120 mg/d
Parecoxib	20 – 40 mg alle 8 – 12 h (max. 80 mg/d) i. v. als Kurzinfusion oder i. m.
Opioide	
Tramadol, z. B. als Tramal long®	100 – 200 mg alle 12 h
Tilidin/Naloxon, z. B. als Valoron N ret.	50/2 – 100/4 mg alle 12 h
Oxycodon ret.	5 – 80 mg alle 12 h

▌Tab. 1: Basisanalgetika und Verordnungshilfen.

weil es einige Tage dauert, bis sich ein stabiles Wirkdepot aufbaut und die adäquate Dosis für den Patienten gefunden ist.

Rescue-Medikation

Bei plötzlichen **Durchbruchschmerzen oder Schmerzspitzen** muss dem Patienten die Möglichkeit gegeben werden, sich zusätzliche Analgetikadosen anzufordern (▌Tab. 2).

In Abhängigkeit von den verwendeten Basisanalgetika werden entweder **zusätzliche Nichtopioide** oder auch **Opioide** als Rescue-Medikation eingesetzt.

Entscheidend ist, dass die Zeitdauer von der Verabreichung bis zum Einsetzen der Wirkung möglichst kurz sein soll. Dies ist bei der Auswahl der Darreichungsform zu beachten. Auf Stufe 3 des Stufenschemas der WHO gibt es beispielsweise die Möglichkeit, eine Schmelztablette (Buprenorphin) oder einen „Lolli" (Fentanyl) zu verabreichen.

Risiken der medikamentösen Schmerztherapie

▶ Opioide können zu Übelkeit, Erbrechen und Obstipation führen, der Einsatz von Adjuvanzien ist daher als obligat anzusehen.
▶ Bei der Anwendung von Opioiden sind bei Überdosierungen Vigilanzminderungen und Atemdepression möglich.

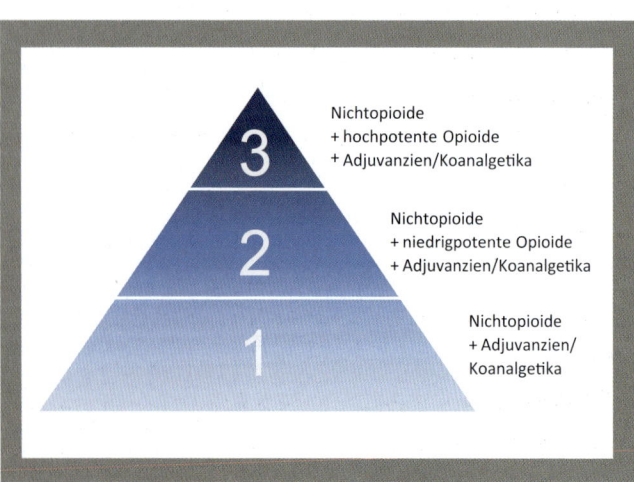

3 Nichtopioide + hochpotente Opioide + Adjuvanzien/Koanalgetika

2 Nichtopioide + niedrigpotente Opioide + Adjuvanzien/Koanalgetika

1 Nichtopioide + Adjuvanzien/ Koanalgetika

▌Abb. 1: Stufenmodell zur Tumorschmerztherapie. [1]

Wirkstoff	Dosis und Dosierungsintervall
Metamizol	8 – 16 mg/kg = 500 – 1000 mg als Tropfen: 20 – 40
Paracetamol	1 g als Kurzinfusion i. v.
Selektive COX-2-Hemmer	
Parecoxib	20 – 40 mg i. v. als Kurzinfusion
Opioide	
Tramadol	50 – 100 mg = 20 – 40 Tropfen p. o. 50 – 100 mg i. v. als Kurzinfusion (Antiemetikum!)
Tilidin/Naloxon	50 – 100 mg = 20 – 40 Tropfen p. o.
Piritramid	3,75 – 7,5 mg als Kurzinfusion i. v.

▌ Tab. 2: Rescue-Medikationen mit Verordnungs-hilfe.

▶ Unter Regionalanästhesie und Opioiden muss mit Harnverhalt gerechnet werden.
▶ Bei Anwendung von NSAR können postoperativ Nierenfunktionsstörungen (v. a. bei Volumenmangel!) und gastrointestinale Blutungen auftreten.
▶ Bei zu rascher Infusion kann es unter Metamizol (und Dolantin) zu Blutdruckabfällen kommen.
▶ Allergische Reaktionen sind möglich.

Konzepte

Präoperative Analgesie

In den letzten Jahren konnte trotz mehrfacher Studien nicht nachgewiesen werden, dass eine präemptive Analgesie zu einem geringeren postoperativen Opiatbedarf führt. Da es offensichtlich keinen Vorteil für den Patienten gibt, wird daher derzeit keine Empfehlung für eine präoperative Analgesie ausgesprochen.
Vor geplanten Amputationen sollte zur Reduktion des Phantomschmerzrisikos für eine gute Analgesie gesorgt werden (s. S. 122/123).

Intraoperative Analgesie

Neben der klassischen medikamentösen Analgesie mit hochpotenten Opioiden wird empfohlen, parallel ein Regionalanästhesie-verfahren als Single-shot oder kathetergestützt anzuwenden, wenn keine Kontraindikationen vorliegen. Dafür gibt es folgende Gründe:

▶ Leitungsanästhesie- und neuroaxiale Anästhesieverfahren können nachweislich den perioperativen Analgetikabedarf senken.
▶ Die frühe Mobilisationsfähigkeit wird durch Schmerzkatheter gefördert.

▶ Eine adäquate Periduralanästhesie kann durch Sympathikusblockade die perioperative Stressreaktion senken und ist insbesondere für kardial vorbelastete Patienten von Vorteil.
▶ Darmotilität und Perfusion der abdominellen Organe werden durch eine Periduralanästhesie verbessert.

Wie einige Studien mit Nichtopioiden zur perioperativen Schmerztherapie gezeigt haben, kann die intraoperative Gabe von NSARs oder Metamizol den postoperativen Opiatbedarf senken.

Postoperative Analgesie

Primäres Ziel muss es sein, eine möglichst rasche Schmerzfreiheit oder zumindest eine geringe Schmerztiefe zu erreichen. Hierfür sind kleine Boli eines mittel- bis hochpotenten Opioids (z. B. 2 – 3 mg Piritramid alle 3 – 5 min bis zur Schmerzfreiheit) am besten geeignet. Im Aufwachraum sind die Patienten ausreichend überwacht, sodass die Sorge um die Atemdepression unbegründet ist. Für die weitere stationäre Betreuung haben sich Schmerzstandards nach dem oben beschriebenen WHO-Modell bewährt.
Die bereits vor der Operation angelegtem Schmerzkatheter werden je nach Operationstrauma und Lage für mehrere Tage belassen und zur Basisanalgesie benutzt.
Die patientenkontrollierte Analgesie (PCA, ▌ Abb. 2), als i. v. Medikation oder in Kombination mit eine Regionalanästhesie (Patient controlled epidural analgesia [PCEA] etc.), erlaubt es dem Patienten, seine Schmerztherapie in vorher festgelegten Sicherheitsgrenzen selbst zu steuern.

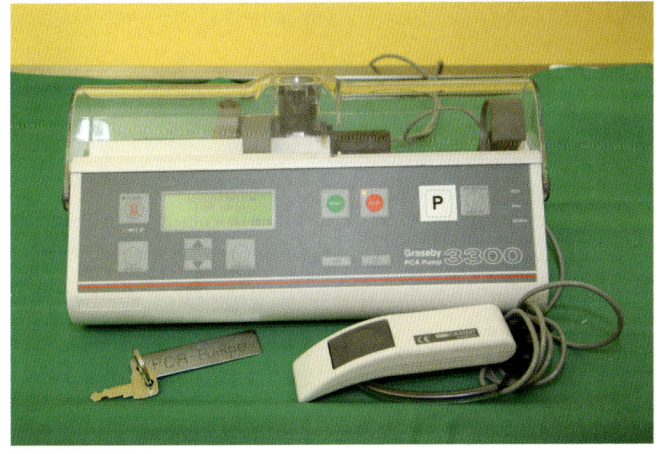

▌ Abb. 2: PCA-Pumpe. [1]

Zusammenfassung

✖ Das Grundprinzip der perioperativen Akutschmerztherapie ist an das WHO-Stufenmodell zur Tumorschmerzbehandlung angelehnt:
– Immer Basisanalgetika und zusätzlich Rescue-Medikation bei Schmerzspitzen und Durchbruchschmerzen geben.
– Wirkstoff mit unterschiedlichem Wirkmeachnismus kombinieren, um Synergieeffekte zu nutzen.
– Niemals niedrig- und hochpotente Opioidanalgetika kombinieren.
– Immer Koanalgetika und Adjuvanzien verordnen.
– Im perioperativen Bereich, wann immer möglich, (kathetergestützte) Regionalanästhesie einsetzen.
– Patientenkontrollierte Analgesie einsetzen als Ergänzung zur Basisanalgesie bei Schmerzspitzen.

Kopf- und Rückenschmerz

J. Vater

Kopfschmerz

Spannungskopfschmerz

Definition

Die episodische Form des Spannungskopfschmerzes (Häufigkeit 15–20 %) dauert Minuten bis Tage an und tritt nur gelegentlich für 1–2 Tage auf. Bei mehr als 15 Attacken im Monat wird von der chronischen Form gesprochen. Es gibt Übergangsformen zur Migräne. Beide Kopfschmerzformen können auch gemeinsam auftreten.
Zur Abgrenzung gegenüber der Migräne werden Schmerzcharakter, Lokalisation und das Fehlen der Aura herangezogen. Photo- und Phonophobie treten beim Migränekopfschmerz immer zusammen auf.

Differenzialdiagnosen

Mögliche Differenzialdiagnosen sind medikamenteninduzierter, postpunktioneller oder posttraumatischer Kopfschmerz. Jeder zweite intrakranielle Tumor geht mit Kopfschmerzen einher, die Kriterien des Spannungskopfschmerzes erfüllen. Im Rahmen von chronischen Infekten (Sinusitis) können ebenfalls Kopfschmerzen auftreten. An eine Arteriitis temporalis oder einen Pseudotumor cerebri muss ebenfalls gedacht werden.

Therapie

Episodische Verläufe werden mit klassischen Kopfschmerztabletten behandelt:
▶ Acetylsalicylsäure (1 g) oder
▶ Naproxen 500 mg und/oder
▶ Paracetamol 1 g.

Bei chronischem Spannungskopfschmerz werden trizyklische Antidepressiva, wie Amitriptylin, in einer Startdosis von 10 mg/d verordnet und zusätzlich verhaltenstherapeutische Maßnahmen empfohlen.

Migräne

Einteilung

Bei der Migräne (Häufigkeit 10 %), einem idiopathischen Kopfschmerzsyndrom, werden zwei Hauptformen unterschieden (▮ Tab. 1). Als Komplikation kann es zum Status migraenosus kommen. Bei der Therapie werden Akuttherapie und Prophylaxe unterschieden. Auch der Schwergrad der Beschwerden beeinflusst die Behandlung.

Therapie

Leichte und mittelschwere Migräneattacke: Analgetikum + Antiemetikum oder Triptan + Antiemetikum.
Mittelschwere und schwere Migräneattacke: Triptan + Antiemetikum.

Die Wirkung der Triptane ist zu Beginn der Attacke besser.

Migräneprophylaxe

Die Indikation für eine Prophylaxe steht in engem Zusammenhang mit dem Leidensdruck und der Einschränkung der Lebensqualität durch den Schmerz. Einen Einfluss haben hier z. B. die Dauer (Attacken über 72 h), die Häufigkeit (über drei Attacken im Monat) und die Qualität (komplizierte Attacken mit neurologischen Ausfällen von mehr als einer Woche Dauer) der Attacken. Mittel der ersten Wahl sind β-Blocker (Metoprolol, Propranolol) oder Kalziumantagonisten (Flunarizin). Im Off-label-use können auch Antikonvulsiva (Valproat, Topiramat) eingesetzt werden. Erst in zweiter Linie verwendet man Bisoprolol, Naproxen, Magnesium, Amitriptylin und Phytotherapeutika (Pestwurz, Mutterkraut). Ergänzend zur Pharmakotherapie sollten verhaltenstherapeutische Maßnahmen und Ausdauersport verordnet werden.

Cluster-Kopfschmerz

Definition

Bei den meisten Patienten treten die Attacken dieses idiopathischen Kopfschmerzes (Häufigkeit 0,04–0,09 %) in Serien über Wochen oder Monate auf, wobei es eine jahreszeitliche Häufung im Frühjahr und Herbst gibt. Männer sind sechsmal häufiger betroffen. Mögliche Auslöser sind Nitrate, Flackerlicht, Alkohol oder Histamin. Im Gegensatz zur Migräne fehlen häufig Prodromi und die Patienten neigen zu motorischer Unruhe (Umherlaufen etc.).
Chronische Verläufe dauern über ein Jahr ohne Remission oder mit Pausen von weniger als einem Monat. Bei episodischem Verlauf treten die Perioden über einen Zeitraum von sieben Tagen bis zu einem Jahr auf. Schmerzfreie Intervalle von vier Wochen liegen dazwischen. Die Attacken treten i. d. R. in den Nachtstunden auf.

Die Schmerzen sind streng einseitig und orbital, supraorbital oder temporal lokalisiert, werden als bohrend, brennend und unerträglich empfunden und dauern zwischen 15 min und 3 h an. Mehrere Attacken pro Tag sind möglich.

Begleitsymptome

Während oder nach einer Attacke tritt mindestens eines der folgenden Begleitsymptome auf:
▶ konjunktivale Injektionen, Lakrimation
▶ Schwellung der Nasenschleimhaut und Rhinorrhö
▶ Miosis, Ptosis, ipsilaterales Lidödem
▶ Schwitzen im Stirn- und Gesichtsbereich.

Therapie

Eine akute Clusterattacke kann durch Inhalation von **Sauerstoff** (8 l via Maske für 15 min), die Anwendung von **Sumatriptan** (s. c. oder Nasenspray) oder Lidocain (lokal intranasal) erfolgen. Zur Durchbrechung des Clusters wird hoch dosiert Prednisolon als Stoßtherapie eingesetzt und dann über drei Wochen ausgeschlichen.
Unwirksam sind Analgetika, Antikonvulsiva und Neuroleptika.
Die Clusterprophylaxe kann mit Verapamil (drei- bis viermal 80 mg/d) oder **Prednisolon** (60–100 mg/d, dann ausschleichen) erfolgen.

Medikamenteninduzierter Kopfschmerz

Definition

Dumpf-drückender oder pulsierender Schmerz, ausgelöst durch Medikamentenüber- oder -fehlgebrauch, tritt unmittelbar nach oder bei längerer Einnahme auf.

Diagnostische Kriterien

▶ Auftreten nach Einnahme täglicher Dosen eines bestimmten Pharmakons (häufig: Analgetika, Triptane, Ergotamin) über einen Zeitraum von drei Monaten

	Migräne ohne Aura	Migräne mit Aura
Synonyme	Einfache Migräne, Hemikranie	Klassische Migräne, komplizierte Migräne
Dauer	▶ Kopfschmerz: 4–72 h	▶ Aura: entwickelt sich über 5–20 min und hält ca. 1 h an ▶ Kopfschmerz: 4–72 h
Symptome	▶ Einseitige Lokalisation, pulsierender Charakter, mäßig bis starke Intensität ▶ Verstärkung durch körperliche Anstrengung ▶ Photophobie, Phonophobie, Nausea	▶ Aura: homonyme Sehstörungen, halbseitige Sensibilitätsstörungen, Hemiparese, Dysphase, vollreversibel ▶ Pochende, pulsierende oder hämmernde Kopfschmerzen

▮ Tab. 1: Unterschiedliche Formen der Migräne.

Red flags
- Alter < 20 oder > 50 Jahre
- Malignom in der Anamnese
- adäquates Trauma
- unerklärter Gewichtsverlust
- keine Schmerzabnahme in Ruhe
- Nachtschmerz
- Morgensteifigkeit > 1 h
- i.v. Drogenkonsum
- Blasen-Mastdarm-Funktionsstörungen
- langdauernde Glukokortikoidtherapie
- Paresen in den Extremitäten
- Fieber
- Nachtschweiß

Yellow flags
- vorbestehende Rückenschmerzen
- Alkohol-, Tabletten- oder Drogenkonsum
- Arbeitsunzufriedenheit
- schlechtes psychosoziales Umfeld
- Rentenbegehren
- mehrere Schmerzlokalisationen
- Integrationsprobleme
- finanzielle Probleme

Abb. 1: Physische (Red flags) und psychosoziale (Yellow flags) Warnzeichen zur Diagnostik bei Rückenschmerzen. [1]

▶ chronischer Kopfschmerz (> 15 Tage/Monat)
▶ Kopfschmerz verschwindet innerhalb eines Monats nach Absetzen des Auslösers, wird aber ggf. vom ursprünglichen Kopfschmerz abgelöst.

Auslöser

Auslösende Pharmaka gehören zur Gruppe der Nitrate, Kalziumantagonisten, nichtsteroidale Antirheumatika (NSAR) oder Immunglobuline. Nach Einnahme von Dipyramidol oder Theophyllin treten ebenso gehäuft Kopfschmerzen auf. Bei diesen Medikamenten kommt es i.d.R. nur zu kurzen Schmerzphasen. Der klassische chronische medikamenteninduzierte Kopfschmerz wird durch die regelmäßige Einnahme von Analgetika ausgelöst und auch als **Analgetika-Kopfschmerz** bezeichnet.

Therapie

Medikamentenentzug unter Symptomkontrolle.

Chronischer Rückenschmerz

2007 hat die American Pain Society eine Leitlinie zum Lower back pain veröffentlicht. Eine deutsche Therapieleitlinie für den chronischen Rückenschmerz gibt es bislang nicht. Man geht aber davon aus, dass ein multimodaler Therapieansatz zu den besten Ergebnissen führt. Somatische Beschwerden können zu reaktiven depressiven Störungen und psychischen Komorbiditäten führen. Umgekehrt können ursprünglich psychische Belastungen somatoforme Schmerzsyndrome verursachen.
Die Indikation zur Operation beim Bandscheibenvorfall ist sehr streng zu stellen. Die konservativen Behandlungsoptionen sind auszuschöpfen, da jeder zweite Patient nach einer Operation, teils sogar verstärkt, weiterhin unter Schmerzen leidet (Failed back surgery). Dringende Indikationen zur Operation sind Wurzelschädigungen mit Lähmungserscheinungen und das Cauda-equina-Syndrom.

Diagnostik
Allgemeines

Grundsätzlich muss immer eine ausführliche orthopädische, neurologische, angiologische sowie gynäkologische bzw. urologische Untersuchung durchgeführt werden, um mögliche Malignome auszuschließen (Abb. 1 und Tab. 2).

Spinalkanalstenose

Man unterscheidet die Claudicatio spinalis und die neurogene Claudicatio. Ähnlich wie bei Claudicatio intermittens kommt es beim Laufen zu zunehmendem Schmerz, Parästhesien und Lähmungserscheinungen. Die Symptome lassen sich durch Aufhebung der Lordose lindern.

Therapie

Konsequente Einnahme von **NSAR** oder muskelentspannenden Pharmaka (z. B. Tetrazepam) zeigen sehr gute Effekte. Morphinartige Schmerzmittel sollten nicht in erster Linie zum Einsatz kommen. Mittel der Wahl sind Oxycodon oder Tilidin. Mittels **Antidepressiva** (Amitriptylin, Clomipramin, Trimipramin) kann auf spinaler Ebene eine direkte analgetische Wirkung induziert werden. Neben rein medikamentöser Therapie müssen zwingend **physikalische und physiotherapeutische Maßnahmen** ergriffen werden. Hierzu gehören Wärme-Kälte-Anwendung, manuelle Therapie und Muskelaufbau. Bei Ansprechen kann mittels **TENS** (transdermale elektrische Neurostimulation) eine Schmerzlinderung durch Gegenirritation erreicht werden. Eine Immobilisation muss vermieden werden. Zum Therapiestandard gehört eine psychosomatische Grundversorgung mit aufklärenden, beratenden und motivierenden Gesprächen.

	Radikulärer Rückenschmerz	Nichtradikulärer Rückenschmerz
Häufigkeit	10 %	90 %
Schmerz	Beinschmerz > Rückenschmerz	Beinschmerz < Rückenschmerz
Ausbreitung	Dermatome mit Parese der Kennmuskeln	Ohne Bezug
Ausstrahlung	Nach distal	Lokal (oder distal)
Lokalisation	Meist einseitig	Ein- oder beidseitig
Linderung	Ruhe, Stufenlagerung	Bewegung
Verstärkung	Husten, Heben	Sitzen, Stehen
Typisch		Diskrepanz zwischen Befund und Schmerz

Tab. 2: Differenzialdiagnose radikulärer und nichtradikulärer Rückenschmerzen.

Zusammenfassung

✖ Kopf- und Rückenschmerzen gehören zu den „Volkskrankheiten".

✖ Eine genaue Ursachenabklärung ist in beiden Fällen zwingend erforderlich, da häufig Kopf- oder Rückenschmerzen auch Symptome einer schweren organischen oder psychosomatischen Grunderkrankung sind.

✖ Bei Kopfschmerzsyndromen muss neben der Akutversorgung ggf. auch an eine Prophylaxe gedacht werden.

✖ Bei Rückenschmerz ist einer Immobilisation zwingend entgegenzuwirken.

Neuropathischer Schmerz

J. Vater

Diese Schmerzen können entweder dem zentralen oder peripheren Nervensystem zugeordnet werden (■ Abb. 1). Bevor es zu motorischen Ausfällen kommt, werden Sensibilitätsstörungen berichtet. Treten zu den typischen brennenden oder einschießenden Schmerzen auch Durchblutungsstörungen, Hautveränderungen oder veränderte Schweißsekretion auf, kann zusätzlich eine Beteiligung des sympathischen Nervensystems vorliegen (s. u., CRPS).

Zerebral	Hirnnerven	Rückenmark	Spinalwurzeln	Periphere Nerven
Ischämie	Neuralgien (Trigeminus)	Trauma	Wurzelkompressionssyndrom	Engpasssyndrome
Tumor	Neuropathien	Syrnigomyelie	Radikulitis	Mononeuropathien
Multiple Sklerose			Ganglionitis	Plexusläsionen
Phantomschmerz			Post-Zoster-Neuralgie	CRPS I und II

■ Tab. 1: Ursachen neuropathischer Schmerzen.

> Beim neuropathischen Schmerz handelt sich um ein chronisches Schmerzsyndrom aufgrund einer Schädigung peripherer oder zentraler nozizeptiver Systeme.

Rechtzeitige (präoperative) Schmerzlinderung	▶ Analgetika nach WHO-Schema ▶ Präoperative Regionalanästhesie (PDA, Plexusanästhesie) mit Lokalanästhetikum ▶ Präoperative Behandlung von Perfusionsstörungen
Chirurgische Präventionsmaßnahmen	▶ Perineurale Nervenblockade vor Neurektomie ▶ Sicherung des Nervenstumpfs vor Irritation ▶ Frühe Prothesenanpassung ▶ Möglichst keine Nachresektion
Anästhesiologische Präventionsmaßnahmen	▶ Amputation unter Regionalanästhesie, ggf. kombiniert mit Allgemeinanästhesie ▶ Evtl. Nervenblockaden ▶ Ketamingabe (Low-dose)
Postoperative Schmerztherapie	▶ **Sofort postoperative Analgesie gemäß WHO-Schema** ▶ Kontinuierliche Katheteranalgesie für 4 d ▶ Früh einsetzende Therapie bei Auftreten von Phantomschmerz

■ Tab. 2: Prävention von Stumpf- und Phantomschmerzen.

Ätiologie
Siehe ■ Tabelle 1.

Neuropathische Schmerzsyndrome

Phantomschmerz

Nach Nervenläsion oder Amputation kann es zu Nervenschmerzsyndromen kommen. Es handelt sich um Deafferenzierungsschmerzen, da trotz Ausfall von sensiblen Afferenzen Schmerzen im Versorgungsgebiet wahrgenommen werden.

Definition
▶ **Phantomschmerz:** schmerzhafte Wahrnehmung bei partiellem oder kompletten Verlust einer Extremität, der Brust, eines Zahns oder Organs

▶ **Phantomsensationen:** nichtschmerzhafte Wahrnehmungen im Phantomglied oder -organ

▶ **Phantombewegungen:** real wahrgenommene Bewegungen im Phantomglied

▶ **Stumpfschmerzen:** meist über Nozizeptoren vermittelter Schmerz durch mechanische, entzündliche, vaskuläre oder proliferative Ursachen (bei 60 % der Patienten).

Diagnostik
Mögliche Ursachen des symptomatischen Phantomschmerzes können auch Wurzelirritationen, Spinalkanalstenose, Tumoren, lokale Infektionen und Wundheilungsstörungen, statische Fehlbelastungen und andere sein.

Prävention
Die beste Therapie ist die präoperative Prophylaxe (■ Tab. 2). Liegen bereits chronische oder akute Schmerzen vor der Amputation vor, ist das Risiko für die Entwicklung eines Phantomschmerzes deutlich erhöht.

Frühtherapie
Hierfür gibt es ein etabliertes Stufenschema (■ Abb. 2).

Trigeminusneuralgie

Sie gehört zu den Gesichtsschmerzen und tritt **idiopathisch oder symptomatisch** im Rahmen von Tumorleiden, bei Gefäßanomalien, Encephalitis disseminata oder knöchernen Veränderungen auf. Die Therapie ist kausal. Für das Auftreten der idiopathischen Form gibt es verschiedene Hypothesen zu Störungen auf neuronaler Ebene und mirkovaskulären Störungen.

Klinik
▶ streng einseitige paroxsysmale Schmerzattacke (Gesicht, Stirn), von Sekunden bis 2 min Dauer

▶ kein neurologisches Defizit

▶ Attacken mit immer gleichem Muster

▶ Vier der folgenden Charakteristika müssen erfüllt sein:

– Ausbreitung entlang einem (oder mehrere) Äste des N. trigeminus

– plötzlicher heftiger, oberflächlicher, stechender oder brennender Schmerz

– sehr starke Schmerzintensität

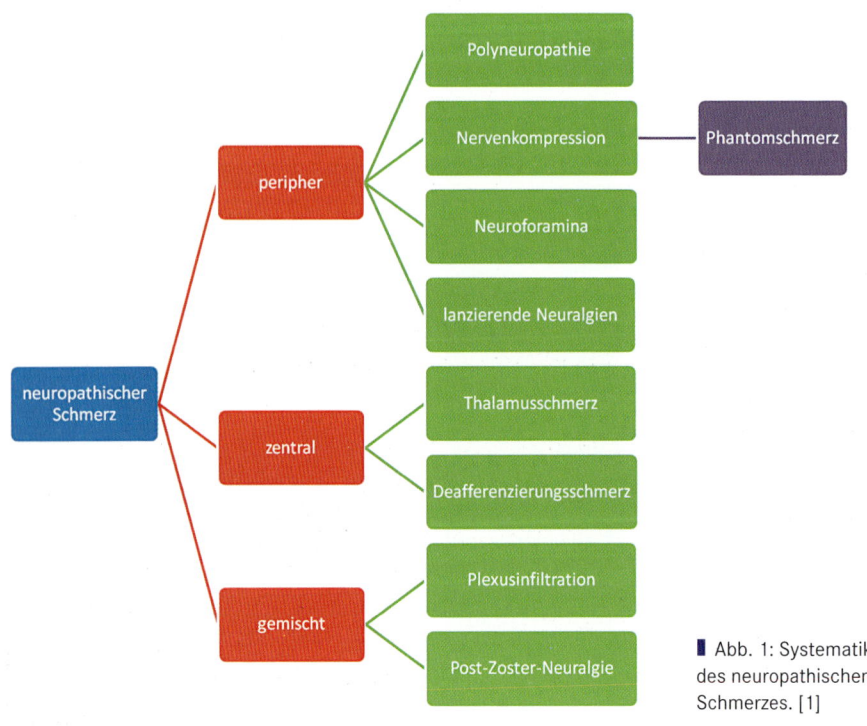

■ Abb. 1: Systematik des neuropathischen Schmerzes. [1]

Medikament	Dosierung
Carbamazepin evtl. kombiniert mit Baclofen **Cave:** Knochenmarksdepression (→ Laborkontrolle)!	Schnelle Aufsättigung innerhalb von einer Woche auf zweimal 400 mg/d (Retardtabletten!)
Phenytoin **Cave:** Gingivahyperplasie, Hirsutismus!	Dreimal 50 mg/24 h Steigerung nach Wirkung alle 3 d Ziel: 300 mg/d
Clonazepam **Cave:** Müdigkeit!	2 mg/24 h Langsame Steigerung über Wochen Ziel: 8 mg/d

▌ Tab. 3: Antiepileptika bei Trigeminusneuralgie. Die antiepileptische Therapie sollte möglichst nur mit einer Substanz durchgeführt werden.

– Auslösung durch alltägliche Tätigkeiten wie Kauen, Trinken, Waschen (Triggerfaktoren)
– komplette Beschwerdefreiheit zwischen den Attacken.

Therapie

Die Dauertherapie besteht aus der Einnahme von **Antiepileptika** (▌ Tab. 3). Wird ein rasches Ansprechen gewünscht, können parallel Opioide oder zusätzlich Phenytoin eingesetzt werden. Infiltrationsanästhesien wie die GLOA (s. u.) am Ganglion cervicale sup. können versucht werden, ggf. überbrückend bis ein ausreichender Wirkspiegel bei den Antiepileptika erreicht ist. Als operatives Verfahren kommt die Operation nach Janetta (mikrovaskuläre Dekompression der Trigeminuswurzel) in Betracht. Nach zwei erfolglosen konservativen Therapieversuchen sollte dieses Vorgehen diskutiert werden. Das Risiko eines Dauerschmerzes bei taubem Innervationsgebiet (Anästhesia dolorosa) ist hier am geringsten. Obsolet sind dagegen periphere Nervenexhairesen oder Alkoholneurolysen.

CRPS (Complex regional pain syndrome)

Man unterscheidet zwei Formen:
▶ CRPS I (früher sympathische Reflexdystrophie, M. Sudeck): führt unabhängig von Art, Lokalisation und Schweregrad nach einer Schädigung zu sensiblen, motorischen und sympathischen Störungen in den distalen Extremitäten
▶ CRPS II (früher Kausalgie): nach Nervenläsionen.

Klink des CRPS I

Die Erkrankung läuft typischerweise in drei Phasen ab, begleitet von brennenden Schmerzen:
▶ **Phase 1** (sympathische Unterfunktion, Dauer drei Monate): erhöhte Durchblutung, Überwärmung, lokales Ödem und Rötung, schnelles Haut- und Nagelwachstum und reduzierte Beweglichkeit
▶ **Phase 2** (Dystrophie): blasse zyanotische kühle Haut, brüchige Nägel, verminderter Haarwuchs, Schmerzverstärkung durch Kälte, ausgeprägtes Ödem, Verhaltensänderungen und Gemütsstörungen, Schonhaltung
▶ **Phase 3** (irreversible Atrophie): Muskelschwund, kutane und subkutane Atrophie, fleckförmige Knochenentkalkungen und Osteoporose.

Die Diagnosestellung erfolgt klinisch und wird apparativ, z. B. durch Thermografie oder ein Drei-Phasen-Skelettszintigramm (periartrikuläre Traceranreicherung in der Spätphase) bestätigt.

Therapie des CRPS I

Medikamentöse Therapien mit klassischen Analgetika führen nicht zum Erfolg. Sinnvoll ist die frühzeitige Vorstellung beim Schmerztherapeuten zwecks **Sympathikusblockade.** Diese kann klassisch

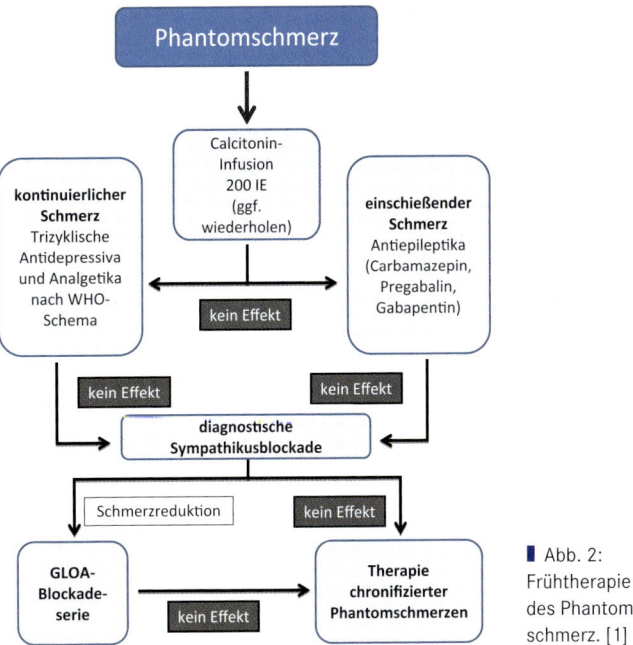

▌ Abb. 2: Frühtherapie des Phantomschmerz. [1]

mit Lokalanästhetika oder mit Opioiden, wie Buprenorphin, als **ganglionäre lokale Opioid-Analgesie (GLOA)** durchgeführt werden. Je nach Wirkung werden pro Woche 1 – 2 Blockaden über einen Monat angelegt. Bei Therapieresistenz kann eine **intravenöse Gaunethidin-Blockade** versucht werden. Der Wirkstoff führt zu einer Entspeicherung der sympathischen Synapsen, ist aber für dieses Verfahren nicht zugelassen. Der technische Ablauf entspricht der intravenösen Regionalanästhesie.

Zusätzlich zur Regionalanästhesie wird eine intensive physiotherapeutische und physikalische Behandlung empfohlen. Zur medikamentösen Begleittherapie werden **Antidepressiva** über mehrere Wochen in ansteigenden Dosierungen nach Wirkung eindosiert. Mögliche Substanzen sind Clomipramin (antriebssteigernd), Amitriptylin oder Trimipramin (antriebsdämpfend).

Therapie des CRPS II

In der Dauertherapie sind klassische Analgetika zu vermeiden, wobei das Ansprechen auf Opioide getestet werden kann. Mittel der Wahl sind Antidepressiva (s. o.) und zur Dämpfung der neuronalen Hyperaktivität auch Antiepileptika wie Carbamazepin (einschleichende Dosierung bis 400 mg/d) oder Gabapentin (einschleichende Dosierung bis dreimal 600 mg/d).
Weitere Dosissteigerungen sind nach Effekt und Nebenwirkungen möglich.

Zusammenfassung

✖ Neuropathische Schmerzen können vom zentralen und peripheren Nervensystem ausgehen.
✖ Bei vielen Nervenschmerzen sind klassische Analgetika von eingeschränkter Wirksamkeit.
✖ Die medikamentöse Schmerztherapie wird durch Antidepressiva oder Antiepileptika geleistet.
✖ Regionalanästhesieverfahren haben einen festen Bestandteil in der Therapie und Prophylaxe von neuropathischen Schmerzsyndromen.

Flussdiagramme

C Flussdiagramme

Flussdiagramme I

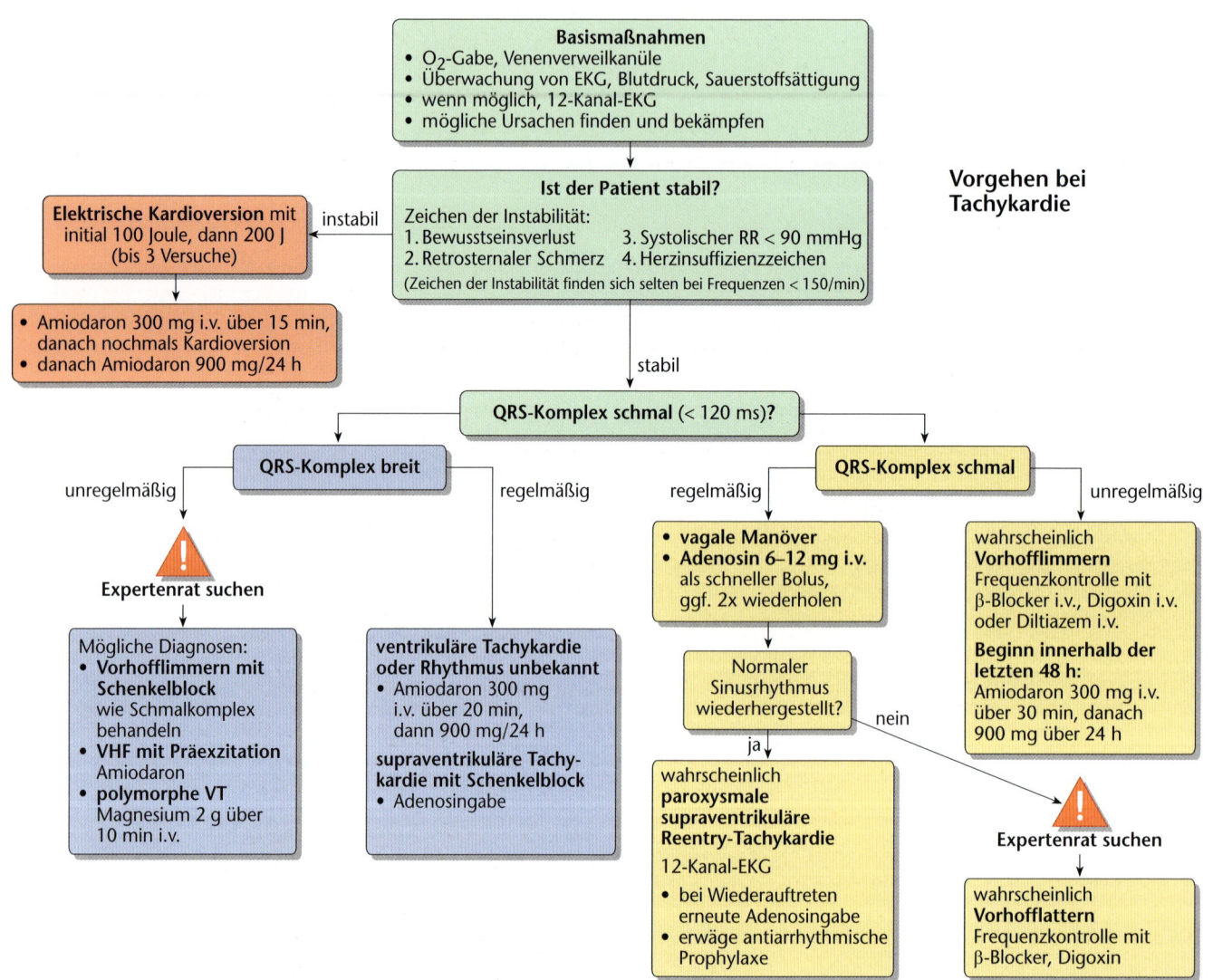

Basismaßnahmen
- O$_2$-Gabe, Venenverweilkanüle
- Überwachung von EKG, Blutdruck, Sauerstoffsättigung
- wenn möglich, 12-Kanal-EKG
- mögliche Ursachen finden und bekämpfen

Ist der Patient stabil?
Zeichen der Instabilität:
1. Bewusstseinsverlust   3. Systolischer RR < 90 mmHg
2. Retrosternaler Schmerz   4. Herzinsuffizienzzeichen
(Zeichen der Instabilität finden sich selten bei Frequenzen < 150/min)

Vorgehen bei Tachykardie

instabil

Elektrische Kardioversion mit initial 100 Joule, dann 200 J (bis 3 Versuche)

- Amiodaron 300 mg i.v. über 15 min, danach nochmals Kardioversion
- danach Amiodaron 900 mg/24 h

stabil

QRS-Komplex schmal (< 120 ms)?

QRS-Komplex breit

unregelmäßig   regelmäßig

Expertenrat suchen

Mögliche Diagnosen:
- **Vorhofflimmern mit Schenkelblock** wie Schmalkomplex behandeln
- **VHF mit Präexzitation** Amiodaron
- **polymorphe VT** Magnesium 2 g über 10 min i.v.

ventrikuläre Tachykardie oder Rhythmus unbekannt
- Amiodaron 300 mg i.v. über 20 min, dann 900 mg/24 h

supraventrikuläre Tachy-kardie mit Schenkelblock
- Adenosingabe

QRS-Komplex schmal

regelmäßig   unregelmäßig

- **vagale Manöver**
- **Adenosin 6–12 mg i.v.** als schneller Bolus, ggf. 2x wiederholen

Normaler Sinusrhythmus wiederhergestellt?

ja   nein

wahrscheinlich **paroxysmale supraventrikuläre Reentry-Tachykardie**
12-Kanal-EKG
- bei Wiederauftreten erneute Adenosingabe
- erwäge antiarrhythmische Prophylaxe

wahrscheinlich **Vorhofflimmern**
Frequenzkontrolle mit β-Blocker i.v., Digoxin i.v. oder Diltiazem i.v.
Beginn innerhalb der letzten 48 h:
Amiodaron 300 mg i.v. über 30 min, danach 900 mg über 24 h

Expertenrat suchen

wahrscheinlich **Vorhofflattern**
Frequenzkontrolle mit β-Blocker, Digoxin

■ Abb. 1: Algorithmus Tachykardie nach ILCOR-Richtlinien. [2]

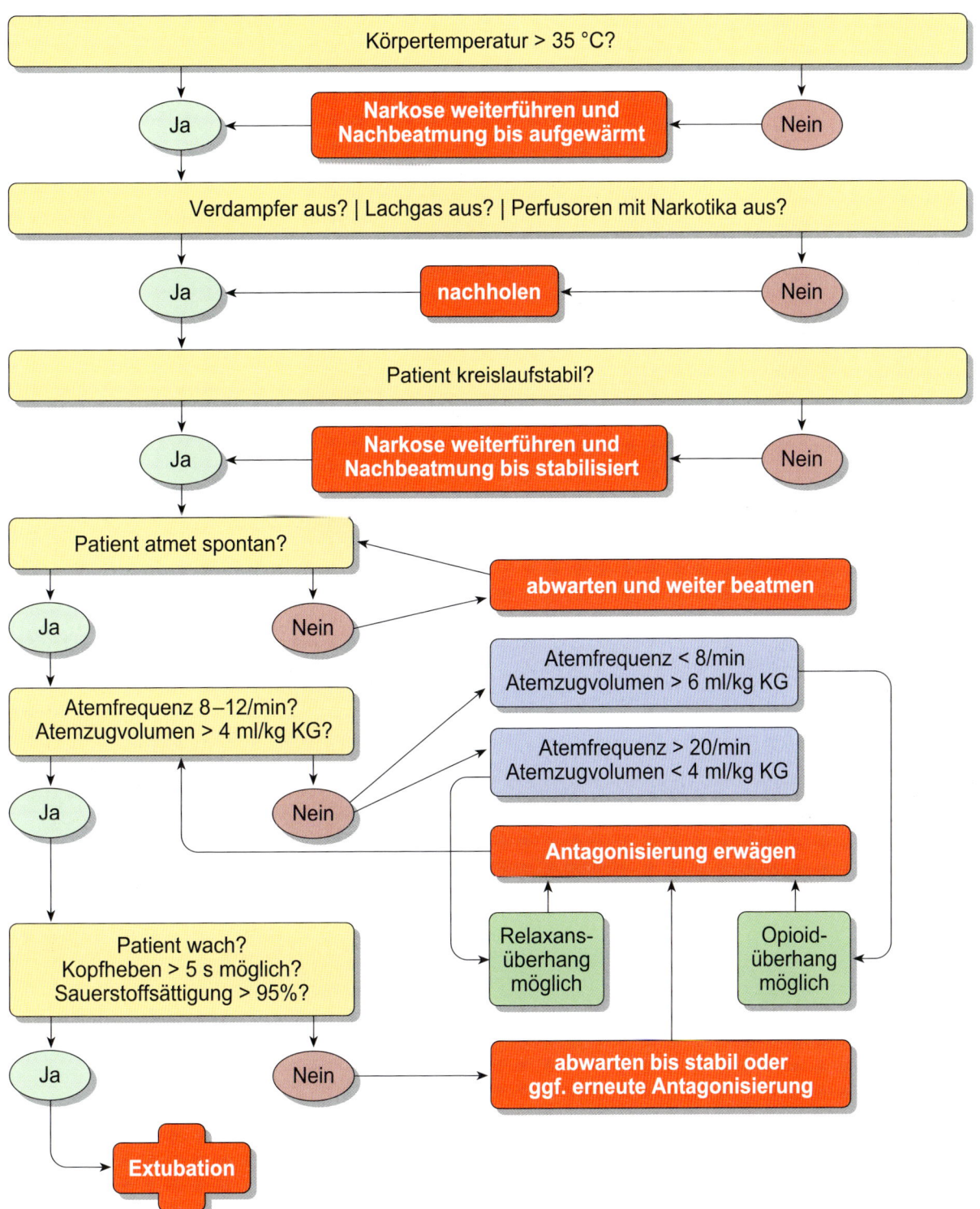

Abb. 2: Extubationsfähigkeit nach Allgemeinanästhesie. [2]

Flussdiagramme II

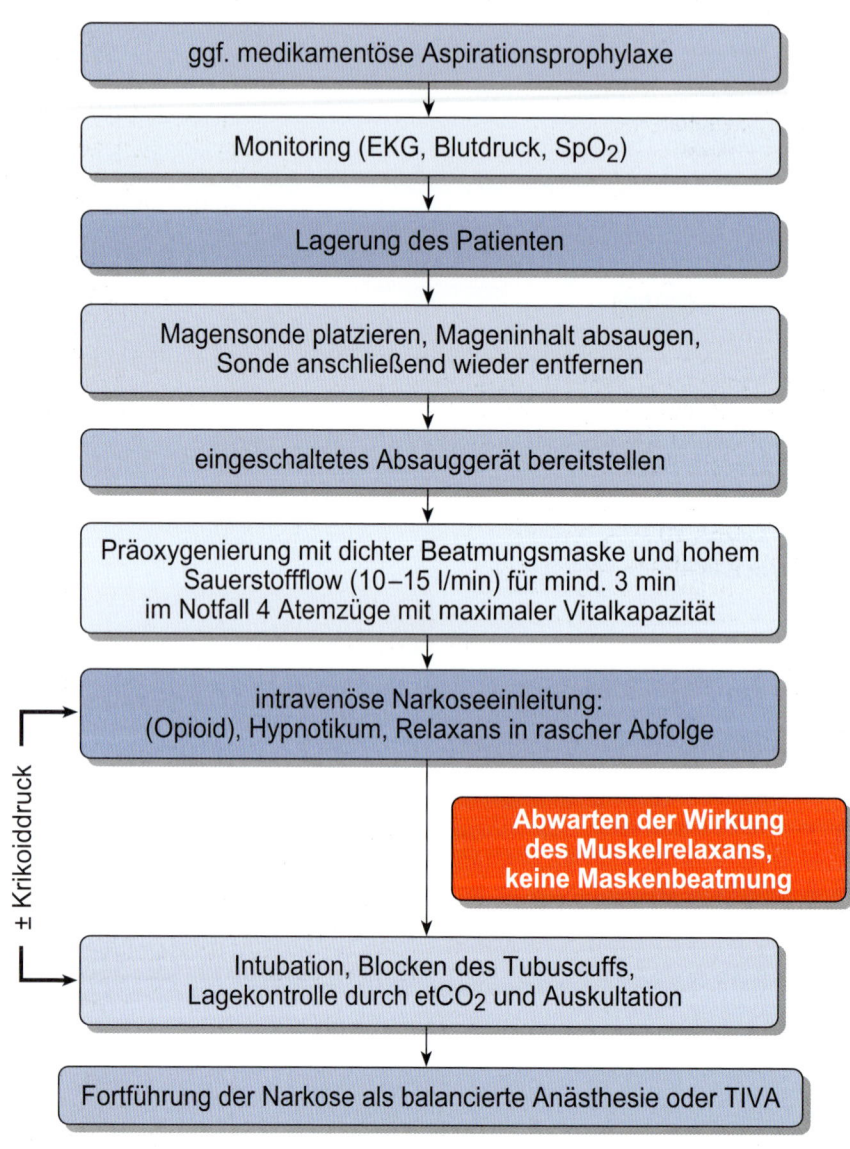

ggf. medikamentöse Aspirationsprophylaxe

Monitoring (EKG, Blutdruck, SpO$_2$)

Lagerung des Patienten

Magensonde platzieren, Mageninhalt absaugen,
Sonde anschließend wieder entfernen

eingeschaltetes Absauggerät bereitstellen

Präoxygenierung mit dichter Beatmungsmaske und hohem
Sauerstoffflow (10–15 l/min) für mind. 3 min
im Notfall 4 Atemzüge mit maximaler Vitalkapazität

intravenöse Narkoseeinleitung:
(Opioid), Hypnotikum, Relaxans in rascher Abfolge

Abwarten der Wirkung
des Muskelrelaxans,
keine Maskenbeatmung

± Krikoiddruck

Intubation, Blocken des Tubuscuffs,
Lagekontrolle durch etCO$_2$ und Auskultation

Fortführung der Narkose als balancierte Anästhesie oder TIVA

■ Abb. 3: Ablaufschema „Rapid sequence induction (RSI)" bei Erwachsenen. [2]

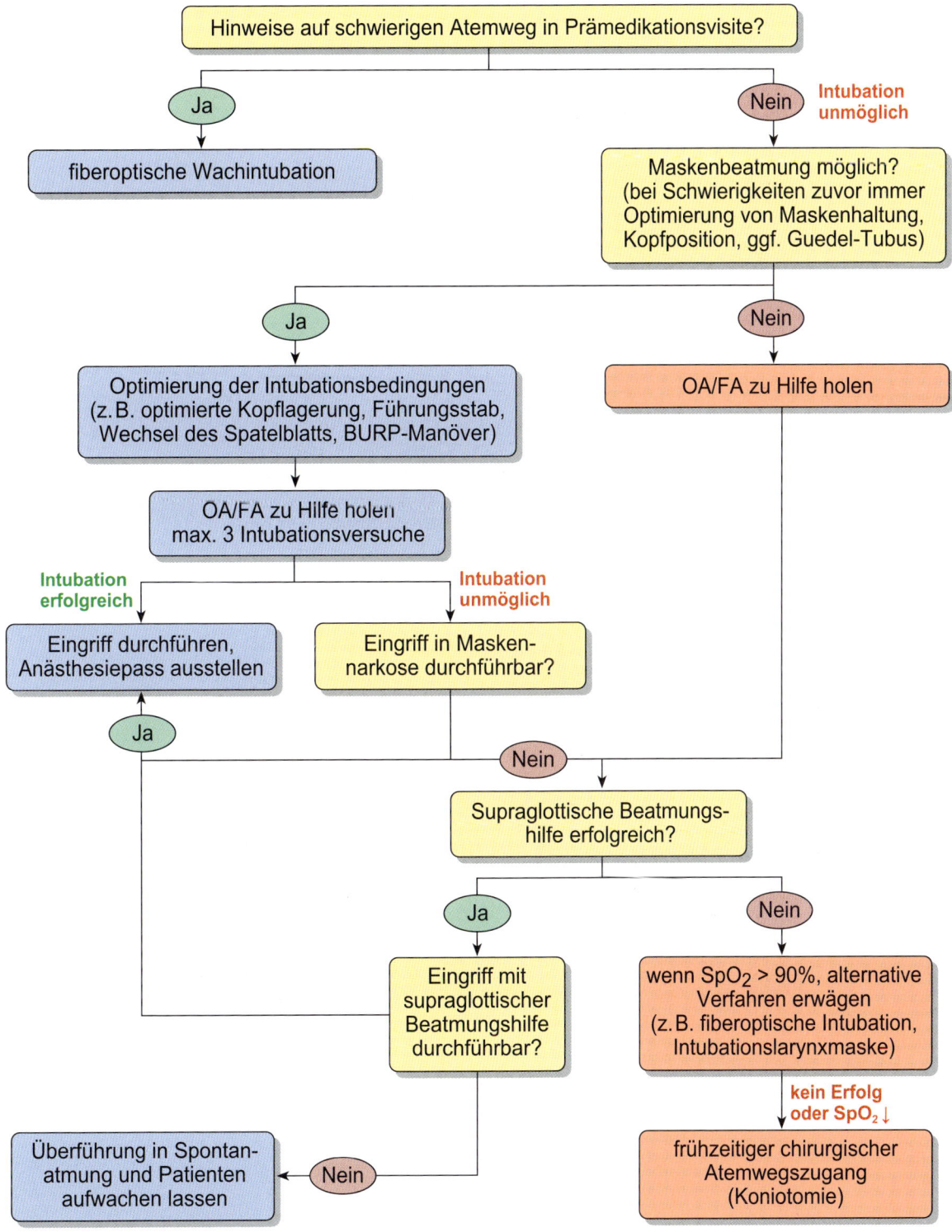

Abb. 4: Ablaufschema für das Vorgehen beim schwierigen Atemweg. [2]

Flussdiagramme III

APFEL-Score

Risikofaktor	Punkte
weibliches Geschlecht	1
Nichtraucherstatus	1
PONV oder Reisekrankheit	1
hoher zu erwartender Opioidbedarf	1
Summe	

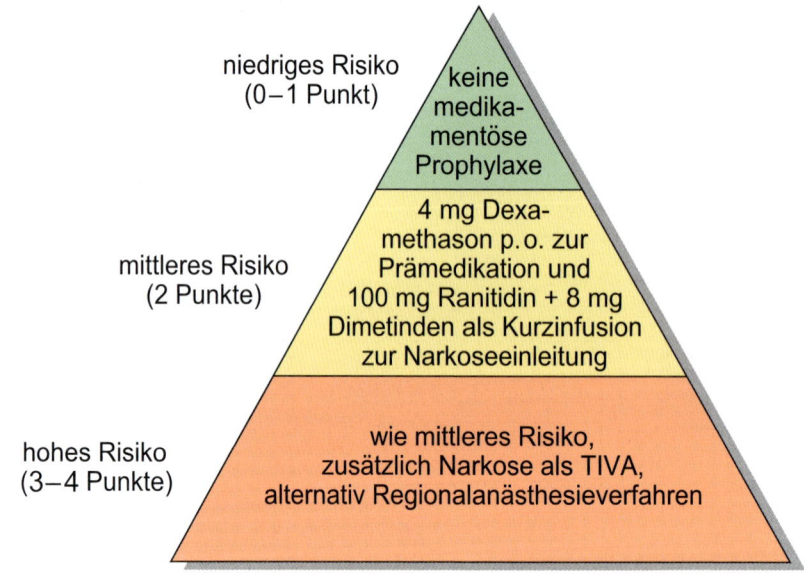

niedriges Risiko
(0–1 Punkt)

keine medikamentöse Prophylaxe

mittleres Risiko
(2 Punkte)

4 mg Dexamethason p.o. zur Prämedikation und 100 mg Ranitidin + 8 mg Dimetinden als Kurzinfusion zur Narkoseeinleitung

hohes Risiko
(3–4 Punkte)

wie mittleres Risiko, zusätzlich Narkose als TIVA, alternativ Regionalanästhesieverfahren

Abb. 5: Schema einer PONV-Prophylaxe. [2]

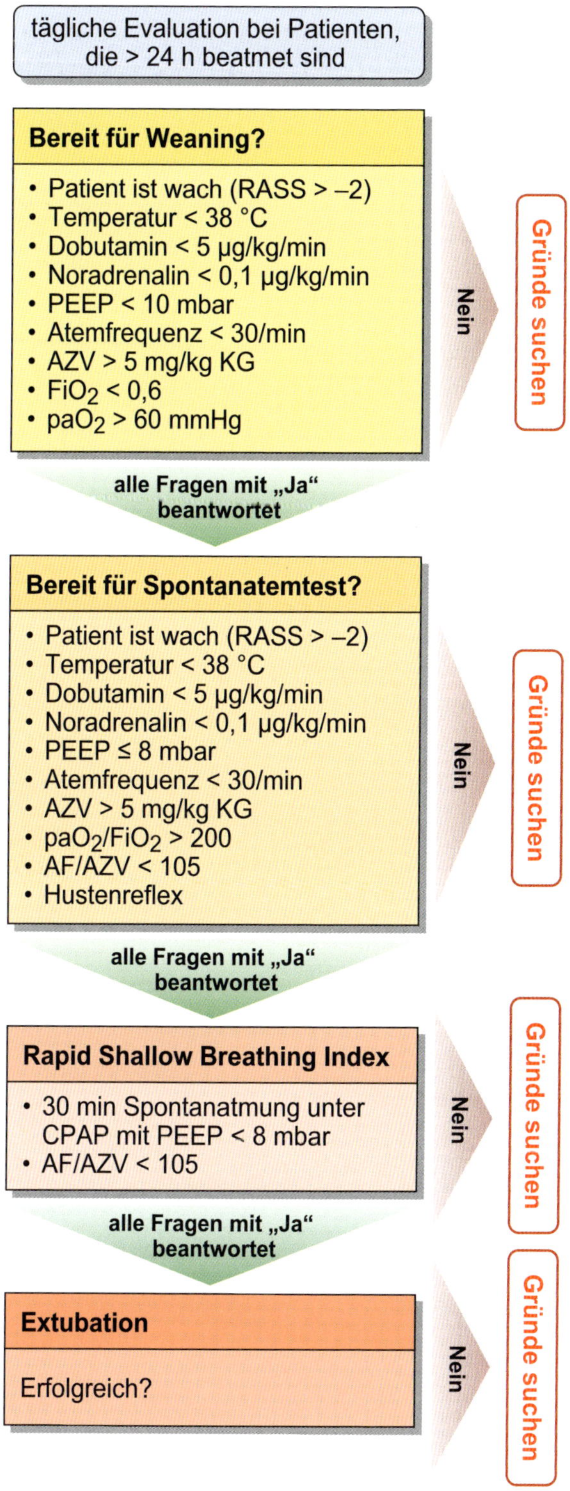

tägliche Evaluation bei Patienten,
die > 24 h beatmet sind

Bereit für Weaning?

- Patient ist wach (RASS > −2)
- Temperatur < 38 °C
- Dobutamin < 5 µg/kg/min
- Noradrenalin < 0,1 µg/kg/min
- PEEP < 10 mbar
- Atemfrequenz < 30/min
- AZV > 5 mg/kg KG
- FiO_2 < 0,6
- paO_2 > 60 mmHg

Nein → Gründe suchen

alle Fragen mit „Ja"
beantwortet

Bereit für Spontanatemtest?

- Patient ist wach (RASS > −2)
- Temperatur < 38 °C
- Dobutamin < 5 µg/kg/min
- Noradrenalin < 0,1 µg/kg/min
- PEEP ≤ 8 mbar
- Atemfrequenz < 30/min
- AZV > 5 mg/kg KG
- paO_2/FiO_2 > 200
- AF/AZV < 105
- Hustenreflex

Nein → Gründe suchen

alle Fragen mit „Ja"
beantwortet

Rapid Shallow Breathing Index

- 30 min Spontanatmung unter
  CPAP mit PEEP < 8 mbar
- AF/AZV < 105

Nein → Gründe suchen

alle Fragen mit „Ja"
beantwortet

Extubation

Erfolgreich?

Nein → Gründe suchen

Abb. 6: Kriterien der Weaningfähigkeit und Weaningablauf. [2]

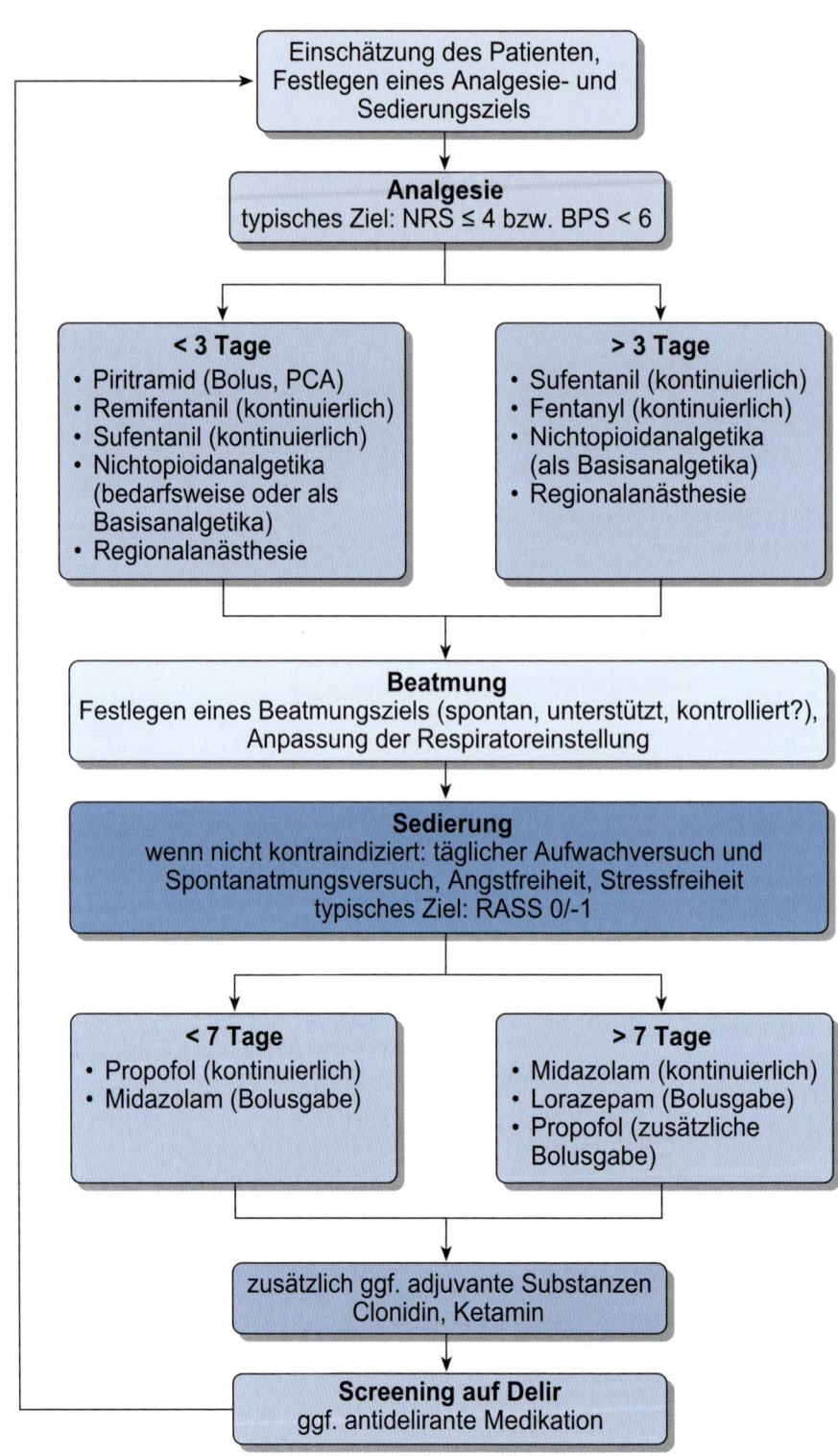

Abb. 7: Algorithmus zur Planung und Durchführung der Analgosedierung auf der Intensivstation. [2]

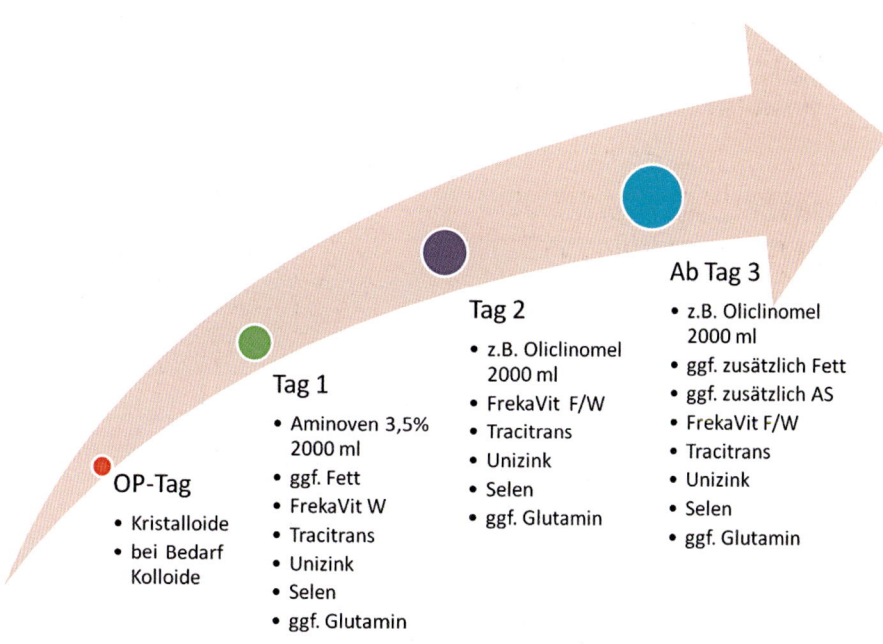

Vollständige EE
- 2000 – 2500 ml Sondenkost
- Wasser/Tee
- Vitamine/Spurenelemente

Steigerung der EE
- je nach Verträglichkeit
  500 ml pro Tag Sondenkost steigern
- kontinuierliche
  Gabe/Nachtpause/Boli
- Vitamine und Spurenelemente
- PE reduzieren

Je nach Verträglichkeit
- 500 – 1000 ml Sondenkost
- 500 – 1000 ml Wasser/Tee
- Vitamine und Spurenelemente
- ggf. Ergänzung durch PE

▍ Abb. 8: Schema zum enteralen Kostaufbau. [1]

Ab Tag 3
- z.B. Oliclinomel
  2000 ml
- ggf. zusätzlich Fett
- ggf. zusätzlich AS
- FrekaVit F/W
- Tracitrans
- Unizink
- Selen
- ggf. Glutamin

Tag 2
- z.B. Oliclinomel
  2000 ml
- FrekaVit F/W
- Tracitrans
- Unizink
- Selen
- ggf. Glutamin

Tag 1
- Aminoven 3,5%
  2000 ml
- ggf. Fett
- FrekaVit W
- Tracitrans
- Unizink
- Selen
- ggf. Glutamin

OP-Tag
- Kristalloide
- bei Bedarf
  Kolloide

▍ Abb. 9: Schema zum parenteralen Kostaufbau. [1]

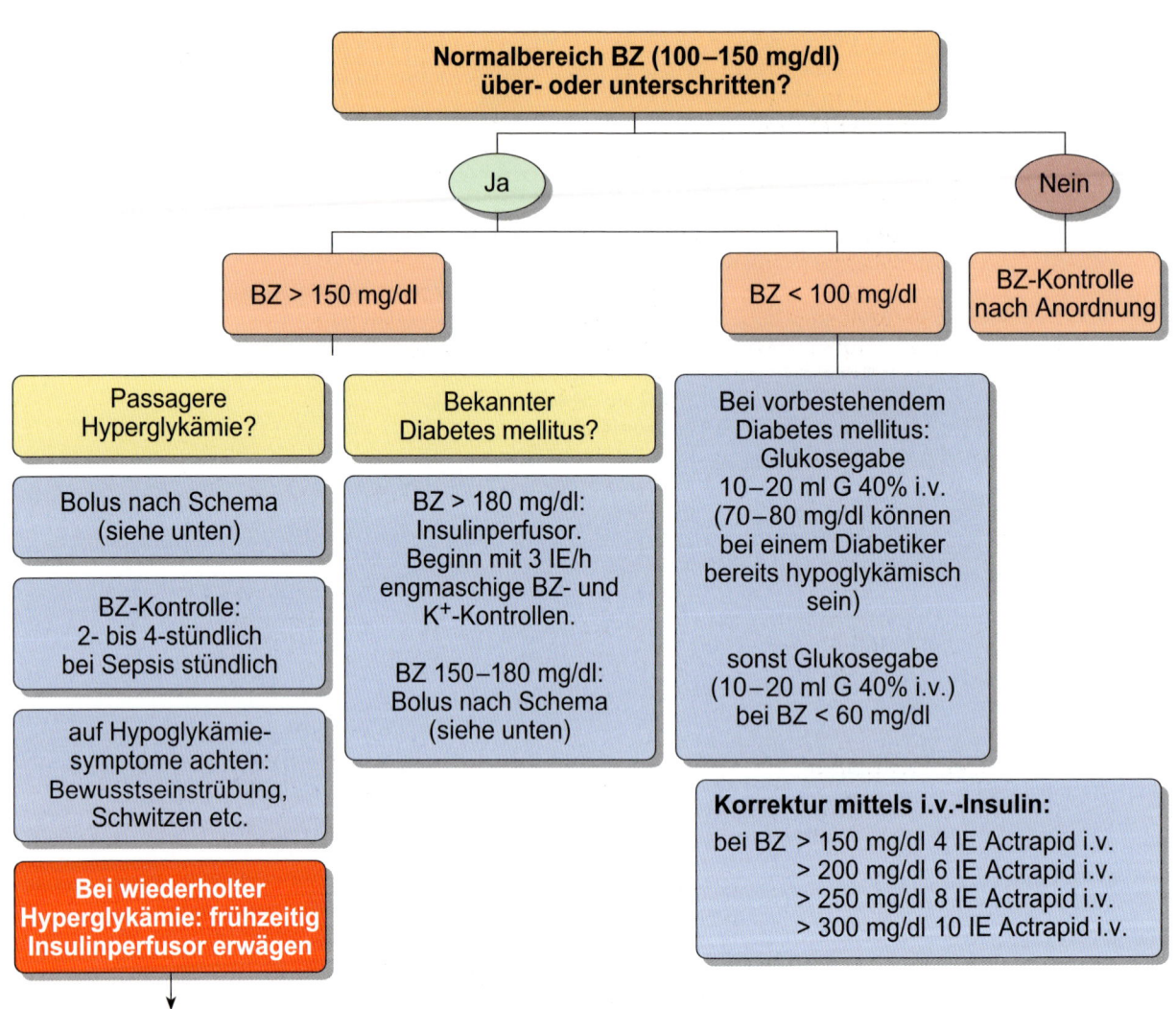

Normalbereich BZ (100–150 mg/dl) über- oder unterschritten?

Ja → Nein

Ja:
- BZ > 150 mg/dl
- BZ < 100 mg/dl

Nein:
- BZ-Kontrolle nach Anordnung

BZ > 150 mg/dl:

Passagere Hyperglykämie?

- Bolus nach Schema (siehe unten)
- BZ-Kontrolle: 2- bis 4-stündlich bei Sepsis stündlich
- auf Hypoglykämie-symptome achten: Bewusstseinstrübung, Schwitzen etc.
- **Bei wiederholter Hyperglykämie: frühzeitig Insulinperfusor erwägen**

Bekannter Diabetes mellitus?

- BZ > 180 mg/dl: Insulinperfusor. Beginn mit 3 IE/h engmaschige BZ- und K⁺-Kontrollen.
- BZ 150–180 mg/dl: Bolus nach Schema (siehe unten)

BZ < 100 mg/dl:

Bei vorbestehendem Diabetes mellitus: Glukosegabe 10–20 ml G 40% i.v. (70–80 mg/dl können bei einem Diabetiker bereits hypoglykämisch sein)

sonst Glukosegabe (10–20 ml G 40% i.v.) bei BZ < 60 mg/dl

Korrektur mittels i.v.-Insulin:
bei BZ > 150 mg/dl 4 IE Actrapid i.v.
> 200 mg/dl 6 IE Actrapid i.v.
> 250 mg/dl 8 IE Actrapid i.v.
> 300 mg/dl 10 IE Actrapid i.v.

Start Insulinperfusor

BZ	Insulinperfusor (50 IE/50 ml)	Kontrollintervall
> 250 mg/dl	Start mit 4 IE/h	Nach 1 h
200–250 mg/dl	Start mit 3 IE/h	Nach 1 h
150–200 mg/dl	Start mit 2 IE/h	Nach 1 h
< 150 mg/dl	Kein Insulin	Nach 1 h

Anpassung der Infusionsrate des Insulinperfusors nach BZ

	BZ	Änderung der Infusionsrate	Kontrollintervall
BZ ↑	> 180 mg/dl 161–179 mg/dl 151–159 mg/dl	→ Steigern der Insulindosis um 1–2 IE/h → Steigern der Insulindosis um 0,5–1 IE/h → Steigern der Insulindosis um 0,1–0,5 IE/h	Nach 1 h
	100–150 mg/dl	→ Dosis beibehalten	Nach Anordnung
BZ ↓	< 90 mg/dl	→ Insulindosis reduzieren um ca. 25%	Nach 1 h

▍Abb. 10: Blutzucker-Einstellungen auf der Intensivstation. [2]

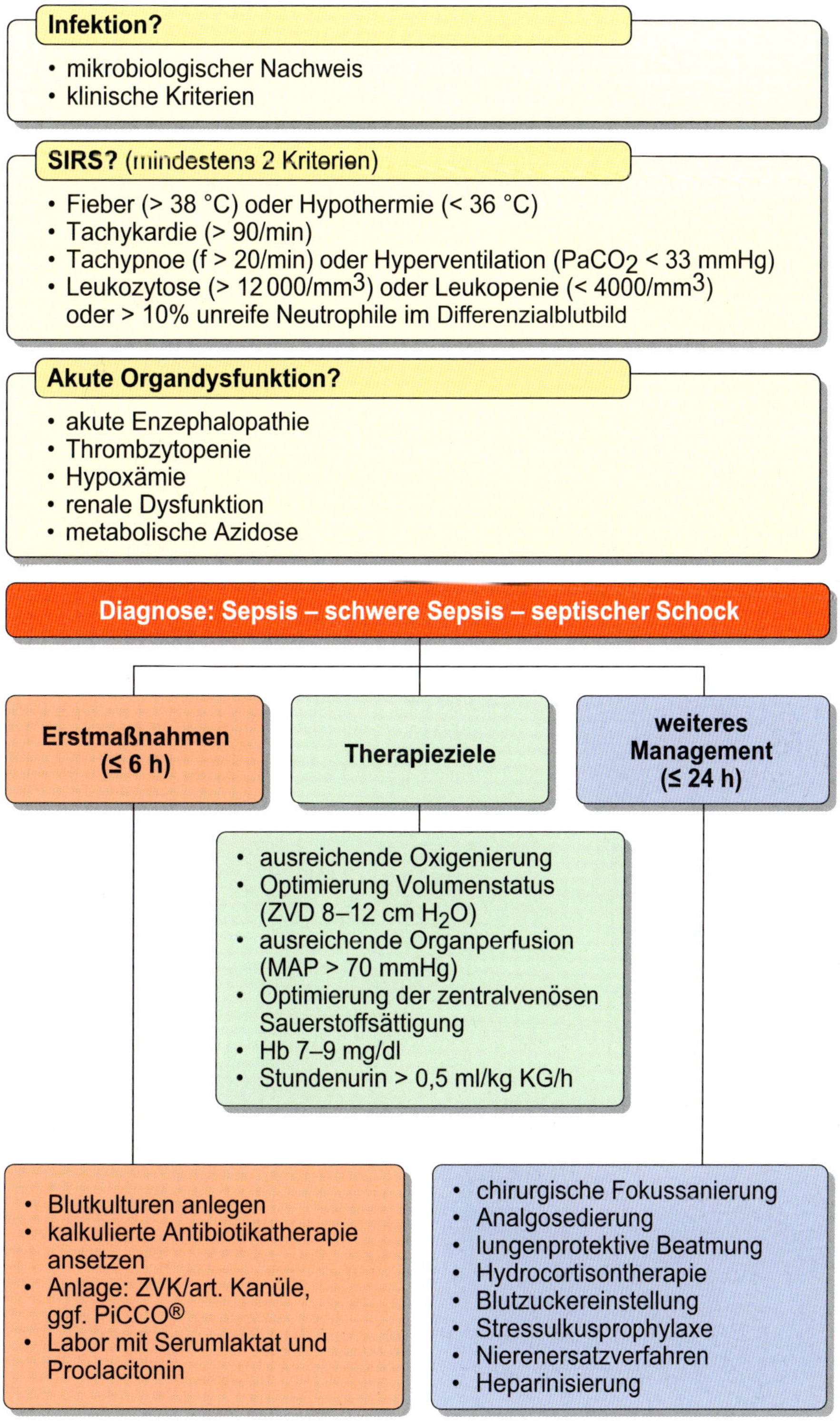

Infektion?

- mikrobiologischer Nachweis
- klinische Kriterien

SIRS? (mindestens 2 Kriterien)

- Fieber (> 38 °C) oder Hypothermie (< 36 °C)
- Tachykardie (> 90/min)
- Tachypnoe (f > 20/min) oder Hyperventilation ($PaCO_2$ < 33 mmHg)
- Leukozytose (> 12 000/mm^3) oder Leukopenie (< 4000/mm^3) oder > 10% unreife Neutrophile im Differenzialblutbild

Akute Organdysfunktion?

- akute Enzephalopathie
- Thrombzytopenie
- Hypoxämie
- renale Dysfunktion
- metabolische Azidose

Diagnose: Sepsis – schwere Sepsis – septischer Schock

Erstmaßnahmen (≤ 6 h)

Therapieziele

weiteres Management (≤ 24 h)

- ausreichende Oxigenierung
- Optimierung Volumenstatus (ZVD 8–12 cm H_2O)
- ausreichende Organperfusion (MAP > 70 mmHg)
- Optimierung der zentralvenösen Sauerstoffsättigung
- Hb 7–9 mg/dl
- Stundenurin > 0,5 ml/kg KG/h

- Blutkulturen anlegen
- kalkulierte Antibiotikatherapie ansetzen
- Anlage: ZVK/art. Kanüle, ggf. PiCCO®
- Labor mit Serumlaktat und Proclacitonin

- chirurgische Fokussanierung
- Analgosedierung
- lungenprotektive Beatmung
- Hydrocortisontherapie
- Blutzuckereinstellung
- Stressulkusprophylaxe
- Nierenersatzverfahren
- Heparinisierung

Abb. 11: Diagnostik und Therapie der Sepsis. [2]

D Anhang

Anhang

Quellenverzeichnis

[1] Dr. med. Jens Vater, Klinik für Anästhesie, Intensiv- und Notfallmedizin und Schmerztherapie, Klinikum Ansbach.

[2] Stefan Elsberger, München.

[3] Henriette Rintelen, Velbert.

[4] Prof. Dr. med. Gunter Gruber, Taucha, in: Gruber, G., Hansch, A.:
Kompaktatlas Blickdiagnosen in der Inneren Medizin. Elsevier/
Urban&Fischer, 2. Auflage 2009.

[5] Lars Scholz, Klinik für Anästhesiologie mit Schwerpunkt operative
Intensivmedizin, Charité, Universitätsmedizin Berlin.

[6] Patrick Keppeler, Klinik für Anästhesie, Intensiv- und Notfallmedizin und Schmerztherapie, Klinikum Ansbach.

[7] Die Abbildung wurde freundlicherweise zur Verfügung gestellt
von Essex Pharma GmbH – ein Unternehmen der MSD Gruppe.

[8] Bernd Hertling, Grafing, in: Bäumler, S.: Heilpflanzenpraxis Heute.
Elsevier/Urban&Fischer 2006.

[9] Wolfgang Zettlmeier, Barbing.

[10] Duke, J.: Anesthesia Secrets. Elsevier Mosby, 3. Auflage 2005.

[11] Die Abbildung wurde freundlicherweise zur Verfügung gestellt
von VBM Medizintechnik GmbHm, Sulz a. N.

[12] Katja Dalkowski, Buckenhof.

[13] Prof. Dr. Reinhard Larsen, Homburg/Saar, in: Larsen, R.:
Anästhesie. Elsevier/Urban&Fischer, 9. Auflage 2010.

[14] Dr. Martin Jöhr, Adligenswil, Schweiz, in: Jöhr, M.:
Kinderanästhesie. Elsevier/Urban&Fischer, 7. Auflage 2008.

[15] Prof. Dr. Reinhard Larsen, Homburg/Saar in: Larsen, R.:
Anästhesie. Elsevier/Urban&Fischer, 8. Auflage 2006.

[16] Prof. Dr. med. Guido Wanner, Klinik für Unfallchirurgie, Univer-
sitätsspital Zürich in: Berchtold, R., Bruch, H.-P. (Hrsg.), Trentz, O.
(Hrsg.): Chirurgie. Elsevier/Urban&Fischer, 6. Auflage 2008.

[17] Prof. Dr. Hans Lippert, Universitätsklinikum Magdeburg, in:
Berchtold, R., Bruch, H.-P. (Hrsg.), Trentz, O. (Hrsg.): Chirurgie.
Elsevier/Urban&Fischer, 6. Auflage 2008.

[18] Susanne Adler, Lübeck.

[19] Herring, W.: Learning Radiology: Recognizing the Basics.
Elsevier Mosby 2007.

[20] Wilkinson, J. et al.: Dermatology In focus. Elsevier Churchill
Livingstone 2005.

[21] Prof. Dr. Lars E. French, Zürich, in: Rassner, G.: Dermatologie.
Elsevier/Urban&Fischer, 9. Auflage 2009.

[22] Gerda Raichle, Ulm.

[23] Markus Krämer, Institut für Anästhesiologie und operative
Intensivmedizin, RoMed Klinikum Rosenheim.

[24] Dr. Ulrich v. Hintzenstern, Spardorf, in: v. Hintzenstern, U.,
Bein, Th.: Praxisbuch Beatmung. Elsevier/Urban&Fischer,
4. Auflage 2007.

[25] Dr. med. Petra Zahn, Fachärztin für Anästhesie, Intensivmedizin,
Notfallmedizin, Sportmedizin und Akupunktur, Aalen.

[26] Corne, J., Caroll, M., Brown, I., Delany, D.: Chest X-Ray made
easy. Elsevier Churchill Livingstone, 2. Auflage 2002.

[27] Die Abbildung wurde freundlicherweise zur Verfügung gestellt
von Lindner & Steffen GmbH, Nastätten.

[28] Deutsche Stiftung Organtransplantation, Frankfurt am Main.

Weiterführende Literatur und Internetlinks

Weiterführende Literatur

Abdulla, W.: Interdisziplinäre Intensivmedizin. Elsevier/Urban&Fischer, 3. Auflage 2006.

Biro, P., Vagts, D. A., Schultz, U., Pasch, T.: Anästhesie bei seltenen Erkrankungen. Springer, 4. Auflage 2010.

Bruhn, H. D., Schambeck, C. M., Hach-Wunderle, V.: Hämostaseologie für die Praxis. Schattauer, 2007.

Bundesärztekammer (Hrsg.): Querschnittsleitline zur Therapie mit Blutkomponenten und Plasmaderivaten. Deutscher Ärzteverlag, 4. Auflage 2009.

Deutsch, E., Bender, A. W., Eckstein, R., Zimmermann, R.: Transfusionsrecht. Wissenschaftliche Verlagsgesellschaft, 2. Auflage 2007.

Diener, H.-C., Maier, C.: Die Schmerztherapie. Elsevier/Urban&Fischer, 3. Auflage 2008.

Duke, J.: Anesthesia Secrets. Elsevier Mosby, 4. Auflage 2010.

Eckstein, R., Zimmermann, R.: Immunhämatologie und Transfusionsmedizin. Elsevier/Urban&Fischer, 6. Auflage 2010.

ERC: European Resuscitation Council Guidelines for Resuscitation 2010. Resuscitation 2010; 81.

Fresenius, M., Heck, M.: Repetitorium Intensivmedizin. Springer, 2. Auflage 2007.

Gladwin, M., Trattler, B.: Clinical Microbiology Made Ridiculously Simple. Medmaster, 4. Auflage 2007.

Guder, W. G., Nolte, J.: Das Laborbuch. Elsevier/Urban&Fischer, 2. Auflage 2009.

Heck, M., Fresenius, M.: Repetitorium Anästhesiologie. Springer, 6. Auflage 2010.

Heindl B., Spannagl M.: Gerinnungsmanagement beim perioperativen Blutungsnotfall. Unimed, 2008.

Hensley, F. A, Martin D. E., Gravlee G. P.: A practical approach to Cardiac Anesthesia. Lippincott William & Wilkins, 4. Auflage 2008.

Hillmann, R., Döffert, J.: Praxis der anästhesiologischen Sonografie. Elsevier/Urban&Fischer, 2009.

Hokema, F., Kaisers, U.: Anästhesie konkret. Deutscher Ärzteverlag, 2010.

Jöhr, M.: Kinderanästhesie. Elsevier/Urban&Fischer, 7. Auflage 2008.

Jörres, A.: Akutes Nierenversagen bei Intensivpatienten. Deutscher Ärzteverlag, 2009.

Keifert H.: Das Beatmungsbuch. WK Fachbücher und Fortbildungen, 4. Auflage 2007.

Kenny, G., Davis, P. D.: Basic Physics and Measurement in Anaesthesia. Butterworth Heinemann, 5. Auflage 2003.

Kochs, E., Spies, C., Adams, H.-A.: Anästhesiologie. Thieme, 2. Auflage 2008.

Kretz, F.-J., Becke, K.: Anästhesie und Intensivmedizin bei Kindern. Thieme, 2. Auflage 2007.

Larsen, R.: Anästhesie. Elsevier/Urban&Fischer, 9. Auflage 2010.

Lumb, A. B.: Nunn's Applied Respiratory Physiology. Churchill Livingstone, 7. Auflage 2010.

Marik, P.: Handbook of evidence based critical care. Springer, 2. Auflage 2010.

Marino, P. L.: Das ICU-Buch: Praktische Intensivmedizin. Elsevier/Urban&Fischer, 4. Auflage 2008.

Matthes-Kemkes B.: Heparin-induzierte Thrombozytopenie. Unimed, 1999

Meier, G., Büttner, J.: Atlas der peripheren Regionalanästhesie. Thieme, 2. Auflage 2006.

Miller, R. D.: Miller's Anesthesia. Churchill Livingstone, 7. Auflage 2009.

Neumann, H. A.: Das Gerinnungssystem. ABW Wissenschaftsverlag, 2008.

Oczenski W. (Hrsg): Atmen – Atemhilfen: Atemphysiologie und Beatmungstechnik. Thieme, 8. überarbeitete Auflage 2008.

Parsons P. E., Wiener-Kronish J. P.: Critical Care Secrets. Mosby Elsevier, 4. Auflage 2007.

Pötzsch, B., Madlener, K.: Hämostaseologie. Springer, 2. Auflage 2010.

Rathgeber J.: Grundlagen der maschinellen Beatmung. Thieme, 2. Auflage 2010.

Renz-Polster, H., Krautzig, S.: Basislehrbuch Innere Medizin. Elsevier/Urban&Fischer, 4. Auflage 2008.

Rossaint, R., Werner, C., Zwißler, B.: Die Anästhesiologie. Springer, 2. Auflage 2008.

Singbartl G., Walther-Wenke G.: Transfusionspraxis. Springer, 2003.

Striebel, H. W.: Anästhesie – Intensivmedizin – Notfallmedizin für Studium und Ausbildung. Schattauer, 7. Auflage 2009.

Striebel, H. W.: Die Anästhesie. Schattauer, 2. Auflage 2010.

Striebel, H. W.: Die operative Intensivmedizin. Schattauer, 1. Auflage 2007.

Thiel, H., Röwer, N.: Anästhesiologische Pharmakotherapie. Thieme, 2. Auflage 2009.

Van Aken, H., Reinhart, K., Zimpfer, M., Welte, T.: Intensivmedizin. Thieme, 2. Auflage 2006.

Zeitschriftenreihe: Intensivmedizin up2date. Thieme.

v. Hintzenstern, U., Sakka, S. G.: Praxisbuch invasives hämodynamisches Monitoring. Elsevier/Urban&Fischer, 2006.

Anhang

Allgemeine medizinische Informationen

www.fachinfo.de/
Aktuelle Fachinformationen zu beinahe allen in Deutschland erhältlichen Pharmaka (DocCheck-Passwort erforderlich)

www.flexikon.doccheck.com
Online-Lexikon medizinischer Begriffe

www.hopkins-abxguide.org/
The Johns Hopkins Antibiotic Guide: Antibiotikatherapie mit Empfehlungen zur Initialtherapie und einzelnen Substanzen (kostenlose Anmeldung erforderlich)

www.hypnosforum.de/
Hypnos: Deutschsprachiges Internetdiskussionsforum für Anästhesie, Intensivmedizin, Notfallmedizin und Schmerztherapie (kostenlose Anmeldung erforderlich)

www.laborlexikon.de
Lexikon der medizinischen Labordiagnostik

www.leitlinien.net/
Sämtliche Leitlinien der Arbeitsgemeinschaft der Wissenschaftlichen Medizinischen Fachgesellschaften e. V. (AWMF): über „Leitlinien nach Fächern" „Anästhesiologie und Intensivmedizin" oder „Intensivmedizin" auswählen

www.medscape.com/
Medscape from WebMD: tagesaktuelle Abstracts aus Publikationen, sortiert nach Fachgebieten (kostenlose Anmeldung erforderlich)

www.rki.de/
Robert-Koch-Institut (RKI): Informationen zu zahlreichen Infektionskrankheiten

www.rote-liste.de/
Online-Version der „Roten Liste" (DocCheck-Passwort erforderlich)

www.theanswerpage.com/
TheAnswerPage: bietet täglich eine neue Frage aus dem Themengebiet Anästhesie, Intensivmedizin und Schmerztherapie und die passende Antwort gleich dazu

www.thecochranelibrary.com
Systematische Übersichtsarbeiten aus allen medizinischen Fachgebieten

Anästhesie

www.anaesthesia.de/museum/
The Bochum Anaesthesia Antiques Online Museum

www.anaesthesie-museum.uni-bonn.de
Horst-Stoeckel-Museum für die Geschichte der Anästhesiologie

www.emhg.org/
European Malignant Hyperthermia Group (EMHG): aktuelle Leitlinien zur Diagnose und Therapie der malignen Hyperthermie sowie Überblick über alle MH-Zentren Europas

www.esra-learning.com/
ESRA Learning Zone: ausführliche Informationen über periphere und rückenmarksnahe Regionalanästhesieverfahren (kostenlose Anmeldung erforderlich)

www.haemostase.info/
Internetportal rund um das Thema Blutgerinnung

www.mhaus.org/
Malignant Hyperthermia Association of the United States: MH-Vereinigung der USA mit Leitlinien und weiteren Informationen, spannend ist der „Case of the month", bei dem anhand von kniffligen Fallbeispielen Diagnose, Therapie und Differenzialdiagnosen der malignen Hyperthermie erläutert werden

www.nerveblocks.net/
Hervorragendes Tutorium zur Regionalanästhesie des Rehabilitationskrankenhauses Ulm

www.nysora.com/
The New York School of Regional Anesthesia: umfangreiche Informationen über periphere und rückenmarksnahe Regionalanästhesieverfahren

www.transfusionsmedizin-online.de/
Website von Dr. med. Bernd Wolters: für alle gemacht, die sich für die Transfusionsmedizin interessieren.

www.transfusionspraxis.de
Internetplattform von DGTI und BDT: Diese Website richtet sich v. a. an transfundierende Ärzte, TV, TB, QSB, Blutdepot- und Laborleiter, Labor-MTAs und alle, die sich unkompliziert über den Themenbereich „klinische Hämotherapie, Transfusionsmedizin und Immunhämatologie" informieren möchten

www.virtual-anaesthesia-textbook.com/
Umfangreiches, aber leider auch etwas unübersichtliches Online-Anästhesielehrbuch

Fachgesellschaften, Vereinigungen, Berufsverbände

www.asahq.org/
American Society of Anesthesiologists (ASA)

www.asra.com/
American Society of Regional Anesthesia and Pain Medicine (ASRA)

www.bda.de/
Berufsverband Deutscher Anästhesisten e.V. (BDA)

www.dgai.de/
Deutsche Gesellschaft für Anästhesiologie und Intensivmedizin e.V. (DGAI): über „Arbeitskreise und Foren" können die Empfehlungen und Leitlinien der Arbeitskreise sowie Kongresspräsentationen heruntergeladen werden

www.dgti.de/
Deutsche Gesellschaft für Transfusionsmedizin und Immunhämatologie

www.divi-org.de/
Deutsche Interdisziplinäre Vereinigung für Intensiv- und Notfallmedizin (DIVI)

www.erc.edu/
European Resuscitation Council (ERC): Leitlinien zur Reanimation und andere Materialien wie Poster

www.esicm.org/
European Society of Intensive Care Medicine (ESICM)

www.esraeurope.org/
European Society of Regional Anaesthesia (ESRA)

www.euroanesthesia.org/
European Society of Anaesthesiology (ESA)

www.grc-org.de/
Deutscher Rat für Wiederbelebung (German Resuscitation Council): Leitlinien zur Reanimation in deutscher Sprache

www.iakh.de/
Interdisziplinäre Arbeitsgemeinschaft für klinische Hämotherapie

www.ilcor.org/
International Liaison Committee on Resuscitation (ILCOR)

www.oegari.at/
Österreichische Gesellschaft für Anästhesiologie, Reanimation und Intensivmedizin (ÖGARI)

www.sgar-ssar.ch/
Schweizerische Gesellschaft für Anästhesiologie und Reanimation (SGAR)

Intensivmedizin

www.dgem.de/
Deutsche Gesellschaft für Ernährungsmedizin e.V. (DGEM)

www.rudolf-deiml.de/
Ausgewählte Themen zur operativen Intensivmedizin: das von Dr. Deiml verfasste Buch ist kostenlos online lesbar und stellt intensivmedizinische Grundlagen übersichtlich und leicht verständlich dar.

www.sepsis-gesellschaft.de/
Deutsche Sepsis-Gesellschaft e.V.: Informationen zum Thema Sepsis und aktuelle Leitlinien zum Herunterladen

Schmerztherapie

www.dgpalliativmedizin.de/
Deutsche Gesellschaft für Palliativmedizin (DGP)

www.dgschmerztherapie.de/
Deutsche Gesellschaft für Schmerztherapie e.V.

www.dgss.org/
Deutsche Gesellschaft zum Studium des Schmerzes e.V. (DGSS)

www.divs.info/
Deutsche Interdisziplinäre Vereinigung für Schmerztherapie e.V. (DIVS)

E Register

Register

Register

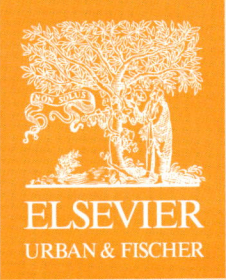
Von Fall zu Fall

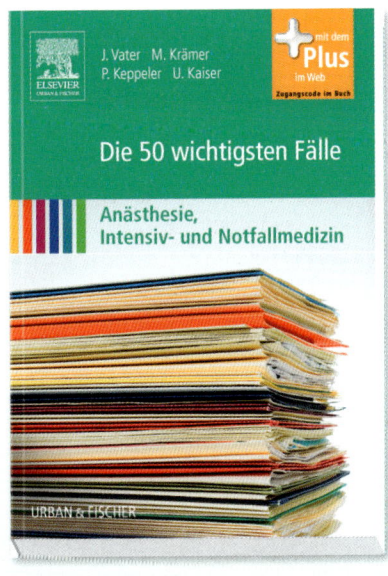

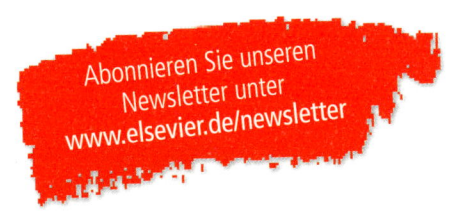

1. Aufl., 2011, 224 S., 60 Abb., Kartoniert.
ISBN 978-3-437-42701-5

Markus Krämer; Patrick Keppeler; Ulrike Kaiser; Jens Vater
Die 50 wichtigsten Fälle Anästhesie, Intensiv- und Notfallmedizin
mit Zugang zum Elsevier-Portal

Die Fälle-Reihe eignet sich für alle, die sich besonders systematisch und lösungsorientiert vorbereiten wollen:

Die Fälle: 50 Fälle, die garantiert in der Klinik vorkommen
Das 4-Seiten-Prinzip: eine Seite Fall und dazu drei Seiten Lösung. Systematisch nach farbig markiertem Frage-Schema - von der Verdachtsdiagnose zur Therapie
Pro: Nachschlagen braucht's nicht mehr - wir liefern die Repetitoriumskapitel und farbigen Bilder bei den Lösungen gleich mit

Dieses Buch kann mehr:
Der Code im Buch schaltet zusätzliche mit dem Fachbereich assoziierte Fälle im Internet frei

Die Autoren: Junge Mediziner, die wissen, wie in Tutorials und mündlichen Prüfungen gefragt wird

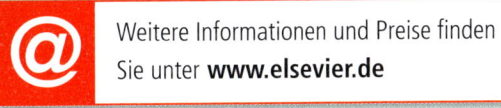

Weitere Informationen und Preise finden
Sie unter **www.elsevier.de**

Medizinstudium
Wissen was dahinter steckt. Elsevier.

Ich bestelle hiermit:

Begleitmaterialien zu English Network:

O **English Network Conversation CD**
(Best.-Nr. 3-526-57 559-2 / € 10,20 [D] / € 10,60 [A] / sFr. 18,50)

O **Nachschlagegrammatik**
(Best.-Nr. 3-526-57 412-1 / € 11,90 [D] / € 12,30 [A] / sFr. 21,60)

O **Workbook zur Nachschlagegrammatik**
(Best.-Nr. 3-526-50 414-8 / € 5,75 [D] / € 6,00 [A] / sFr. 10,70)

Lektüren:

O **Crime Story Collection**
(Best.-Nr. 3-526-41 919-1 / € 6,60 [D] / € 6,80 [A] / sFr. 12,50)

O **The Dream and Other Stories**
(Best.-Nr. 3-526-41 921-3 / € 6,50 [D] / € 6,70 [A] / sFr. 12,50)

O **The Hound of the Baskervilles**
(Best.-Nr. 3-526-41 929-9 / € 6,65 [D] / € 6,90 [A] / sFr. 13,20)

O **Rebecca**
(Best.-Nr. 3-526-41 937-X / € 6,65 [D] / € 6,90 [A] / sFr. 13,20)

O **Taste and other Tales**
(Best.-Nr. 3-526-41 943-4 / € 6,65 [D] / € 6,90 [A] / sFr. 13,20)

Unterschrift/Datum   (Absender auf Vorderseite ---->)

Preisänderungen vorbehalten
- Zutreffendes ist angekreuzt -

Ich bestelle hiermit:

Begleitmaterialien zu English Network:

O **English Network Conversation CD**
(Best.-Nr. 3-526-57 559-2 / € 10,20 [D] / € 10,60 [A] / sFr. 18,50)

O **Nachschlagegrammatik**
(Best.-Nr. 3-526-57 412-1 / € 11,90 [D] / € 12,30 [A] / sFr. 21,60)

O **Workbook zur Nachschlagegrammatik**
(Best.-Nr. 3-526-50 414-8 / € 5,75 [D] / € 6,00 [A] / sFr. 10,70)

Lektüren:

O **Crime Story Collection**
(Best.-Nr. 3-526-41 919-1 / € 6,60 [D] / € 6,80 [A] / sFr. 12,50)

O **The Dream and Other Stories**
(Best.-Nr. 3-526-41 921-3 / € 6,50 [D] / € 6,70 [A] / sFr. 12,50)

O **The Hound of the Baskervilles**
(Best.-Nr. 3-526-41 929-9 / € 6,65 [D] / € 6,90 [A] / sFr. 13,20)

O **Rebecca**
(Best.-Nr. 3-526-41 937-X / € 6,65 [D] / € 6,90 [A] / sFr. 13,20)

O **Taste and other Tales**
(Best.-Nr. 3-526-41 943-4 / € 6,65 [D] / € 6,90 [A] / sFr. 13,20)

Unterschrift/Datum   (Absender auf Vorderseite ---->)

Preisänderungen vorbehalten
- Zutreffendes ist angekreuzt -

Mit unseren Begleitmaterialien zu English Network zu optimalen Lernerfolgen

Unsere CD zu **English Network Conversation** enthält Hörtexte/Übungen aus dem Buch sowie Auszüge aus den *Stories*.

Unsere Nachschlagegrammatik unterstützt Ihren Lernweg sinnvoll. Vergessene Grammatik kann so jederzeit nachgearbeitet werden. Das Workbook stellt zusätzlich Übungsmaterial bereit.

Spannenden **Lesestoff** bieten unsere sprachlich vereinfachten Ausgaben von Werken bekannter Schriftsteller/innen, mit denen Sie so ganz nebenbei Ihren Wortschatz erweitern. Eine Kurzbeschreibung der einzelnen Titel finden Sie umseitig.

An den Verlag
Langenscheidt-Longman
Postfach 40 11 20
80711 München

Antwort

Absender:

Name/Vorname

Straße/Nr.

PLZ/Ort

Bitte liefern Sie die angekreuzten Titel
über die Buchhandlung:

Name/Straße

PLZ/Ort

*(Sollte keine Buchhandlung genannt sein,
erfolgt die Lieferung über eine Buchhandlung
nach Wahl des Verlags.)*

An den Verlag
Langenscheidt-Longman
Postfach 40 11 20
80711 München

Antwort

Absender:

Name/Vorname

Straße/Nr.

PLZ/Ort

Bitte liefern Sie die angekreuzten Titel
über die Buchhandlung:

Name/Straße

PLZ/Ort

*(Sollte keine Buchhandlung genannt sein,
erfolgt die Lieferung über eine Buchhandlung
nach Wahl des Verlags.)*

Crime Story Collection
Eine Sammlung mit Kriminalgeschichten
von Sue Grafton, Patricia Highsmith,
Colin Dexter u. a.
Bestellnr. 3-526-41 919-1

The Dream and Other Stories
Kurzgeschichten von Daphne du Maurier
(The Birds), Frank Tilsley, John Collier,
Cyril Hare u. a.
Bestellnr. 3-526-41 921-3

The Hound of the Baskervilles
Sherlock Holmes vielleicht berühmtester
und populärster Fall von Sir Arthur Conan
Doyle.
Bestellnr. 3-526-41 929-9

Rebecca
Daphne du Mauriers Roman, der auch als
Film berühmt wurde.
Bestellnr. 3-526-41 937-X

Taste and Other Tales
Roald Dahl präsentiert hier acht Kurz-
geschichten seines schwarzen Humors.
Bestellnr. 3-526-41 943-4